JN304062

ワークシート式
失語症言語訓練講座

三輪書店

編集　杉下守弘

著者

杉下守弘　新潟リハビリテーション大学院大学　副学長・教授

高山吉弘　武蔵嵐山病院　院長

逸見　功　日本赤十字看護大学看護学部　教授

廣實真弓　国立精神・神経センター病院　言語聴覚士

序　文

　失語症のほとんどは脳卒中で生ずる．脳卒中は突然襲ってくる疾患である．そのため，失語症はある日突然，それもまったく予期することなく起こった患者さんが多い．失語症となって，自分の言いたいことが相手に伝わらないことは想像以上に情けなく，そして辛いことであることは想像にかたくない．

　失語症をよくするためのリハビリテーションは失語症が研究対象として注目された1860年代からすでに行われてきた．たとえば，Brocaは1864年失語症患者に単語を教える方法に言及している．彼によると，単語を丸ごとその形，長さ，特徴に注目させて教える方が単語の構成要素である個々の文字を教え，それを組み合わせて単語を教える方法よりよいという．このように失語症の治療はBrocaから今日に至るまで150年にわたる歴史を持っている．しかし，失語症の治療が広く行われるようになったのは第二次世界大戦後で，日本では10年遅く1960年代に入ってからのことである．

　1980年代になると失語症の具体的な技法やその効果について研究が盛んになってきた．とはいえ，失語をよくするためのリハビリテーションを実際にどのように行うか，失語症リハビリテーションの効果をどう測定するかといった具体的な事柄を論じた成書はそれほど多くない．本書ではそれらを具体的に論じた．そしてそれだけでなく，失語症リハビリテーションに用いる具体的な材料―すなわちワークシートを付して実用性をさらに増すように試みた．

　本書は第1章の言語訓練の基礎では失語症の治療に関する諸問題，言語訓練の基礎知識，MRIでみる大脳の構造と失語症の局在など，言語訓練を行うにあたって必要な事柄を論じた．その内容は従来論ぜられなかった内容を盛り込んである．そして，第2章ではリハビリテーションの流れ，言語訓練の背景になった理論を述べた後，言語訓練の実際，文字言語の訓練を論じている．日本語特有の漢字・仮名については特に取り上げて言及してある．第3章の言語訓練ワークシートでは第1章と第2章で論ぜられたことを具体化したワークシートが掲載されている．仮名の書字訓練，漢字・仮名の音読および書取テストからはじまり，教育基本語彙（100語），新聞高頻度語（100語），文レベルの教育基本語彙（100語），談話レベルなどのワークシートである．これらは実際の治療にあたり，即座に役に立つものと考えている．

　本書では，失語症の基礎知識について新しい考えを提示したり，かなり大胆な図示を試みた．このため不十分な点があるだけでなく，別の考えや御批判があることと思う．そのような点について，諸兄のご意見がいただければ幸いである．

2003年4月

杉下　守弘

目　次

第1章
言語訓練の基礎

1. 失語症の治療に関する諸問題　　　杉下守弘　2

1. 失語症症状の本質の解明　2
2. 保続の治療　3
3. 失語症の即効性治療効果　3
4. 遅効性の治療効果は自然回復との区分が困難である　4
5. 遅効性治療効果と自然回復を区別する方法　5
   1) グループ研究　5
   2) 単一症例の研究　5
   3) A-B除去法　5
   4) 多数基準法（multiple baseline method）　6
6. 失語症の治療効果をみるのに適切な方法―訓練材料統制法　7
7. 般化について　7
   おわりに　7

2. 失語症の基礎知識　　　杉下守弘　9

1. 失語の定義　9
2. 失語の分類　10
3. 実際のテスト　10
   1) 話し言葉の表出　11
   2) 話し言葉の理解　11
   3) 復唱　12
   4) 自発書字，書取，写字　12
   5) 読解，音読　12
4. 失語と利き手　12
5. 失語の臨床型　13
   1) ブローカ失語（Broca aphasia）　13
   2) ウェルニッケ失語（Wernicke aphasia）　22
   3) 伝導失語（conduction aphasia）　22
   4) 超皮質性運動失語（transcortical motor aphasia）　23
   5) 超皮質性感覚失語（transcortical sensory aphasia）　24
   6) 超皮質性混合型失語（mixed transcortical aphasia）　24
   7) 健忘失語（amnestic aphasia）　25
   8) 失読失書（alexia with agraphia）　25

9）全失語（total aphasia, global aphasia）　26
10）純粋語啞（純粋運動失語，純粋発話失行, pure word dumbness, aphemia, pure apraxia of speech）　26
11）純粋語聾（pure word deafness）　27
12）純粋失読（pure alexia）　27
13）純粋失書（pure agraphia）　28

3. MRIでみる大脳の構造と失語症の局在　高山吉弘　33

1. MRIと脳構造同定の方法論　33
2. 脳の解剖学的知見とMRI同定のポイント　33
1）脳の分類　33
2）脳葉について　33
3）脳溝について　35
4）脳回について　46
3. 失語症関連症候の局在　52

4. 言語訓練と統計手法　逸見　功　54

1 仮説検定のための統計手法　54
1. 独立性の検定　54
2. 母比率に関する検定　56
3. 比率の差に関する検定　58
   1）独立な2標本における比率の差に関する検定　58
   2）対応がある2標本における比率の差に関する検定　60
4. 独立2標本における平均値の差に関する検定　62
5. 独立2標本における代表値の差に関する検定　66
6. 対応がある場合における平均値の差に関する検定　68
7. 対応がある場合における代表値の差に関する検定　69
8. 交絡因子がある場合の2×2分割表の解析（マンテン・ヘンツェル検定）　70

2 言語訓練による般化と訓練効果に関する検定　72
1. 般化の検定と訓練効果の検定の併用による方法　73
2. ロジスティック回帰分析による方法　75

第2章
言語訓練の実際

1. リハビリテーションの流れ　　　廣實真弓　82

1．いつ，何をするのか　82
  1）急性期——発症直後から発症後1カ月程度まで　82
  2）回復期——発症後1～6カ月程度まで　83
  3）維持期——発症後6カ月以降　87

2．言語治療業務の流れ　87
  1）情報を収集する　87
  2）患者・家族の主訴を聞く　88
  3）検査・評価をする　89
    A．言語検査　89
    B．高次脳機能検査　90
  4）他職種と連携をとる　91
  5）訓練プログラムを立てる　91
  6）訓練・指導をする　91
  7）再評価する　99
  8）他職種との連携　99
  9）訓練を終了する　99

2. 言語訓練の背景になった理論　　　廣實真弓　100

1．刺激法（stimulation approach）　100
2．オペラント条件づけ理論に基づくプログラム学習　101
3．機能再編成（reorganization）による訓練法　102
4．言語学に基づく訓練法　102
5．ボストン学派の訓練法　103
6．認知神経心理学に基づく訓練法　103

3. 音声言語の訓練　　　廣實真弓　105

① 話す訓練　105

1．喚語困難　105
  1）単語レベルの発話をうながす訓練　105
  2）文レベルの発話をうながす訓練　107
  3）談話レベルの発話をうながす訓練　107

2．発語失行　108

1）構音の正確さを増すための訓練法　　109
　　　2）ディスプロソディに対する訓練法　　111
　　　3）ジェスチャーを用いる訓練法　　112
　　　4）口腔顔面失行を伴う重度の発語失行患者に対する訓練法　　114
　　3．復唱　　115
　　4．実用的なコミュニケーション能力を改善させる訓練　　115
　　　1）非言語的なコミュニケーション手段を用いる　　116
　　　2）PACE（Promoting Aphasics' Communicative Effectiveness）　　116
　　　3）情報伝達促進法（"Promoting Information Transmission" therapy；PIT）　　117
２ 聞く訓練　　125
　　1．音レベルの訓練　　125
　　2．単語レベルの訓練　　127
　　3．文レベルの訓練　　128
　　4．談話レベルの訓練　　131

4．文字言語の訓練　　135
１ 読む訓練　　廣實真弓　　135
　　1．読解力の検査と訓練　　135
　　　1）単語レベルの検査と訓練　　135
　　　2）文レベルの検査と訓練　　136
　　　3）談話レベルの検査と訓練　　136
　　2．音読の検査と訓練　　136
　　　1）音レベル，単語レベルの検査と訓練　　136
　　　2）文レベルの検査と訓練　　137
　　　3）発語失行により音読に障害が認められる場合　　137
　　3．失語症に合併しやすい視覚失認，視野障害による読みの障害　　137
２ 書く訓練　　廣實真弓　　138
　　1．言語性の要素に関連する障害と訓練　　138
　　　1）自発書字に障害が認められる場合　　138
　　　2）書取に障害が認められる場合　　140
　　2．失語症に合併しやすい書字障害（運動性の要素，視空間能力に関連する障害と訓練）　　141
　　　1）運動性の要素の検査と訓練　　141
　　　2）視空間能力の検査と訓練　　141
３ 仮名の書字訓練　　杉下守弘　　143
　　1．用いる文字　　143
　　2．訓練前の書字テスト　　143
　　3．第1訓練の方法　　144
　　　1）第1訓練第1段階　　144

    2）第 1 訓練第 2 段階　　　144

    3）第 1 訓練第 3 段階　　　145

    4）第 1 訓練第 4 段階　　　145

4．第 1 訓練の訓練効果の測定　　　145

    1）単語レベルの分析　　　145

    2）文字レベルの分析　　　146

5．第 2 訓練の方法　　　146

    1）第 2 訓練第 1 段階　　　146

    2）第 2 訓練第 2 段階　　　146

    3）第 2 訓練第 3 段階　　　146

    4）第 2 訓練第 4 段階　　　147

6．第 2 訓練の訓練効果の測定　　　147

7．第 1 訓練の訓練効果の保持の測定　　　147

〈付〉漢字・仮名の音読および書取テスト　　　杉下守弘　　148

1．漢字と仮名の適切な検査語について　　　148

    1）単一漢字単語と単一仮名　　　148

    2）やさしい漢字 46 文字（単一漢字単語）の選択の手続き　　　149

    3）99〜38 歳および 99〜8 歳（2003 年現在）の人に適用可能なやさしい漢字 61 文字　　　150

    4）単一漢字単語と仮名単語　　　151

第3章
言語訓練ワークシート

ワークシート❶ 仮　　名
〈文字レベル〉**書字訓練**　　　杉下守弘　　154

ワークシート❷ 漢字・仮名
〈文字・単語レベル〉**音読訓練・書取訓練**　　　杉下守弘　　158

ワークシート❸ 教育基本語彙
〈単語レベル〉**音読訓練，呼称訓練・話し言葉の理解訓練，読む訓練，読解訓練，書称訓練**　　　廣實真弓　　166

ワークシート❹ 新聞高頻度語
〈単語レベル〉**音読・仮名ふり訓練，仮名から漢字に変換する訓練**　　　廣實真弓　　183

ワークシート❺ 教育基本語彙
〈文レベル〉**話す訓練，聞く訓練，書く訓練**　　　廣實真弓　　199

ワークシート❻
〈談話レベル〉**話し言葉の理解訓練と読解訓練**　　　廣實真弓　　218

ワークシート❼ 図形と文字
図形の模写訓練，文字の模写訓練　　　廣實真弓　　231

索　引　233

第1章
言語訓練の基礎

1 失語症の治療に関する諸問題

　失語症が左半球で起こることが明らかにされたのは，1860年代である．このときすでに失語症の治療の研究が始められていた．しかし，意義のある知見が得られはじめたのは1980年代以降といってよいであろう．特に言語訓練による治療効果についてはそうであり，本邦でも研究はわずかである[1,2]．ここでは，失語症の治療について重要と考えられる6つの問題を扱いたいと思う．

1. 失語症症状の本質の解明

　失語症の治療には，失語症の症状のうちの特定の症状に焦点があてられ，訓練が行われるのが普通である．たとえば，失語症では絵を見せてそこに描かれている物品の名称を言うように求めるとできない（喚語困難）ことが多い．喚語困難を取り上げてみよう．喚語困難は物品を見せてその名称を尋ねると，その名称が言えない症状である．喚語困難の訓練方法にはいろいろなものがある．ただ単に物品や絵を患者に見せて，その物品の名前や絵にかいてある物品の名前を次々に言ってもらい，言えない場合にはその名称を教える方法，言えない時には語頭を言って正答を言いやすくする方法などである．これらの方法はなぜ行われるかというと，前者は何度も絵を見せて名称を言うことを行っていると自然に名称を覚えると考えられるからである．後者は，語頭を言えば，物品の名前が言えることが失語症患者で多いことが知られているからである．すなわち，喚語困難について明らかになっていることをもとにして言語訓練法が工夫されているのである．したがって，喚語困難についてその本質が分かってくればくるほど訓練方法は効果のあるものが考えられやすいといえよう．

　喚語困難の本質についても研究がそれほど進んでいるわけではない．たとえば，喚語困難の患者に時計を見せて，これは何ですかと尋ねた場合，「時計」と言うことができない．しかし，こ

の時に「時計」ですよと患者に正答を教えて，そのあともう一度時計を見せて名前を尋ねると今度は正しく「時計」と言える患者が存在する．しかし，こういう場合，一度「時計」と言えるようになっても，5分ほどしてからもう一度時計を見せて，これは何ですかと尋ねると，今度は言えないのが普通である．一体，何分いや何十秒後までなら言えるのか，研究が必要である．そのようなことが分かってくれば30秒おき，あるいは1分おきにその単語の正答を教示する訓練が登場してくることになる．このように失語症の症状の本質についての解明が治療については最重要事項であろう．

2．保続の治療

失語症の症状では，物品の名前が言えない（喚語困難），文字が読めない，あるいは文字が書けないといった欠落症状が目立ちやすい．しかし，失語症の欠落症状は，実は陽性症状から二次的に派生したものである場合がある．たとえば，陽性症状でもっとも知られている保続を例にとってみよう．保続とは，物の名前をきいたり，自発的に話をしてもらったり，あるいは復唱してもらうと，同じ単語や句を言ってしまう症状である．たとえば，失語症患者に「はさみ」を見せて名前を尋ねると「お金」と言う．次に時計を見せてもやはり「お金」というような場合がある．このような場合，患者が「はさみ」とか「時計」と正答できないのは正答を想い出せないのではなく，正答を知っているが保続のために正答できない可能性がある．このように，保続を止めることができれば他の症状（この場合は呼称）を改善できる可能性がある．なお，保続の言語訓練としてはHeim-Estabrooksら[3]のプログラムなどがある．また，薬物療法なども見込みがあると思われる．

失語症の陽性症状には保続以外に字性錯語，字性錯読，字性錯書，それからウェルニッケ失語にみられる言語衝迫（どんどん言葉をいう症状）などがある．これらの陽性症状も喚語困難，音読障害，書字障害などの欠落症状を阻害している可能性がある．陽性症状を鎮静化できれば失語症の言語能力は大きく改善されると思われる．

3．失語症の即効性治療効果

失語症の治療は言語訓練から薬物療法までいろいろと行われている．これらの治療法の効果については，効果があるとする研究だけでなく，効果がないとする研究もある．後者の例としては，Lincoln[4]やHartman & Landau[5]などがあり，どちらが正しいのか何度も話題となってきた．1990年代に公表された失語症の治療効果についての概説は，言語病理学の立場からのHolland ら[6]があり，紹介されている個々の論文では失語症の治療法で有効といわれるものにどのようなものがあるか知ることができ参考になる．神経内科の立場からはAlbert[7]があり，メロディックイントネーション法（MIT）[8,9]を効果のある方法として特記している．また，失語症の治療効果の文献を量的に解析した—すなわちメタ分析したものにRobey[10]がある．

失語症の治療効果を考える場合，効果を即効性のものと遅効性のものに分けて考える必要があ

ると思う．ある治療を行った場合，それが効いたかどうか明白に分かるのはどういう場合であろうか．それは，即座に効果がでた時，すなわち即効性がある場合である．ペニシリンやアスピリンなどの治療効果はそのようなものである．失語症の症状に対してある治療法を行い，即効があれば，その治療法を行ったので効果があったのであり，他の要因によって効果が生じたのではないことが分かる．

　失語症の治療で即効性効果の例があるかというと，数多くある．たとえば，喚語困難をある失語症患者が呈していたとする．そのような場合，時計を見せて，これは何ですかと尋ねた場合，「時計」と言うことができない．この時に「時計」ですよと患者に正答を教えて，そのあと，もう一度時計を見せて名前を尋ねると今度は正しく「時計」と言えることは多い．また，「時計」という字を見せても音読できない場合，「時計」と正答を教えた直後なら「トケイ」と言うことができる．このような例はある意味で失語症の治療で即効性効果があることを示している．ところが，すでに述べたように，3分後にもう一度時計を見せてこれは何ですかと尋ねると，今度は言えないのが普通である．つまり，治療効果に永続性がないのである．これでは真の意味で即効性効果があるとは言えない．永続性のある即効性効果が得られる失語症治療が望まれる．

4．遅効性の治療効果は自然回復との区分が困難である

　即効性の治療効果は上述の喚語困難のような例であり，治療効果があるかどうか分かりやすい．しかし，永続的に即効性効果のある失語症の治療法は見出されていないので，遅延性の治療効果が失語症では問題にされてきた．遅延性の治療効果は徐々に効果がでてくるものなので，効果があるかどうかすぐには分からない．しかも効果があっても，自然回復と区別しなければならないという難問がある．

　たとえば，ブローカ失語症患者に言語治療を1日50分行ったところ，3カ月後には失語症症状に改善がみられたとする．このことから，言語治療は効果があるといえるであろうか？　必ずしも効果があるとはいえない．失語症はその原因が脳腫瘍のような進行性の疾患でないかぎり自然に回復するので，症状の改善は治療効果だけでなく自然回復によってももたらされた可能性を否定できない．したがって両者の区別が必要となってくる．

　失語症は自然回復のみで著しい症状の改善がみられることがある．たとえば，左利きの失語症患者の中には通常より自然回復が著しい場合がある．また，40歳代以前の失語症患者では，70歳代の失語症患者より自然回復が著しい．それだけでなく，大脳損傷の部位によって自然回復の早い場合がある．たとえば，左前頭葉損傷で，左中心前回より前の損傷で生じた失語症は自然回復が著しい．また，発症してから2，3年は自然回復が著しいことも知られている．このように自然回復を著しくするいろいろな要因があり，治療効果を考えるうえでこれらの要因を統制しないと遅効性治療効果を明らかにできない．

5．遅効性治療効果と自然回復を区別する方法

遅効性治療効果と自然回復を区別する実験計画法として，グループ研究と単一症例研究が用いられてきた．はじめにグループ研究について述べる．

1）グループ研究

1例の失語症患者にある治療法が効果があることを示しても，他の失語症患者には効果がないかもしれない．そこで，1人ではなく，多くの人に効果があることを示す必要があり，それにはグループ研究が必要だという考えがある．

グループ研究では，治療グループと統制グループを作る．そして，治療グループにはある治療を行い，統制グループには治療をしない．そして，治療グループでは失語がよくなったけれど統制グループはよくならなかった場合，その治療をすると効果があったということが証明できる．しかし，グループ研究では治療グループと統制グループを失語症の自然回復に影響する要因（たとえば，①年齢，②教育，③脳損傷の部位など）について同等にしなければならず，これはかなり困難である．さらに，倫理上の問題として，ある患者は治療をしないでずっと放っておき，別の患者は治療するというのは，実際には困難なので研究は少ない[4,11]．

2）単一症例の研究

グループ研究ではグループを作ることによって患者の個人差を克服しようとした．ところが，いろいろな条件について等しい2つのグループを作ることは困難を伴う．そこで考えられたのは，単一症例研究である．これは，1人の患者を対象として治療効果をみようというものである．

単一症例研究の利点は，グループ研究ではある治療法はこの患者には効くが他の患者には効かないということが起こりうる．一方，1人の患者を対象にした場合は，その患者にとって一番効く方法を選択できる．これは患者にとってもプラスになる．

単一症例研究の欠点は，ある患者で効果があっても別の患者で効果がない可能性がある点である．単一症例研究はすべてこういう批判をまぬがれない．しかし，単一症例の研究を数多く積み重ねていけば問題は減ってくる．たとえば8例で同じような結果が出れば，かなり一般的な結論を導き出せると考えられている．

3）A-B 除去法

単一症例研究で効果をみる方法は2つに大別されている．1つは除去法である．もう1つは多数基準法である．除去法とは，ある時期(A)に治療をし，他の時期(B)には治療をせず，AおよびBにおいて訓練する行動のレベルを数回測定する方法で，AとBでやめてしまうA-B法，Aを

もう一度やってみるA-B-A法や，A-B-A-Bまで行う方法がある．A-B-A-B法が治療効果をみるには一番確実と考えられている．治療法を行うBでは成績が上がり，治療をやめるとAでまた成績が下がることを示す方法である．

しかし，除去法は望ましくないと考える人が多い．その理由は，①ある治療を行ってもかなり長く行わないと効果がないからである．それから，②効果がみられた場合，すぐにBへ移っても効果が急には下がらず持続することがあるからである．③この方法が薦められない最大の理由は，あるとき訓練して，あるとき打ち切ってしまうということは，倫理上できにくいからである．それから，④永続的効果があると訓練を打ち切ってもまだ成績はそのままだったりする可能性があるからである．

4）多数基準法（multiple baseline method）

単一症例研究で，多数基準法は，治療を中断することなく，治療効果を検討できるので広く用いられている[12]．多数基準法には3種類がある．第1は症状に関して行う症状間多数基準法，第2は患者について行う患者間多数基準法，もう1つは1人の患者の場面について行う場面間多数基準法である．症状間多数基準法では，1～8人程度の患者を対象として各患者のいくつかの症状（ふつうは2つ）を取り上げ，それぞれ別の症状に効く治療法を各患者について時間をずらして行う．2つの治療法の場合は，交互に行う．そして，取り上げた症状について各患者の成績を治療開始前に2～5回程度検査しておき，症状の重症度と変動の大きさを調べておく．それから，2つの治療法を行っている間に1～5回程度検査をくりかえす．そして，ある治療法の時にのみある症状の改善がみられれば，その治療法は効果があったと判定する．

もう1つの場面間多数基準法では，数人の患者を選び，各患者について症状のかわりに2～3の場面を選び，ある訓練をそのうちの1つの場面で行い，他の場面では行わない．そして，一定期間後に他の場面で訓練を行っていく方法で，吃音などで用いられる．しかし，失語症の症状は場面にあまり関係がないので用いられない．

症状間多数基準法は，数例の患者のある症状について数回検査をしてその重症度と変動をみておく．そのあと，ある治療法を1人の患者に行う．第1の患者の治療が一定期間行われたあとで，第2の患者の治療を開始する．この実験計画法では患者自身が自らのコントロールとはならず，他の患者がコントロールになっている．

単一症例研究の一般性がないという欠点が，10例，20例と，多数基準法を重ねていくと，どの人にも効くという再現性を保証できる．多数基準法は治療を中断しないですむという長所を持っている．多数基準法の短所は，A-B-A-B除去法より，実験統制力において劣っている点である．症状間多数基準法では，実験統制は同じ症状ではなく，異なるもう一方の症状でなされている．患者間多数基準法では実験統制は他の患者がコントロールとなっている．場面間多数基準法では，実験統制は異なる場面が使われている．

6. 失語症の治療効果をみるのに適切な方法—訓練材料統制法

　単一症例研究の中で，治療効果をみるのにもっとも良い方法は，A-B-A-B除去法といわれている．しかし，治療を中断しなければならないという欠点がある．この欠点を補正し，しかも多数基準法に劣らない方法はないだろうか．次にそのような方法である訓練材料統制法について解説したい．

　失語症の患者に漢字の書字を教える訓練方法があり，その方法が効果があるかどうか調べる場合を例にとって述べる．漢字を60～100文字程度集める．これらの文字がどのくらい書けるか2～3回検査する．そして，この60～100文字を2つのグループに分け，2つの群の成績がほぼ同じになるようにする．一方を訓練語群，他方を非訓練語群とする．そして，訓練語群の漢字を特別な訓練方法で訓練し，非訓練語群は訓練しない．治療効果の判定は次のように行う．訓練語群の訓練前の成績と訓練後の成績を比較して，成績が良くなっており，しかも非訓練語は訓練前と後で，成績に差がない場合は，訓練効果はあるが自然回復はなかったといえる．訓練語群だけでなく非訓練語群も訓練前にくらべて訓練後に成績が良くなった場合は，自然回復があったか，般化が起こったか，あるいは両者が生じたことになる．そして，訓練語群も非訓練語群もいずれも訓練前にくらべ，訓練後に成績が良くなっていて，しかも訓練語群の方が非訓練語群より成績が良くなっていれば，自然回復や般化だけでなく訓練効果があることがはっきりする．訓練材料統制法は，A-B-A除去法のAの部分を短くしたものである．Aでは訓練をしないと成績がどうなるかは調べない．はじめのAでは訓練を始める前の成績を調べるにとどめ，2回目のAではBの訓練期の効果を調べるだけにとどめた方法である．もう1つ，訓練材料統制法がA-B-A除去法と異なる点は，自然回復か治療効果かを区別するために訓練語と非訓練語に分けていることである．この訓練材料統制法を適用した研究にSugishita et al[1]がある．

7. 般化について

　失語症の治療で，効くか効かないかという問題はさらに2つに分けることができる．1つは訓練した単語や文を言えたり，書けたりできるようになるかどうかという問題である．もう1つは，訓練した単語や文が言えるようになったとしても，訓練していない単語や文が言えるようになるか，すなわち般化が起こるかどうかである．般化にはいろいろあり，1つの言語側面から他の言語側面への般化もある．たとえば，呼称を訓練したら，書字による呼称（物品の名前を書くこと）まで良くなるかということである．般化があれば，その失語症の治療法は訓練した材料以外の材料ができることになり，能率的な治療ということになる．失語症の治療における般化は自然回復との区別が困難であるが，失語症の治療で般化を研究する必要がある．

おわりに

　失語症の治療の諸問題について述べてきたが，これらの問題の追求以外に忘れてはならないこ

とは，失語症の訓練効果に関する統計である．それについては具体的な計算例を本章の終わりで述べる．

文　献

1) Sugishita M, Seki K, Kabe S, Yunoki K：A material-control single case study of the efficacy of treatment for written and oral naming difficulties. *Neuropsychologia*　**31**：559-569, 1993.
2) Seki K, Yajima M, Sugishita M：The efficacy of kinesthetic reading treatment for pure alexia. *Neuropsychologia*　**33**：595-609, 1995.
3) Heim-Estabrooks N, Emery P, Albert M：Treatment of aphasic perseveration (TAP) program. *Arch Neurol*　**44**：1253-1255, 1987.
4) Lincoln N, McGuirk E, Mulley G, Lendrem W, Jones A, Mitchell J：Effectiveness of speech therapy for aphasic stroke patients：A randomised controlled trial. *Lancet*　**i**：1197-1200, 1984.
5) Hartman J, Landau WM：Comparison of formal language therapy with supportive counseling for aphasia due to acute vascular accident. *Arch Neurol*　**44**：646-649, 1987.
6) Holland AL, Fromm DS, DeRuyter F, Stein M：Treatment efficacy：Aphasia. *J Speech Hear Res*　**39**：27-36, 1996.
7) Albert M：Treatment of aphasia. *Arch Neurol*　**55**：1417-1419, 1998.
8) Sparks R, Helm N, Albert M：Aphasia rehabilitation resulting from melodic intonation therapy. *Cortex*　**10**：303-316, 1974.
9) 関　啓子，杉下守弘：メロディックイントネーション療法によって改善のみられた Broca 失語の 1 例．脳神経　**35**：1031-1037，1983．
10) Robey RR：A meta-analysis of clinical outcomes in the treatment of aphasia. *J Speech Hear Res*　**41**：172-187, 1998.
11) Wertz RT, Weiss D, Aten J, et al：Comparison of clinic, home, and deferred language treatment for aphasia：A veterans administration cooperative study. *Arch Neurol*　**43**：653-658, 1986.
12) Mcreynolds LV, Kearns K：Single-subject experimental designs in communicative disorders. Austin, TX：Pro-Ed, 1983.

2 失語症の基礎知識

　大脳の右半球と左半球はほぼ同じ形をしているので，19世紀中頃までは右半球も左半球も同じ働きをしていると信じられてきた．ところが，1836年（あるいは1865年ともいわれる）に南フランスの開業医 Marc Dax は失語症患者の症状の検討や，1863年のフランスのビセトル病院の Paul Broca による失語症患者の剖検所見の検討から，「失語症が左半球の損傷で起こり，右半球損傷では起こらない」ことが明らかにされた．そしてこれ以後，失語症は約150年にわたって研究されてきた．失語症は分からないものの代表といわれた時代もあるが，1960年代の古典論の再評価以来，失語症の領域は混乱を脱した．その後，コンピュータ断層撮影（CT）や，磁気共鳴画像法（MRI），陽電子放射断層撮影法（PET），機能的磁気共鳴画像法（fMRI）などの新しい測定技術により失語症の新しい知見も増しつつある．ここでは，失語症の基本的な知識について論じたいと思う．

1. 失語の定義

　失語とは，大脳の特定部位の損傷によって，言葉を話すこと，文字を書くこと，言葉を聞いて理解すること，文字を理解すること，および復唱することなどが障害された状態を指す．なお，舌，軟口蓋，口唇など構音器官の麻痺，失調，不随意運動によって起こる構音障害は，失語症から区別される．また，意識障害や知能障害による二次的な言語障害も失語症から除外される．視覚障害や聴覚障害，手の運動障害による二次的な言語に関する障害も，失語症には含めない．このように失語は何々でなく，何でもないという否定形の定義で定義されている．

　失語は原則として，聞く（話し言葉の理解），話す（話し言葉の表出），読む（書き言葉の理解），書く（書き言葉の表出），復唱（いわれたことをオウム返しにする）などのすべてが程度の差はあっても同時に障害されることが多い．これらのうちの1つが単独で障害される純粋型は稀

である．大脳の損傷によって生ずる書字障害のうち，手の運動障害によらないものを失書という．失語がある場合も失書という．大脳損傷で生ずる読字障害のうち，視覚障害によらないものを失読という．失語がある場合も失読という．

2．失語の分類

　失語をいくつかの臨床型に分類する試みはいろいろあるが，Lichtheim[45]，Wernicke[80]に始まる古典的な分類がもっとも代表的である．この古典的分類は19世紀末から使用されたが，20世紀になるとMarie，Head，Goldsteinなどの全体論者の批判を受け，また新しい分類体系の登場もあったため，第一次大戦後はしだいに用いられなくなってきた．しかし，1960年代後半になると，古典的分類が再び注目されるようになった．それはGeschwindをはじめとするボストン学派によって，その妥当性と実用的価値が再評価されたからである．また，古典的分類は失語症をただ単に分類するだけでなく，その損傷部位を推定し，ひいては言語の大脳機序を明らかにしようとする大きな長所をもったいわば臨床解剖学的分類であったからである．古典的分類は，各臨床型の症状の細部やその損傷部位についての意見の不一致な点があるとはいえ，現在もっとも多く使用され，もっとも支持を受けている分類体系である．

　実際にどのような検査によって分類するかについて言及している論文としては，古くはLichtheim[45]，Wernicke[80,81]，Dejerine[21]がある．最近ではMesulam[50]などがある．古典的分類では上述した言語の5つの側面に，音読，書取，および写字の3つを加えた8つの言語操作，すなわち自発話，話し言葉の理解（口語理解），復唱，書き言葉の理解（読解），音読，自発書字，書取，写字のうち，どれが障害され，その障害はどのような誤反応を示すかが調べられる．そして障害のパターンと誤答の特徴から各臨床型に分類され，分類が決まるとその損傷部位がだいたい想定できる．

　さて，古典的分類の検査法では，上述した8つの操作を検査の対象とすることは決まっているけれども，「どのような検査項目を用いるか」という点については，大雑把にしか規定していない．しかし，これでは患者間の比較ができず，従来の古典的分類の欠点である．そこでボストン失語症診断検査（Boston Diagnostic Aphasia Evaluation）[32]やWAB失語症検査（Western Aphasia Battery）[38]など検査項目を厳密に規定し，しかも古典的分類を目指す試みをしている．後者は日本語版[70]が出版されている．

3．実際のテスト

　古典的分類を行う際に，どのような検査項目が用いられているかの一端を明らかにするために，WAB失語症検査（日本版）[70]および短縮版WAB失語症検査[41]の一部分を次に紹介する．

1）話し言葉の表出

　自発話をみるには，患者が自発的に話すのを待っていればよいが，それでは時間がかかる．そこで，次のような質問をし，「話し言葉」を患者から引き出す．「話し言葉の理解」が重度に障害され質問の内容が理解できなくとも，人間は問いかけられると言葉を発する傾向があるので，患者の「自発話」を検査できることが多い．
　(1) 今日は体の具合はどうですか？
　(2) 前に，この病院に来たことがありますか？
　(3) お名前はなんとおっしゃいますか？
　(4) 住所はどちらですか？
などである．また，絵を見せて，それについて説明させるのもよい．さらに，新聞，鉛筆，灰皿，時計，切手，毛糸などの物品を患者に示し，その名称を言わせる呼称テストを行う．
　このようにして得られた「話し言葉」について，その正答の数をみるだけでなく，誤反応がどのようなものであるかをみる．誤反応としては，喚語困難，錯語，保続，失文法（電文体）などがある．喚語困難とは，言おうとする言葉が言えない状態である．訓練者が"その言葉"を言ってやると，それが言おうとしていた言葉であることを答えられるので，言葉をまったく忘れてしまっているわけではないことが分かる．喚語困難は名詞のみならず，形容詞，動詞などでも起こる．
　錯語とは言い誤りの一種であり，語性錯語と字性錯語とがある．語性錯語とは，言いたい単語が他の単語に置き換えられてしまうことである．たとえば，「めがね」を「トケイ」と誤るのは語性錯誤である．字性錯語とは，単語の一部あるいは全部が誤った音によって置き換えられる誤りである（例：とけい→おてい）．錯語が重度となり，未知の外国語のように意味の分からない音の羅列になった誤反応をジャルゴン（jargon）という．保続とは，前と同じ語を繰り返す状況ではないのにくりかえすことである．失文法とは，助詞や助動詞などが脱落した文を話す症状をいう．「今日，病院行く」などがその例である．
　「話し言葉」については，近年，流暢性と非流暢性の評価が重要視されるようになった．流暢とは，すらすら話すという意味であるが，流暢性はややそれとは意味が異なる．流暢性は，いろいろな側面が評定される．たとえばWAB失語症検査では一気に話せる長さ（phrase length）をはじめ，メロディーや命題文などの指標が用いられている．ブローカ失語は非流暢の典型であり，ウェルニッケ失語は流暢の典型である．

2）話し言葉の理解

　話し言葉の理解に関しては，話し言葉の表出（自発話）の際に使用した質問を患者が理解できず，取り違えていることが，患者の話した言葉の内容からはっきりすれば，それだけで障害ありと判断できる．さらに詳しく調べるには，「はい」，「いいえ」で答えられる質問をする．たとえば，「雪は黒いですか」などである．また，患者の目の前に，新聞，鉛筆，灰皿，時計，切手，

毛糸などを並べて，患者に「――を指して下さい」と言って，おのおのの物品を指さサせる．ただし，この課題は，失行があるときは，誤りが失行のために生じたのか，話し言葉の理解が障害されたために生じたのか鑑別ができないという欠点がある．

3）復唱

　失語症患者では，話し言葉が自発的に表出できなくても，訓練者の言ったことをそのままオウム返しに繰り返すこと，すなわち，復唱できる症例がある．復唱の課題としては，①まど，②パイプ，③バナナ，④ゆきだるま，⑤兄はまだ戻りません，⑥新しい甘酒を5本のひょうたんに入れなさい，などが用いられる．「1，2，3」や「あいうえお」などの自動言語は復唱が容易なので，重度の患者に施行するとよい．呼称テストで使用した物品名の復唱も，時間があれば施行した方がよい．

4）自発書字，書取，写字

　自発書字は，自発話の検査で用いた項目を書かせることによって検査する．特に名前，住所，主訴，絵の叙述などが重要である．この際，語性錯書，字性錯書，新作文字，文字の忘却，漢字と仮名の成績の解離などがあるかどうかを検討する．語性錯書とは「トケイ」と書くところを「めがね」と誤って書くような誤りであり，字性錯書は，「トケイ」を「てめり」などと誤って書くものである．呼称テストで使用した物品を用い，その名称を書かせる検査も行うほうが望ましい．

　文字が書けない場合は，写字障害の有無を確かめることが重要である．書取は，復唱に用いた単語や文を用いて検査するとよい．

5）読解，音読

　物品名を漢字や仮名で書いて，患者に見せ，それが意味する物品を，いくつかの物品の中から選ばせることによって，読解を検査する．また，それらの名称を音読できるかどうかを検査する．呼称検査に使った物品あるいは別の物品を用いる．文章の理解は，「田中さんは自動車やトラックを直します．彼は（洋服屋，修業，修理工，バス）です」という文を見せ，括弧の中の4つの単語から一番適当なものを選ばせるような課題を行う．

　以上が失語の検査の大要である．この検査結果から，失語の分類が行われる．

4．失語と利き手

　失語を生ずる病巣は，通常，左半球に存在する．Zangwill[82]は，失語症患者の病巣が左右いずれの半球にあるかを調べ，右手利きでは97.5％が，左手利きでは68.2％が，左半球病変を有す

ると報告している．したがって，右手利きなら左半球が言語優位半球の確率が高い．ある個人の言語優位半球を推定する方法としては利き手がもっとも簡便である．しかし，正確度に問題がある．頸動脈アミタール注入法（和田法）は現時点ではもっとも確実な優位半球決定法だと考えられているが，侵襲性があり簡便ではない．また，分離耳機能検査などによる言語優位半球の推定は，確実度が低いのが欠点である．最近 fMRI を言語活動中に用いて言語優位半球を決定する方法が検討されている[73]．

失語患者の利き手を記載する場合は，小児期における利き手変換の有無や，親族の利き手についても調べておくことが望ましい．利き手の検査としてはエディンバラ利き手検査[59]がよく用いられる（表1）．

5. 失語の臨床型

Lichtheim[45]と Wernicke[80,81]が古典的分類を提唱したときは，①皮質性感覚失語，②皮質下性感覚失語（純粋語聾），③超皮質性感覚失語，④皮質性運動失語，⑤皮質下性運動失語（純粋語啞），⑥超皮質性運動失語，⑦伝導失語の7型であった．このうち伝導失語，超皮質性運動失語，超皮質性感覚失語については，これを認めない人々が提唱当時からかなり多かった．これらの7型以外に，その後，純粋失読，純粋失書，失読失書，健忘失語，超皮質性混合型失語（言語領の孤立症状），全失語などが独立の臨床型として主張されるようになった．

各臨床型の名称については，Wernicke[79]によって用いられた皮質性，皮質下性といった名称は最近では使用されない．たとえば，皮質性運動失語の代わりにブローカ失語，皮質性感覚失語の代わりにウェルニッケ失語，純粋語啞，純粋語聾といった名称が使用される．各臨床型の損傷部位について，Lichtheim[45]や Wernicke[79]と現代のデータが異なっていることの反映であろう．運動失語，感覚失語という名称の代わりにブローカ失語，ウェルニッケ失語という名称が使用されるのは，運動失語というと話し言葉の表出と書字だけの障害，感覚失語というと話し言葉の理解と読解だけの障害であると誤解されるのを避けるためと思われる．

なお，全失語はブローカ失語とウェルニッケ失語が合併した症状であり，超皮質性混合型失語は超皮質性運動失語と超皮質性感覚失語が合併したものである．次に各臨床型の症状の説明とその損傷部位について，近年どう考えられているかについて述べる．また，13の臨床型で8つの言語操作のどれが障害されているのか表2に示した．

1) ブローカ失語 (Broca aphasia)

自発話および自発書字の障害を主とする失語で，詳細な剖検報告としては Dejerine[20]，最近は，Mohr[52]，Mori ら[53]がある．その自発話の障害はすでに述べたように非流暢として，次のように特徴づけられている．すなわち，

① 自発話が少ない．
② そして遅い．

表1　エディンバラ利き手検査

エディンバラ利き手調査票

姓名　　　　　　　　　　　　　
生年月日　　　年　　　月　　　日　年齢　　　歳　性；男　女

　以下に記した動作をする時に，あなたはどちらの手を主に使いますか？左・右，いずれかの欄に＋を書き込んでください．強制されない限り反対の手は決して使わないくらいに好みがはっきりしている場合はその欄に＋＋を書いてください．逆にどちらを使うとははっきり言えない時には両方の欄に＋を書いてください．

　両手を使う動作では，カッコ内に示した動作や部位に用いる手を答えてください．すべての項目に答えるようにしてください．一度もしたことがない動作においてのみ，空欄にしてください．

		左	右
1	書く		
2	描く		
3	投げる		
4	はさみ		
5	歯ブラシ		
6	ナイフ（フォークは使わない時）		
7	スプーン		
8	ほうき（柄の上端にくる手）		
9	マッチをする（マッチの軸を持つ手）		
10	箱を開ける（フタを持つ手）		
11	蹴る時にどちらの足を好んで使いますか？		
12	片目で見る的にはどちらの目を使いますか？		

＊以下は記入しないでください．
　　L.Q.　　　　　　　　　　　　　DECILE

表2　失語症の臨床型と障害される言語操作

言語操作 臨床型	自発話	復唱	話し言葉の理解	書き言葉の理解	音読	自発書字	書取	写字
1. ブローカ失語	× (非流暢)	×	△	△〜×	×	×	×	○
2. ウェルニッケ失語	× (流暢)	×	×	×	×	×	×	○
3. 伝導失語	× (流暢，自己修正のある字性錯語)	×	○〜△	○〜△	×	×	×	○
4. 超皮質性運動失語	× (非流暢)	○	○〜△	○〜△	△	×	×	○
5. 超皮質性感覚失語	× (流暢)	○ (エコラリヤ)	×	×	×	×	×	○
6. 超皮質性混合性失語	× (非流暢)	○ (エコラリヤ)	×	×	×	×	×	○
7. 健忘失語	△ (語健忘，流暢)	○	○	○	△	△ (語健忘)	△ (語健忘)	○
8. 失読-失書	○	○	○	×	×	×	×	○
9. 全失語	× (非流暢)	×	×	×	×	×	×	○
10. 純粋語啞	× (非流暢)	×	○	○	×	○	○	○
11. 純粋語聾	○	×	×	○	○	○	×	○
12. 純粋失読	○	○	○	×	×	○	○	○
13. 純粋失書	○	○	○	○	○	×	×	○

○：障害なし　　△：軽度の障害あり　　×：重度の障害あり

③ 韻律（プロソディ；リズム，抑揚，音色）の障害がある．

④ 構音は貧弱である．

⑤ 句の長さが短い．

⑥ 努力性の話し方である．

⑦ 自発話の内容は，名詞や動作を表わす動詞からおもに構成され，前置詞，助詞，語尾変化などを欠いていて，いわゆる電文体となる．

⑧ 錯語はそれほど多くない．

といった特徴である．これらの特徴は復唱や音読にも現れる．話し言葉の理解は軽度障害といわれており，複雑な構文の理解は常に障害されている．

ブローカ失語は初めからブローカ失語として発症するものもあるが，多くは全失語として始まり，その後ブローカ失語に移行する．この場合，いつの時点でブローカ失語と判定するかが1つの問題点である．

ブローカ失語はブローカ中枢が損傷されると生ずるわけではない．ブローカ領あるいは中枢といわれる部分は普通，左半球の下前頭回後部1/3あるいは1/2をいう．下前頭回は三分され，前方から眼窩部，三角部および弁蓋部に分けられるが，分けられない例が約20％ある．ブローカ中枢は左半球の下前頭回弁蓋部あるいは，下前頭回弁蓋部と三角部の一部と定義される．なお，弁蓋部はブロードマン44野，三角部はブロードマン45野に相当する．左下前頭回後部1/3の損傷では，長くても2〜3週間程度の一過性のブローカ失語しか生じない．

ブローカ失語の責任病巣として，最近は左中心前回下1/3の損傷が重視されている[53]．なお，

16　第1章　言語訓練の基礎

［大脳の水平断における脳回と脳溝の名称］

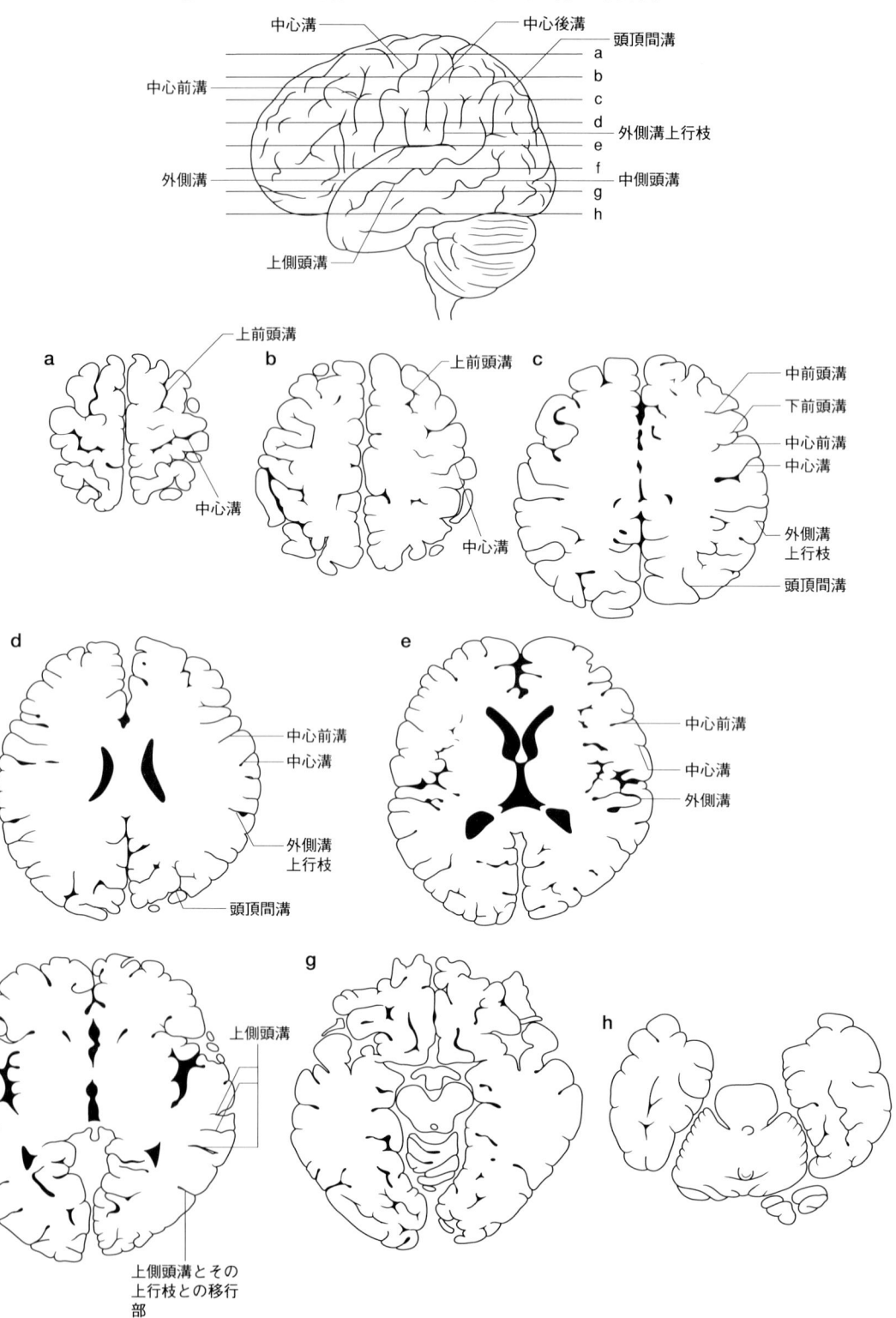

中心溝／中心後溝／頭頂間溝
中心前溝
外側溝上行枝
外側溝／中側頭溝
上側頭溝

a：上前頭溝／中心溝
b：上前頭溝／中心溝
c：中前頭溝／下前頭溝／中心前溝／中心溝／外側溝上行枝／頭頂間溝
d：中心前溝／中心溝／外側溝上行枝／頭頂間溝
e：中心前溝／中心溝／外側溝
f：上側頭溝／上側頭溝とその上行枝との移行部
g
h

[ブローカ失語の損傷部位]

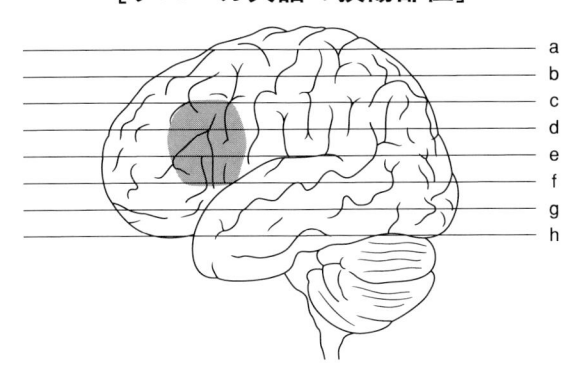

左半球の中心前回下部1/2（運動領は除いてある），下前頭回の後部（弁蓋部と三角部後部）および中前頭回後部の下部

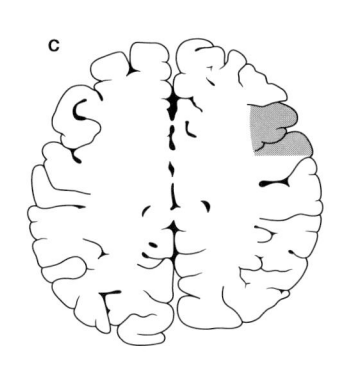

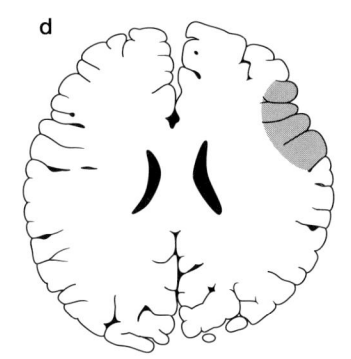

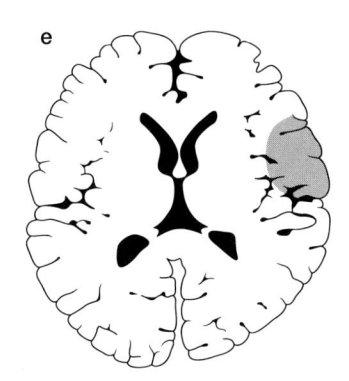

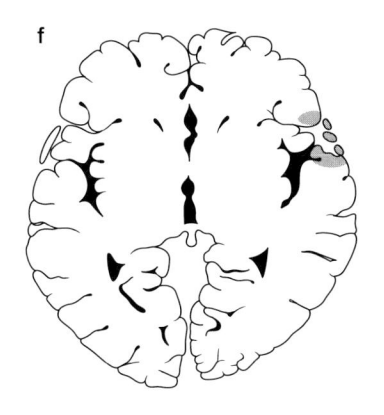

18　第1章　言語訓練の基礎

[ウェルニッケ失語の損傷部位]

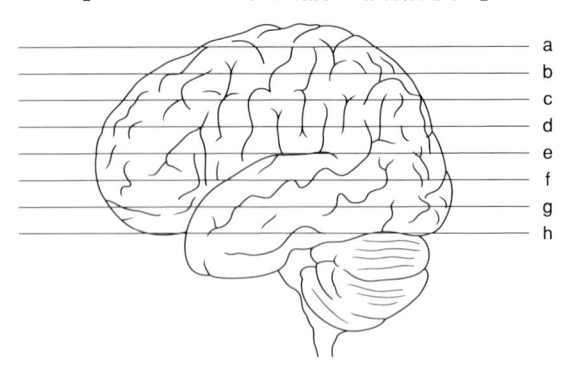

a
b
c
d
e
f
g
h

左上側頭回後部および左中側頭回後部

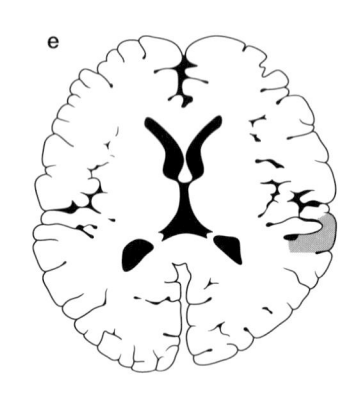

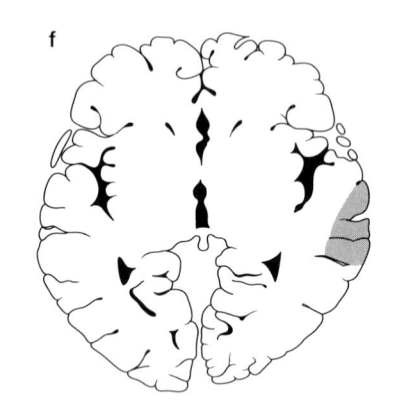

e　　　　　　　　　f

[伝導失語の損傷部位]

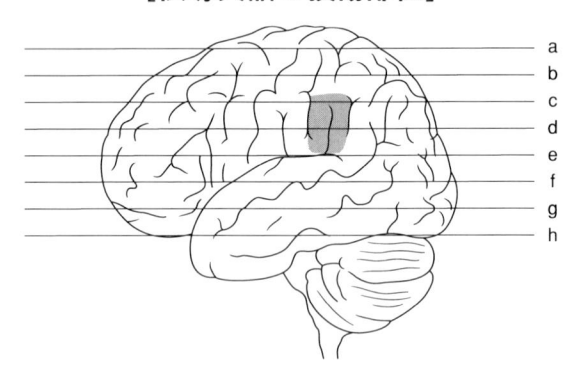

a
b
c
d
e
f
g
h

左縁上回の損傷

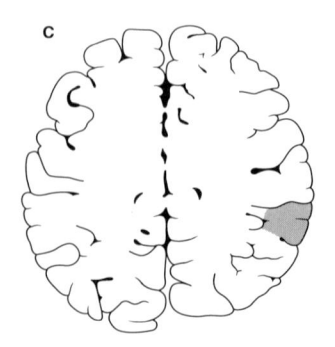

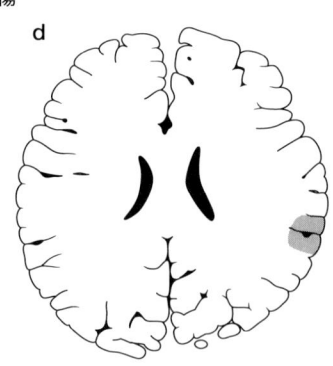

c　　　　　　　　　d

［超皮質性運動失語の損傷部位］

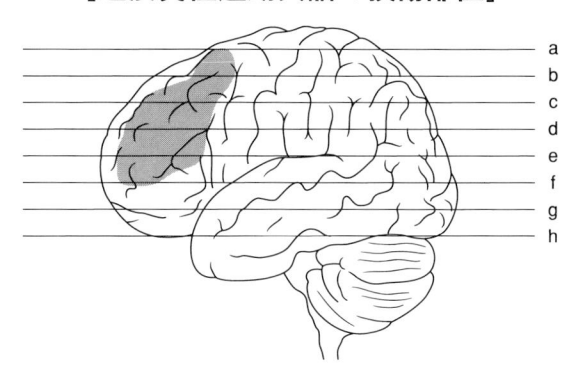

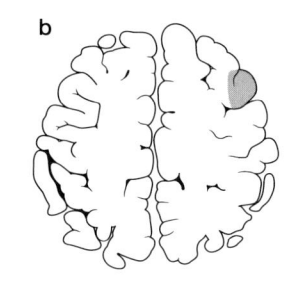

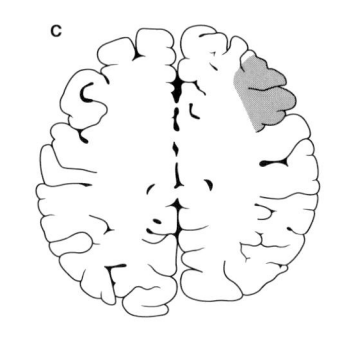

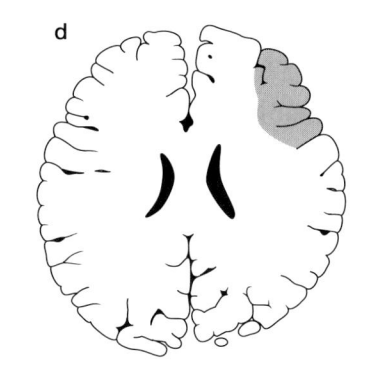

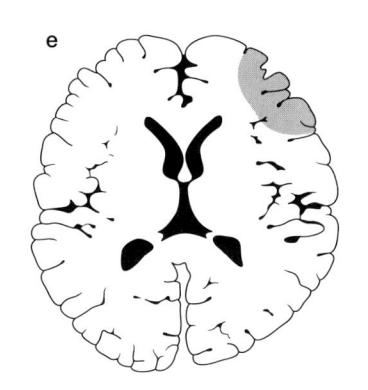

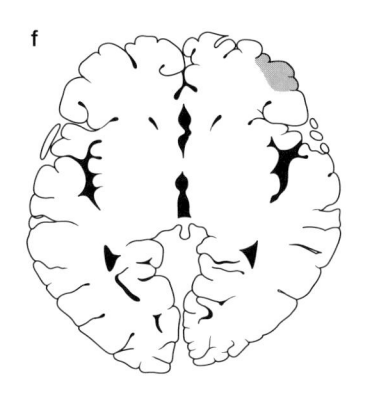

20　第1章　言語訓練の基礎

[超皮質性感覚失語の損傷部位]

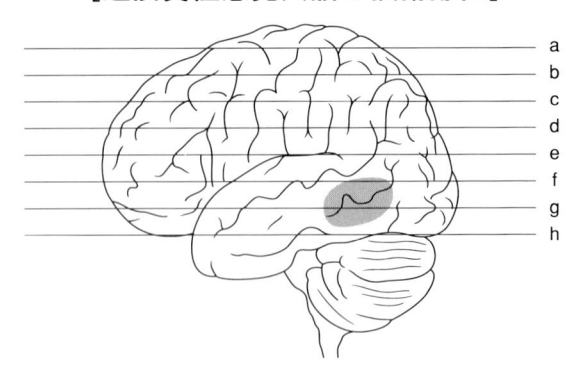

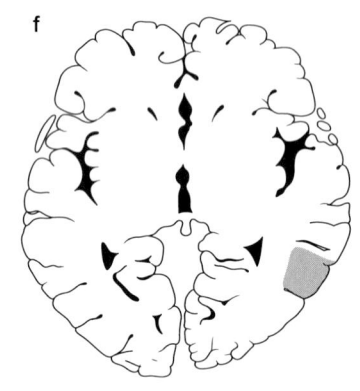

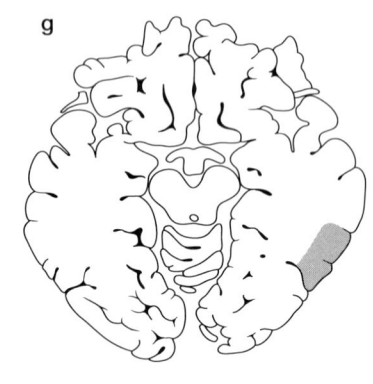

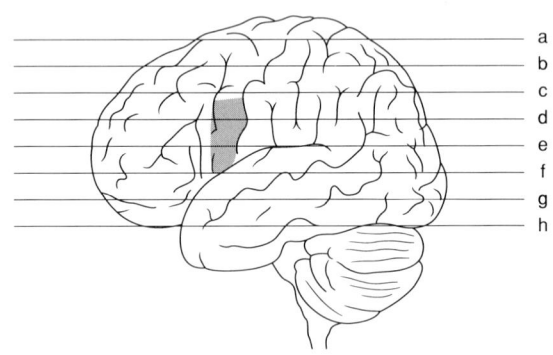

f

g

- -

[純粋語唖の損傷部位]

d

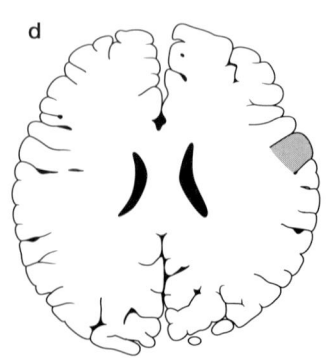

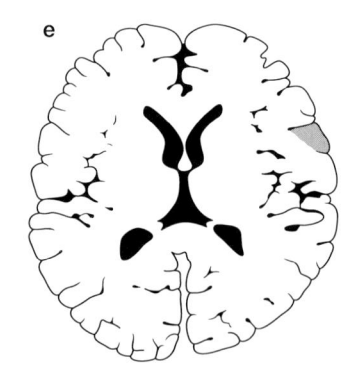

e

[純粋失読の損傷部位]

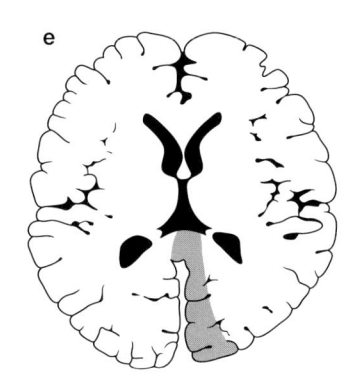

e

脳梁膨大損傷
左視覚領損傷

[純粋語聾の損傷部位]

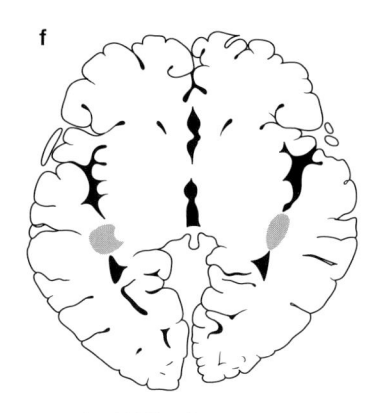

f

両側聴放線損傷
横側頭回への脳梁放線の損傷

[純粋失書の損傷部位]

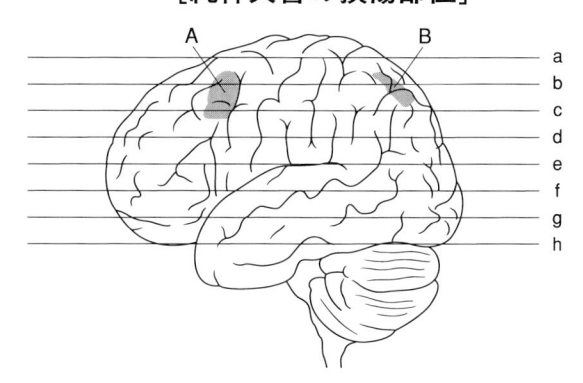

A：左中前頭回後部あるいは
B：左頭頂間溝前部

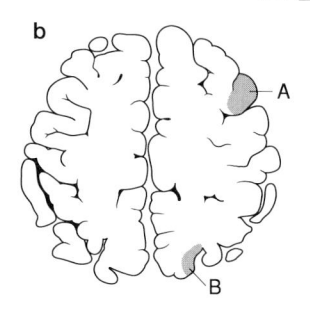

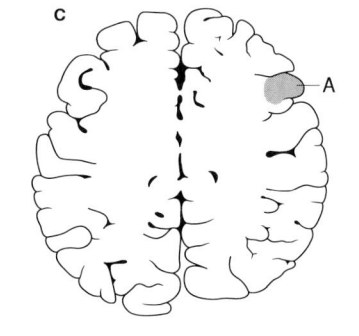

この損傷ではブローカ失語は一過性で純粋語唖に移行するとする立場がある．さらに，左半球の中心前回下部1/2，下前頭回後部および中前頭回後部の損傷とこれらの脳回の白質損傷も加わるとブローカ失語になると思われる．なお，中心前回の下部1/2のうち運動領にあたる部分は責任病巣から除外できると思われる．

2) ウェルニッケ失語 (Wernicke aphasia)

ウェルニッケ失語は，Bastian[9]やWernicke[78]によって記載された臨床型である．詳細な剖検例としてMirallié[51]や倉知ら[42]がある．

ウェルニッケ失語の自発話の障害の特徴は近年，次のように述べられている．すなわち，
① 自発話の量はほぼ正常で，患者によって病前より多いこともある．
② 話す速度もほぼ正常で，中には病前より速いものもある．
③ 韻律の障害はない．
④ 構音は良好
⑤ 一気にしゃべれる長さ（phrase length 句の長さ）は正常
⑥ 話し言葉は非努力性
⑦ 本質的に正常な文法構造を持つが，名詞や具体的動作を表わす動詞などを欠く．
⑧ 錯語が多い．

などで，これらの特徴は流暢性と称され，音読や復唱の際にも現れる．話し言葉の理解と書き言葉の理解はいずれも障害されているが，その程度はいろいろである．症例によっては何も理解できないものから，ときには短い文を理解する程度の症例まである．自発書字，書取はいずれも障害されている．

ウェルニッケ失語は右半球にも損傷がある場合を除き，話し言葉の理解は回復してくる．書き言葉の理解は回復してくるが，話し言葉の理解ほど回復しない．

ウェルニッケ失語の損傷部位を，Wernicke[81]は左上側頭回の後1/3あるいは後1/2と，それに隣接する左中側頭回の部分と考え，Dejerine[21]は左上側頭回後部およびそれに隣接する左中側頭回の部分と想定した．左上側頭回後部および左中側頭回後部の損傷が，皮質だけでなく脳回の白質にも及んでいれば，ウェルニッケ失語を生ずると思われる．しかし，典型的なウェルニッケ失語は，左上側頭回後部，左中側頭回後部，左縁上回およびこれらの脳回の白質を含む損傷で生ずるという[55]．

3) 伝導失語 (conduction aphasia)

Wernicke[78]によって想定された臨床型である．代表的な剖検報告として，Pershing[60]やLiepmannとPappenheim[47]，最近ではBensonら[11]がある．伝導失語の症状として，
① 自発話がウェルニッケ失語のように流暢である．
② 錯語，特に字性錯語が多い．

③ 話し言葉の理解は日常会話程度の理解にはそれほど困難を示さない．
　④ 復唱は重度に障害されている．
　⑤ 音読障害がある．
などが，重視されている．これらの条件に加えて，⑥書字障害，⑦読解障害もある．なお，錯語に気付いて自己修正するという特徴のあることが知られている[80]．

　伝導失語では，同時に観念運動失行を伴うことが多いとされている．このため，話し言葉の理解を検査するときは，言語命令によって動作をさせる課題を避けて，他の方法，たとえば，質問に口頭で答えさせるなどの方法による必要がある．また，伝導失語の本態を言語性短期記憶障害[76,77]とする考えがある．

　伝導失語は独立に生ずることもあるが，ウェルニッケ失語の回復期にみられることもある．臨床的には，ウェルニッケ失語が回復してきた場合，どの時点で伝導失語とするかが問題である．

　伝導失語の損傷部位は，左半球の縁上回損傷かあるいは上側頭回損傷とする考えがある[17]．一方，左半球の弓状束が損傷されたとき生ずるとする古典的な説もある．弓状束（上縦束）は，側頭葉に発し，角回を経て運動連合野（左運動連合野の中にブローカ領は含まれる）に至る線維束で，これが離断されると，ウェルニッケ領で理解された話し言葉をブローカ領へ伝達できず，復唱障害が生ずるという．伝導失語を半球内離断症候と考えているのである．弓状束は縁上回皮質下でもっとも密な線維束となるので，縁上回皮質下損傷で，伝導失語が生ずるという説となる[49]．伝導失語の発現メカニズムには，Kleist[39,40]によるもう1つの考えがある．これは，左利きの患者など右半球が言語理解能力をもっている場合は，左側頭-頭頂葉損傷で伝導失語が生ずるという説である．

4）超皮質性運動失語 (transcortical motor aphasia)

　Lichtheim[45]によって提唱された型で，典型的な剖検報告としてRothmann[63]がある．Goldstein[30,31]は，超皮質性運動失語には2種類あり，その1つでは「話そうとする衝動」が障害されていると述べた．最近の超皮質性運動失語の定義でもこの点が強調されており，Rubens[64]は，①話し言葉の理解が良好であり，②いろいろな統辞的および音声学的複雑な文を常に復唱できる．しかし，③少ししか，あるいはまったく，有用な自発話を表出しないという症状を呈するものを，超皮質性運動失語としている．Benson & Geschwind[12]はこれに加えて，話しかけなければ話をしないという特徴をあげている．超皮質性運動失語の音読と書き言葉の理解につき，Benson & Geschwind[12]はごく軽度の障害があると考えているが，Goldstein[31]は音読も読解もときにはある程度まで可能なことがあると，あいまいに規定している．書字については，いろいろな程度に障害されているとする研究者[12]や，ときによく保たれているとする研究者がおり[31]，はっきりと規定されていない．

　超皮質性運動失語の損傷部位については，左上前頭回後部1/2，左中前頭回後部1/2，およびそれらの深部白質と考える者が多い．しかし，さらに大きなそして深い左前頭葉損傷で生ずると考えられる．また，左補足運動野付近とする者もある[5]．最近では，左側脳室前角に接する白質

損傷[6]や左尾状核の背外側部とそれに隣接する傍側脳室白質の損傷を責任病巣とする説がある[48]．

5) 超皮質性感覚失語 (transcortical sensory aphasia)

　Wernicke によって名付けられた臨床型である[78]．Goldstein[31]は典型例として，Bonhoeffer[14]と Pick[61]を挙げている．その臨床症状は，
　　① 話し言葉の理解障害（具体的な単語や簡単な命令の理解は，可能なこともある）
　　② 書き言葉の理解障害
　　③ 自発話障害（流暢性である）
　　④ 自発書字と書取の障害
　　⑤ 復唱はよく保たれている．
　　⑥ 音読障害
として捉えられている．なお，Lichtheim[45]は，書取障害は軽度としている．またエコラリヤ（反響語）が生ずるとしている．エコラリヤとは不自然な復唱のことである．たとえば「お名前は何といいますか」と問診すると，それをそのまま繰り返す場合などである．

　責任病巣としては，左半球の中側頭回後部と下側頭回後部の損傷が考えられている[7]．

6) 超皮質性混合型失語 (mixed transcortical aphasia)

　この臨床型は，超皮質性運動失語と超皮質性感覚失語の合併したものである．Goldstein[30,31]によって詳細に研究された．最近の剖検例として Geschwind ら[29]の例がある．Goldstein[31]はその症状として，
　　① 自発話は通常まったく欠如しているというほどではなく，超皮質性運動失語よりは自発話が多い．非流暢である．しかし，超皮質性感覚失語より障害されている．自発話が，名詞と統辞的要素を欠いており，文法の障害されている点と，前置詞，冠詞などが保たれている点でブローカ失語と異なる．
　　② 話し言葉の理解障害
　　③ 復唱は保たれ多少とも理解なしに，また意図なしに衝動的に行われる〔すなわち反響語（エコラリヤ）の傾向〕．
　　④ 重度の失読と失書
と述べている．

　超皮質性混合型失語の損傷部位は，左半球のブローカ領（左下前頭回後半）とウェルニッケ領（左上側頭回後半）が含まれる領域の外側に位置する前頭-頭頂-側頭領域であるという[29]．この損傷は，ブローカ領-左弓状束-ウェルニッケ領を孤立させるため，超皮質性混合型失語を「言語領の孤立症状」とよぶことがある．超皮質性混合型失語は，左前頭葉の大きな損傷で生ずる場合がある．

7) 健忘失語 (amnestic aphasia)

物品の名称を言えない症状のみが選択的に認められる患者は，健忘失語とよばれる．Pitre[62]によってその独立性が指摘された．その症状は，

① 自発話は，完全に失われているわけではなく，しばしば多く話す．しかし，ときどき自分の考えを表わすために使用しようとする単語が言えずに，話を中断したり，迂回操作（回りくどい説明によって，用いるべき単語を避ける操作，たとえば，「トケイ」といえなくて「時間を計るもの」という）をしたりする．構音の異常な困難はみられない．

② 話し言葉の理解，復唱，音読，黙読，書取は障害されていない．

③ 自発書字は自発話と同様な障害がある．

と定義された．健忘失語では物品を見せてもその名称が言えないことがあるけれども，これは，物品が何だか分からないためでも，見えないためでもない．なぜなら，

(1) その物品の諸特性を述べることができ，

(2) 動作でその物品の使用法を示すことができる．

(3) 正しい答えを小声でいっても，それが捜し求めていた語であることをただちに認識する．彼らはただその語を健忘しているだけなのである[62]．

Benson & Geschwind[12]は，軽度の口語了解障害を合併していても健忘失語としている．

健忘失語は通常，視覚のみならず触覚や聴覚を介しても物品の名称が言えない．一方，1つの感覚を介した場合だけ喚語困難を生ずる特別な型がある．視覚に関する型は視覚失語[24]，触覚に関する型は触覚失語[27]とよばれる．視覚失語は物を見てもその名前が言えないが，触れればその名前が言える．触覚失語ではその逆である．

健忘失語は，初めから健忘失語で生ずることもあるが，ウェルニッケ失語，ブローカ失語，伝導失語，超皮質性感覚失語および超皮質性運動失語などが回復してきて生ずることもある．健忘失語は，自発書字，書取など他の言語操作の障害がないという厳密な基準をとればその出現は少ない．この厳密な基準で健忘失語を考えた場合，その損傷部位は，超皮質性感覚失語の責任病巣である左中側頭回および左上側頭回の損傷に近いと思われる．また，超皮質性運動失語を生ずる左下前頭回および左中前頭回の損傷を健忘失語の責任病巣とする説もある[54]．

8) 失読失書 (alexia with agraphia)

失読失書は，Dejerine[19]によって初めて記載された臨床型である．その症状は失読（文字の理解障害，音読障害）と失書（自発書字障害，書取障害）があるが，他の言語操作ほどは正常範囲である．話し言葉の理解障害は軽度にある場合もある．写字は障害されているものも，障害されないものもある．語性錯語や軽度の喚語困難があることもある．失読は文字を理解したり，音読したりできないだけでなく，単語の綴り（clock ならシー・エル・オー・シー・ケイ）といわれても理解できない．失読は失書より軽度である．失書は両手に現れる．なお，物品を見せられても，英・仏・独語などではその名称の綴りを口でいうこと（oral spelling という）はできない

〔たとえば，時計（clock）を見て，シー・エル・オー・シー・ケイと答えられない〕．

失読失書の損傷部位は，左角回皮質から深部白質に至る部位とされている．Dejerine[19]の症例では，左角回後部 3/4 を占める 5 フラン銅貨大の損傷で深部に凸のくさび形をなし，左側脳室後角に達していた．失読失書は上記の部位以外に左半球の紡錘回（内側後頭側頭回）から外側後頭側頭回（旧名では下側頭回の下面の部分）にかけての部位で生ずる．この場合，症状が仮名より漢字に重度で「漢字の失読-失書」と称されている．しかし，難しい漢字が障害されているのであって，易しい漢字には障害がない例がほとんどである．「漢字の失読-失書」ではなく，「難しい漢字の失読-失書」あるいは「低使用頻度文字の失読-失書」というのが適切と思われる[73]．なお，難しい漢字は視覚的に複雑な漢字なので，「視覚的に複雑な文字の失読-失書」ということができる．

失読失書に類似した症状として，純粋失読に「左手の失書」[67]が合併した症状がある[4,12]．この場合，失書が左手のみであることが失読失書と異なる．また，物品を見せられると，物品の名称の綴り（cat ならシー・エィ・ティ）をいうことができる点で失読失書と異なる．

9）全失語 (total aphasia, global aphasia)

すべての言語機能が重度に障害されたもの，あるいはブローカ失語とウェルニッケ失語の合併したものを通常，全失語という．発症後すぐの時期では，この型の失語がもっとも頻度が高い．全失語でも，すべての言語操作が廃絶していることはまずない．わずかながら言語機能が残っているのが普通である．たとえば，自発話として数語が可能であり，2，3 の音節の復唱は可能で，数語の話し言葉の理解が可能であっても全失語に入れている．

全失語は全失語のままの状態が続くのはごく稀であり，時の経過とともに改善し，特に話し言葉を理解する障害の改善がみられる．全失語からブローカ失語に変化することがもっとも多い．

全失語は，左外側溝を取り巻く左前頭葉，左頭頂葉，左側頭葉の部分すべてが損傷されると生ずる．これは，左中大脳動脈灌流領域にあたる．側頭葉の損傷がなく左前頭葉と左頭頂葉のみの損傷の場合は，回復が良好である．

10）純粋語啞 (純粋運動失語，純粋発話失行，pure word dumbness, aphemia, pure apraxia of speech)

純粋語啞の記載は，Boinet[13]にさかのぼることができるといわれる．詳細な剖検例として，Lecours & Lhermitte[44]の症例などがある．この型では，話し言葉表出（自発話・復唱・音読）のみが障害され，他の言語操作は正常範囲である．この話し言葉表出障害は，ブローカ失語の話し言葉表出の障害と同じである．純粋語啞，純粋運動失語および発話失行はほぼ類義語である．違いは，純粋語啞では障害が重度で発話が非常に少ないものをいい，発話失行は障害がやや軽く，字性錯語が多くみられる例をいう．

純粋語啞およびブローカ失語は，口-顔面失行を伴うことが多いため，純粋語啞とブローカ失

語の話し言葉表出障害を，口-顔面失行の部分症状と考える立場がある．また，口，舌をはじめとする構音器官が，口-顔面失行で検索される運動については失行を示さないが，構音運動にかぎって失行を起こしたものだと考える立場もある．Nathan[56]のcortical anarthriaやBay[10]のapraxic dysarthria, Darley[16]のapraxia of speechの概念などがこれに含まれるであろう．純粋語唖は，はじめから純粋語唖の形で出現するものは少なく，ブローカ失語が回復してきてこの型になるものが多い．

純粋語唖の損傷部位として，左中心前回下半部の皮質と白質が考えられる[44,71]．左下前頭回後部から左中心前回下半部にかけての皮質下白質損傷[18]とする説もある．

11) 純粋語聾 (pure word deafness)

Kussmaul[43]によって提起された臨床型である．現在，その症状は，音の周波数弁別（純音聴力検査など）は保たれているが，言葉が聞きとれない症状と考えられている．また，復唱や書取も障害される．他の言語操作は正常範囲である[21]．詳細な剖検例として，Schuster & Takerka[65], Liepmann & Storch[46]らの例がある．発症時から純粋語聾の症状を呈するものもあるけれども，軽度ウェルニッケ失語から純粋語聾の状態に移行するものもある．

純粋語聾と狭義の聴覚失認〔非言語性の有意味音たとえば，犬の吠声，電車の通過音などの認知障害〕との関係については，同じものとする考えがある．しかし，狭義の聴覚失認があるにもかかわらず純粋語聾を伴わない症例[3]や，純粋語聾があっても狭義の聴覚失認を伴わない症例[83]などがあることから，両者を別個のものと考える立場もある．AlbertとBear[1]は，ゆっくり話されると話し言葉の理解障害が驚くほど改善する純粋語聾を報告している．

純粋語聾の損傷部位については，左半球の上側頭回中央部1/3の皮質下損傷という説と，両側の上側頭回中央部1/3の皮質-白質下損傷という説がある．Geschwind[26]は前者をとり，純粋語聾は左側頭葉皮質下の損傷が左聴放線と右側の聴覚連合野からの脳梁線維が離断され，ウェルニッケ領へ「聞いた言葉」が伝達されないために起こった症状で，半球内離断症候群の1つと考えている．しかし，両側の上側頭回損傷で純粋語聾が生じた例が多い．

12) 純粋失読 (pure alexia)

Dejerine[19]によって確立された臨床型で，その症状は書き言葉の理解と音読が障害されるが，他の言語操作は正常範囲である．発症初期には軽度の語健忘，軽度の自発書字や書取の障害，写字不能あるいは盲従的写字などが存在することが多い．自分で書いた文字でも，少し時間が経過し，どこに何を書いたか忘れると読むことができない．純粋失読では失読が失書より重度であり，失読失書では失書が失読より重度である点が鑑別のポイントである．純粋失読は単語の綴りを見ても意味が理解できないが，単語の綴りを言われると（clockならシー・エル・オー・シー・ケイ），その単語の意味を理解できる．詳細な剖検例として，先にあげたDejerineの症例のほかに，Geschwind & Fusillo[28]などがある．純粋失読は通常右同名性半盲を伴っているが，同

名性半盲を伴わない症例も報告されている[34]．

　純粋失読は，しばしば連合型視覚失認を合併することがあるため，連合型視覚失認の症状の一部であるとする説があるが，連合型視覚失認で純粋失読を伴わない症例[2,43]や，純粋失読で連合型視覚失認を伴わない症例が多数存在するので，この説は支持することが難しい．

　純粋失読の損傷部位について，Dejerine[19]，Dejerine と Pélissier[22]は左後頭葉白質損傷によって生ずると述べ，この損傷が両側後頭葉と左角回の連絡を離断するため，読字中枢である左角回へ視覚情報が伝達されなくなり，純粋失読が生ずるという半球内離断症候説を立てた．

　Henderson らは左後頭-側頭領域下部の白質の損傷，それも左側脳室の後角より下，鳥距溝より下の部位の白質損傷を純粋失読の責任病巣として重視している．この損傷は左後頭葉と左角回を連絡する神経線維と，右後頭葉から脳梁を介して左後頭葉に至る神経線維を離断すると考えている．この損傷部位は Dejerine の言及している左後頭葉白質に近い部位と思われる．

　その後 Bastian[9]が，脳梁後部損傷は，右視覚領へ達した視覚情報が左半球の言語領へ伝導されるのを妨げるため，脳梁後部損傷と右同名性半盲を生ずる損傷（たとえば，左後頭葉内側部の損傷）でも純粋失読が生ずることを示唆した．この説は1960年代になり Geschwind[26]によって再び取り上げられ，それを支持する剖検例が報告された[28]．なお，純粋失読は左角回皮質下損傷で生ずるとする立場がある[34]．

　Bastian の説からすれば，脳梁後部損傷は，左視野のみの純粋失読を発現させることが考えられる．これについて Trescher & Ford[74]，Gazzaniga & Sperry[25]，岩田，杉下，豊倉[36,37]の報告がある．この左視野の純粋失読における長期追跡と漢字・仮名問題は杉下ら[67,69]によって論じられている．右同名性半盲を伴わない純粋失読は，脳梁膨大損傷と左舌状回の横束と垂直後頭束の損傷で発現するとする報告があり[34]，この場合も離断症候と考えられている．

13）純粋失書 (pure agraphia)

　自発書字・書取のみが障害され，他の言語操作が正常範囲である場合，それは純粋失書とよばれる．写字は本質的には保たれている．

　左右いずれの手にも生ずる純粋失書は，Gordinier[33]（写字障害も重度），Dubois ら[23]，Assal ら[8]などの報告がある．この型の失書症状は，失行に伴う失書の特徴（字型が正しく形成されず，写字障害が重度である）や空間的失書[35]の特徴（文字に余分の部分を加える，横書きで水平に単語や文を書けない，紙の右側にだけ書く，字間に不適当な余白ができる）などがみられない．

　通常の純粋失書では自発書字と書取のみならず単語の綴り（clock ならシー・エル・オー・シー・ケイ）を言えない．単語の綴りを言える純粋失書があり，これは純粋失行性失書とよばれている．この失書では手足の失行はない．純粋失行性失書を2つに分け，文字のイメージが思い出せる型とそうでない型に分ける立場があり，そのような例が報告されている[15,57]．

　純粋失書は，左下頭頂小葉損傷によって生ずるという説や，左中前頭回後部損傷という説がある．左中前頭回後部損傷により，左半球に形成された「書字に必要な情報」が左右の手の運動中

枢へ伝達されなくなることは，考えうるメカニズムである．そのほかに左上頭頂小葉損傷説がある[76]．機能的MRIによる書字の研究によると，左上頭頂小葉前部と左中および上前頭回の後部が書字によって賦活するという[84,85]．上述の損傷部位とは同じ部位である．また，左半球の側頭葉後下部の損傷で漢字のみの純粋失書が生ずるという[66]報告がある．報告された例はいずれも失読失書がはじめにあり，その後，失書に症状が限局されたものである．これらの症例は，難しい漢字いいかえれば「視覚的に複雑な漢字」の障害が仮名障害より重度であるが，易しい漢字あるいは「視覚的に単純な」漢字の障害と仮名の障害では差がない．したがって，使用頻度の低い，難しい文字あるいは「視覚的に複雑な文字」の純粋失書と考えられる[73]．損傷部位は左側頭葉後下部というより，左半球の紡錘回から外側後頭側頭回（旧名では下側頭回の下面の部分）と考えられる．

　両手に生ずる純粋失書のほかに，左手のみに生ずる失書がある．これは脳梁損傷によって生ずるもので，従来は失行性失書と考えられてきた．しかし，Geschwind[26]は左手の失書で，失行性失書の特徴のみならず失語性失書の特徴（錯書を中心とする症状であり，失語は伴わない）を呈する症例もあると述べた．その後失語性失書の特徴のみを呈する左手の失書も報告されており，その損傷部位は脳梁幹後半から膨大にかけての損傷であった[68,72]．

文　献

1) Albert ML, Bear D：Time to understand：A case study of word deafness with reference to the role of time in auditory comprehension. *Brain* **97**：383, 1974.
2) Albert ML, et al：Associative visual agnosia without alexia. *Neurology* **25**：322, 1975.
3) Albert ML, et al：A case of auditory agnosia：Linguistic and nonlinguistic processing. *Cortex* **8**：427, 1972.
4) Albert ML, et al：Comprehension in alexia. *Brain* **96**：317, 1973.
5) Alexander MP, Schmitt MA：The aphasia syndrome of stroke in the left anterior cerebral artery territory. *Arch Neurol* **37**：97, 1980.
6) Alexander MP, et al：Correlations of subcortical CT lesion sites and aphasia profiles. *Brain* **110**：961-991, 1987.
7) Alexander MP, et al：The distributed anatomy of transcortical sensory aphasia. *Arch Neurol* **46**：885-892, 1989.
8) Assal G, et al：Isolated writing disorders in a patient with stenosis of the left internal carotid artety. *Cortex* **6**：241, 1970.
9) Bastian HC：On the various forms of loss of speech in cerebral disease. *British & Foreign Med Chir Rev* **49**：209, 470, 1869.
10) Bay E：Die Korticale Dysarthrie und ihre Beziehungen zur sog. motorischen Aphasie. *Dtsch Ztschr Nervenhk* **176**：553, 1957.
11) Benson DE, et al：Conduction aphasia. *Arch Neurol* **28**：339, 1973.
12) Benson DE, Geschwind N：The aphasia and related disturbances. In Baker AB, Baker LH(eds)：*Clinical Neurology*, Vol. 1, Harper & Row, Hagerstown, 1977.
13) Boinet M：Aphasie (de cause traumatique). Bull. *de la Soc de Chir de Paris* **12**：42, 1871.
14) Bonhoeffer C：Über subkortikale sensorische Aphasie. *Jahrbücher für Psychiatrie und Neurologie* **26**：126, 1905.
15) Crary MA, Heilman KM：Letter imagery deficits in a case of pure apraxic agraphia. *Brain Lang* **34**：147, 1988.
16) Darley, FL：Apraxia of speech：107 years of terminological confusion. *Paper read at the 44th*

American Speech and Hearing Assocation Convention, 1968.
17) Damasio H, Damasio AR：The anatomical basis of conduction aphasia. *Brain* **103**：337-350, 1980.
18) Dejerine J：Contribution à l'étude de l'aphasie motrice souscorticale des centres (muscles phonateurs) larygés. *C R Soc Biol* **43**：155, 1891.
19) Dejerine J：Sur un cas de cécité varbale avec agraphie suivi d'autopsie. *C R Soc Biol* **43**：197, 1891.
20) Dejerine J：L'aphasie motrice et sa localisation corticale. *L'Encêphale, 2° Année, N°* **5**：471, 1907.
21) Dejerine J：*Sêmiologie des Affections du Systême Nerveux*. Masson et Cie, Paris, 1914（復刻版がある）．
22) Dejerine J, Pélissier A：Contribution à l'étude de la cécité verbal pure. *L'Encêphale, 9° Année, N°* **7**：1, 1914.
23) Dubois J, et al：L'agraphie "pure". *Neuropsychologia* **7**：271, 1969.
24) Freund CS：Über optische Aphasie und Seelenblindheit. *Arch Psychiat Nervenkrh* **20**：276, 1888.
25) Gazzaniga MS, Sperry RW：Language after section of the cerebral commissures. *Brain* **90**：131, 1967.
26) Geschwind N：Disconnexion syndromes in animals and man. *Brain* **88**：237, 585, 1965.
27) Geschwind N, Kaplan E：A human cerebral disconnection syndrome. *Neurology* **12**：675, 1962.
28) Geschwind N, Fusillo M：Color-naming defects in association with alexia. *Arch Neurol* **15**：137, 1966.
29) Geschwind N, et al：Isolation of the speech area. *Neuropsychologia* **6**：327, 1968.
30) Goldstein K：*Die Transkortikalen Aphasien：Ergebnisse Neurologie und Psychiatrie*. G. Fischer, Jena, 1915.
31) Goldstein K：*Language and Language Disturbances*. Grune & Stratton, New York, 1948.
32) Goodglass H, Kaplan E：*Assessment of aphasia and related disorders*. Lea & Febiger, Philadelphia, 1972.（笹沼澄子，他訳：「失語症の評価」医学書院，1975.）
33) Gordinier H：A case of brain tumor at the base of the second left frontal circonvolution. *Am J Med Sci* **117**：526, 1899.
34) Greenblatt SH：Alexia without agraphia or hemianopia：Anatomical analysis of an autopsied case. *Brain* **96**：307, 1973.
35) Hécaen H, Marcie P：Disorders of written language following right hemisphere lesions：Spatial dysgraphia. In Dimond S, Beaumont L (eds)：*Hemisphere function in the human brain*, Paul Elek, London, 1974, p. 345.
36) 岩田　誠，他：脳梁膨大切断例における右半球の Visual-speech disconnexion syndrome について．臨床神経 **13**：308，1973．
37) Iwata M, et al：Étude sur le syndrome de disconnexion visuo-linguale après la transection du spléium du corps calleux. *J Neurol Sci* **23**：421, 1974.
38) Kertesz A：*Western aphasia battery*, Grune & Stratton, New York, 1982.
39) Kleist K：*Gehirnpathologie*. Barth, Leipzig, 1934.
40) Kleist K：*Sensory Aphasia and Amusia. The Myeloarchitectonic Basis*. (Trans Fish TJ, Stanton JB) Pergamon Press, Oxford, 1962.
41) 小俣文子，他：短縮版 WAB 失語症検査．神経内科 **30**：164-173，1989．
42) 倉知正佳，他：Wernicke 失語の視床変性について．失語症研究 **3**：33，1983．
43) Kussmaul A：Disturbances of speech. *Cyclop Pract Med* **14**：581, 1877.
44) Lecours AR, Lhermitte F：The "pure form" of the phonetic disintegration syndrome (pure anarthria)：Anatomo-clinical report of a historical case. *Brain Lang* **3**：88, 1976.
45) Lichtheim L：On aphasia. *Brain* **7**：443, 1885.
46) Liepmann H, Storch E：Der mikroskopische Gehirnbefund bei dem Fall Gorstelle. *Mschr Psychiat Neurol* **11**：115, 1902.

47) Liepmann H, Pappenheim M：Über einen Fall von sogenannter Leitungsaphasie mit anatomischen Befund. *Z Neurol Psychiatry* **27**：1, 1914.
48) Mega MS, Alexander MP：Subcortical aphasia：The core profile of capsulostriatal infarction. *Neurology* **44**：1824-1829, 1994.
49) Mendes MF, Benson DF：Atypical conduction aphasia：A disconnection syndrome. *Arch Neurol* **42**：886, 1985.
50) Mesulam M-M：Aphasias and other focal cerebral disorders. In Fau AS, et al (eds)：*Harrison's principles of internal medicine, 14th ed*., McGraw-Hill, New York, 1998, p.134.
51) Mirallié C：*De l'Aphasie Sensorielle*. Thèse, Paris, 1896.
52) Mohr JP, et al：Broca aphasia：Pathologic and clinical aspects. *Neurology* **28**：311, 1978.
53) Mori E, et al：Left precentral gyrus and Broca's aphasia：A clinicopathologic study. *Neurology* **39**：51, 1989.
54) Naeser MA, Hayward RW：Lesin location in aphasia with cranial computed tomography and the Boston Diagnostic Aphasia Exam. *Neurology* **28**：545-551, 1978.
55) Naser MA, et al：Relationship between lesion extent in Wernicke's area on computed tomographic scan and predicting recovery of comprehension in Wernicke's aphasia. *Arch Neurol* **44**：73, 1987.
56) Nathan PW：Facial apraxia and apraxic dysarthria. *Brain* **70**：449, 1947.
57) Ohno T, et al：Apraxic agraphia due to thalamic infarction. *Neurology* **54**：2336, 2000.
58) 岡　尚省，他：左第三側頭回および紡錘回損傷により生じた純粋失読と失読失書．神経内科 **23**：73, 1985.
59) Oldfield RC：The assessment and analysis of handedness：The Edinburgh Inventory. *Neuropsychologia* **9**：97-113, 1971.
60) Pershing H：A case of Wernicke's conduction aphasia with autopsy. *J Nerv Ment Dis* **27**：369, 1900.
61) Pick A：Zur Symptomatologie der linksseitigen Schlafenlappenatrophie. *Mschr Psychiat Neurol* **16**：378, 1904.
62) Pitre A：L'aphasie amnésique et ses variétés cliniques. Le Progrès Médical, 3ᵉ série . T. 7, N° 21：321, N° 22：337, N° 24：369, N° 26：401, N° 28：17, 1898.
63) Rothmann M：Das Krankheitsbild der Lichtheimschen motorischen Aphasie. *Zeitschrift für Klinische Med* **60**：87, 1906.
64) Rubens AR：Transcortical motor aphasia. In Whitaker H, Whitaker HA (eds)：*Studies in Neurolinguistics, Vol. 1*, Academic Press, New York, 1976, p. 293.
65) Schuster P, Taterka H：Beitrag zur Anatomie und Klinik der reinen Worttaubheit. *Z Neurol Psychiat* **105**：495, 1926.
66) Soma Y, et al：Lexical agraphia in the Japanese language：Pure agraphia for Kanji due to left posteroinferior temporal lesions. *Brain* **112**：1549, 1989.
67) 杉下守弘，他：脳梁幹後半の切断例に認められた左手の失書．臨床神経 **15**：218, 1975.
68) Sugishita M, et al：Reading of ideograms and phonograms in Japanese patients after partial commissurotomy. *Neuropsychologia* **16**：417, 1978.
69) Sugishita M, et al：Electropalatographic analysis of apraxia of speech in a left hander and in a right hander. *Brain* **110**：1393, 1987.
70) 杉下守弘，他：WAB失語症検査（日本語版）作成委員会（代表・杉下守弘）：WAB失語症検査（日本語版）．医学書院，1986.
71) 杉下守弘：部分的脳梁損傷研究の現況．神経心理学 **4**：11, 1988.
72) 杉下守弘，他：しりとり課題を用いた機能的MRIによる言語優位半球の決定．認知神経科学 **2**：81, 2000.
73) 杉下守弘：純粋失読および失読－失書．*Clinical Neuroscience* **18**：1400-1403, 2000.
74) Trescher JH, Ford FR：Colloid cyst of the third ventricle. Report of a case：Operative removal with section of posterior half of corpus callosum. *Arch Neurol Psychiatry* **37**：959, 1937.
75) Vignolo LA：Modality-specific disorders of written language. In kertesz A(ed)：*Localization in*

Neuropsychology, Academic Press, New York, 1983, p. 357.
76) Warrington E, et al：The selective impairment of auditory verbal short-term memory. *Brain* **92**：885, 1969.
77) Warrington E, et al：The anatomical localization of selective impairment of auditory verbal short term memory. *Neuropsychologia* **9**：377, 1971.
78) Wernicke C：*Der Aphasische Symptomenkomplex*. Chon & Weigert, Breslau, 1874.
79) Wernicke C：Die neueren Arbeiten über Aphasie. *Fortschritte der Medizin* **3**：824, 1885, **4**：371, 463, 1886.
80) Wernicke C：Der Aphasische Symptomenkompelx. In Leyden EV, Klemperer F (eds)：*Die Deutsche Klinik am Eingange des zwanzigsten Jahrhunderts* VI/1, Urban & Schwarzenberg, Berlin, 1906, p. 487.
81) Wernicke C：The symptomcomplex of aphasia. In Church A (ed)：*Modern Clinical Medicine Diseases of the Nervous System*. Appleton, New York, 1908.
82) Zangwill OL：Speech and the minor hemisphere. *Acta Neurol Belg* **67**：1013, 1967.
83) Ziehl F：Ueber einen Fall von Worttaubheit und das Lichtheim'sche Krankheitsbild der subkorticalen sensorishen Aphasie. *D Zeitschr Nervenheilk* **8**：259, 1896.
84) Sugishita M, Takayama Y, Shiono T, Yoshikawa K, Takahashi Y：Functional magnetic resonance imaging (fMRI)during mental writing with phonograms. *Neuroreport* **7**：1917-1921, 1996.
85) Katanoda K, Yoshikawa K, Sugishita M：A functional MRI study on the neural substrates for writing. *Human Brain Mapping* **13**：34-42, 2001.

3 MRIでみる大脳の構造と失語症の局在

1. MRIと脳構造同定の方法論

　脳は三次元構造物であるが，MRIで呈示される画像は通常，水平断・冠状断・矢状断と二次元画像である．二次元画像から常に三次元の脳構造を類推することで，より明確に病巣部位を同定することができる．最近の画像処理ソフトの進歩により，三次元画像への再構成や，脳のある位置を水平断，冠状断，矢状断に投影することが可能になってきた．本項で示す脳の構造はこの手法により同定している．しかし，臨床の場でこの「再構成からの同定法」を用いることは困難であり，簡便法がある．

　ある断面で明確に同定できた脳溝を，隣接したスライス面に投影させて類推する方法である．しかし，脳溝は単純な走行をしているわけではないので，この方法が有効に働くためには，脳溝がどのような変異があるかを熟知しておく必要がある．

2. 脳の解剖学的知見とMRI同定のポイント

1）脳の分類

　国際的命名法では脳は前脳と脳幹，小脳に分けられる．脳幹とは延髄，橋，中脳を指すが，大脳核，間脳，中脳，橋，延髄を指す場合もある．

2）脳葉について

　脳葉の区分は人為的・操作的なものであるため，実際の例にあたっては曖昧さがでてくる．各

図1　脳溝；外側面

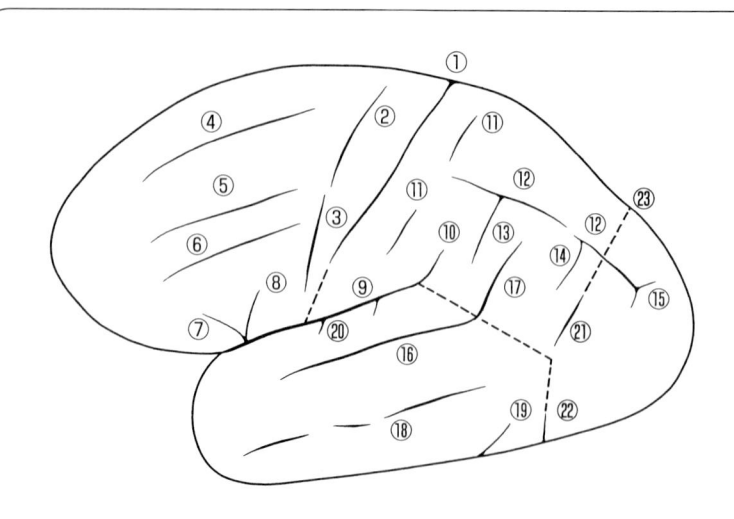

① 中心溝
② 中心前溝上方枝 ｝中心前溝
③ 中心前溝下方枝
④ 上前頭溝
⑤ 中前頭溝
⑥ 下前頭溝
⑦ 外側溝前枝
⑧ 外側溝上行枝 ｝外側溝
⑨ 外側溝後枝
⑩ 外側溝後枝の上行枝
⑪ 中心後溝
⑫ 頭頂間溝
⑬ 第1中間溝
⑭ 第2中間溝
⑮ 横後頭溝
⑯ 上側頭溝
⑰ 上側頭溝の上行枝
⑱ 下側頭溝
⑲ 後頭側頭溝
⑳ 横側頭溝
㉑ 前-後頭溝
㉒ 下後頭溝
㉓ 頭頂後頭溝

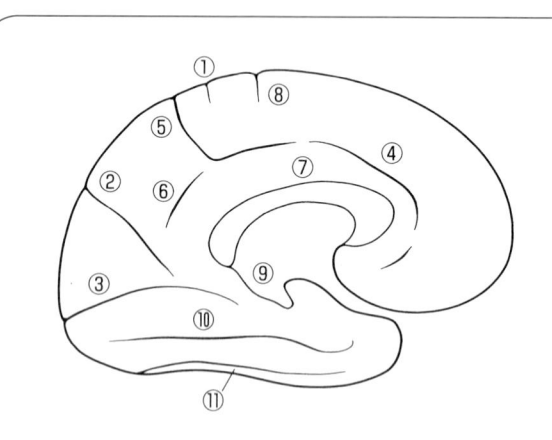

図2　脳溝；内側面

① 中心溝
② 頭頂後頭溝
③ 鳥距溝
④ 帯状溝
⑤ 帯状溝辺縁枝
⑥ 頭頂下溝
⑦ 脳梁溝
⑧ 内側中心前溝
⑨ 海馬溝
⑩ 側副溝
⑪ 後頭側頭溝

脳葉を境する境界線については，図1，2でそれぞれ確認していただきたい．

A．頭頂葉の境界

a．外側面

前方：中心溝．ただし，中心溝は外側溝に到達しないので，下方では境界が不明瞭である．

下前方：外側溝後枝．

　下後方：明瞭な脳溝による境界ではない．外側溝後枝と上側頭溝が後上方へ折れ曲がる角を結んで延長した線である．大脳表面での曲がりを同定するべきで，MRIでは表面に近い矢状断から判読できる．

　後方：頭頂後頭溝と前-後頭溝を結ぶ線．しかし，実際には前-後頭溝を画像上で同定することは困難なため，境は明瞭ではない．

b. 内側面

　前方：中心溝の半球内側面への延長線．内側面では中心溝はわずかに顔を覗かせる程度なのであくまでも仮想の延長線となる．

　後方：頭頂後頭溝．

　下方：帯状溝．この溝は3〜4片に分かれている．通常帯状溝の下方の帯状回は前頭葉・頭頂葉には含まれない．

B．後頭葉の境界

a. 外側面

　頭頂後頭溝，前-後頭溝，下後頭溝を結ぶ線．それぞれの脳溝は明瞭には連続していない．頭頂後頭溝の上限から下面にある後頭前切痕という小さな圧痕に引いた想像上の線とすることもある．後頭前切痕とは側頭・後頭葉の下面にみられるくぼみである．

b. 内側面

　頭頂後頭溝下端部と，下後頭溝もしくは後頭前切痕を結ぶ線．

c. 下面

　側頭葉との境界は明確に同定しがたい．

C．前頭葉，側頭葉の境界

　前頭葉，側頭葉の境界は頭頂葉，後頭葉の境界が理解できれば了解される．

3）脳溝について

　変異に富んでいることを理解することが重要である．画像上のすべての溝を同定しようとしても不可能である．明瞭に同定できる確実な溝を見つけることが肝要である．

　もし脳溝がまっすぐな線分であったなら，ある脳溝は，1つのスライス面で1つの切れ込みとして同定されるはずであるが，実際は重複や波打ちがあるため，1つのスライス面で複数の切れ込みとして同定されることもある（図4）．

A．中心前溝

　上前頭溝と水平断で鋭角ないし直角に交わることが多い．これは，脳溝同定上重要な指標である．中心前溝の半数は2片に分かれる．上方枝と下方枝とよぶ．上方枝と下方枝は，水平断で両者が見えるスライス面があり，特徴的なパターンを示すことが多い（図3）．外側溝の上行枝は島まで切り込んだ溝として水平断で同定されるが，それの1本もしくは2本後ろで島に達していない溝が中心前溝である可能性がある（図4）．下前頭溝と約半数で吻合し，矢状断で確認でき

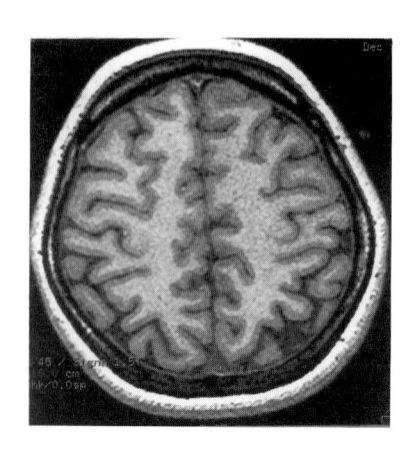

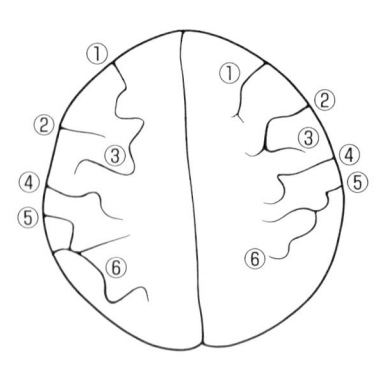

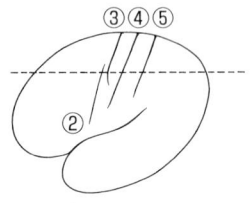

① 上前頭溝
② 中心前溝下方枝
③ 中心前溝上方枝
④ 中心溝
⑤ 中心後溝
⑥ 頭頂間溝

図3　中心前溝（1）
(1) 中心前溝上方枝は中心溝へ接近していくことが多い．そのため前方に中心前溝下方枝②，後方に脳表に達しない中心前溝上方枝③が並んで見られる．
(2) 中心後溝⑤と頭頂間溝⑥が吻合している．

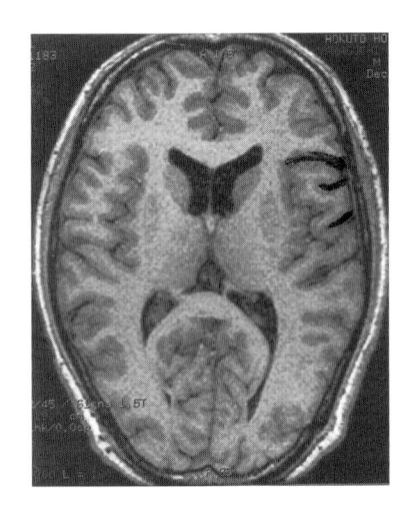

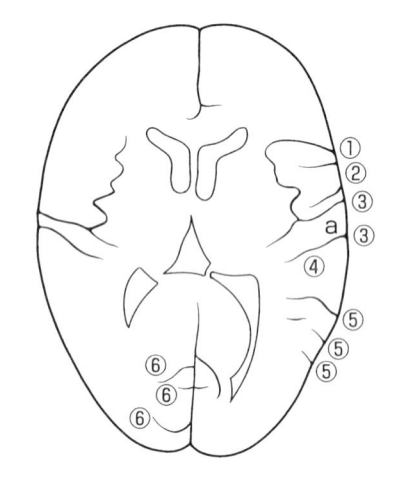

① 外側溝上行枝
② 中心前溝
③ 外側溝後枝
④ 第Ⅰ横側頭溝
⑤ 上側頭溝
⑥ 鳥距溝

図4　中心前溝（2）
(1) 島まで切り込む外側溝上行枝①の後方に中心前溝②があるが，これは矢状断より同定できた．
(2) 外側溝後枝③，上側頭溝⑤，鳥距溝⑥は波うっているため，同一スライスで何本も見られる．
(3) 第Ⅰ横側頭溝④の前方の脳回aがヘッシュル横回である．

ることが多い．それが同定の目安となる（図5）．

B．中心溝

　脳のオリエンテーションをつけるうえでもっとも重要な溝の1つである．1本の連続した溝であることが多い．中心前溝，中心溝，中心後溝の中でもっとも深い溝である．大脳上縁に到達するのは8割程度で，その場合も内側面へはわずかに顔を覗かせる程度である．下端は外側溝には到達しない（図5）．大脳外側面の前後1/2より少し後方に位置し，後上方より前下方に走る（図6）．中心前溝や中心後溝と吻合したとしても表面的にすぎない．

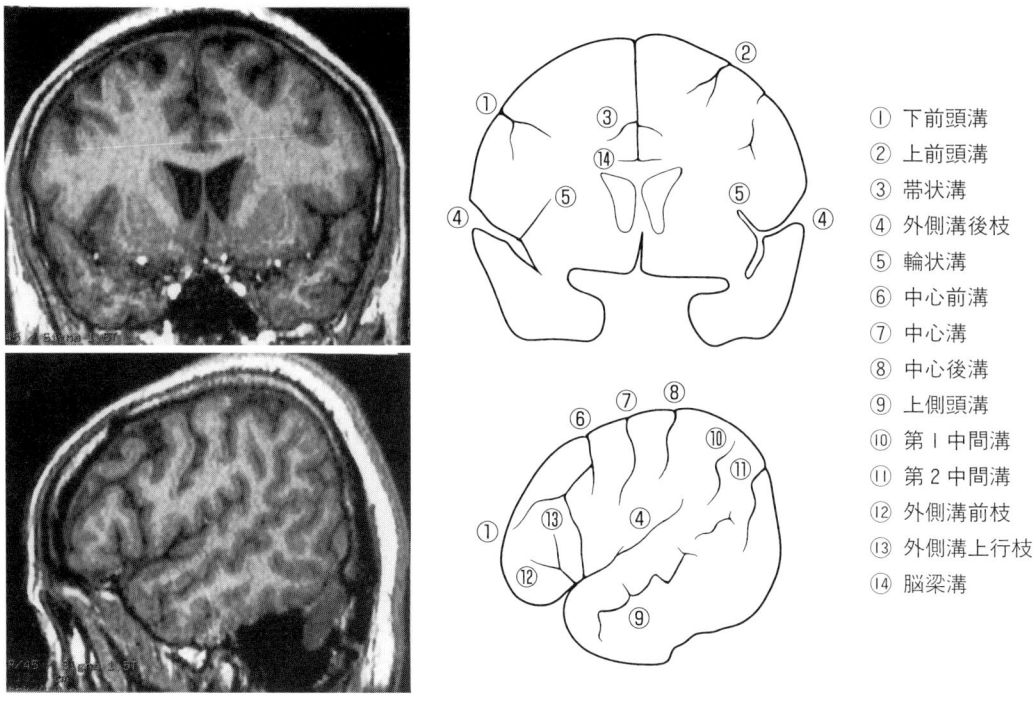

① 下前頭溝
② 上前頭溝
③ 帯状溝
④ 外側溝後枝
⑤ 輪状溝
⑥ 中心前溝
⑦ 中心溝
⑧ 中心後溝
⑨ 上側頭溝
⑩ 第1中間溝
⑪ 第2中間溝
⑫ 外側溝前枝
⑬ 外側溝上行枝
⑭ 脳梁溝

図5　中心前溝（3）

(1) 矢状断（下）で下前頭溝①と中心前溝⑥は吻合している．
(2) 中心溝⑦は外側溝後枝④に到達しない．
(3) 外側溝前枝⑫と上行枝⑬はY字型をなしている．
(4) 第1中間溝⑩と第2中間溝⑪が同定できる．

① 上前頭溝
② 中心前溝
③ 中心溝
④ 中心後溝
⑤ 頭頂間溝
⑥ 帯状溝辺縁枝

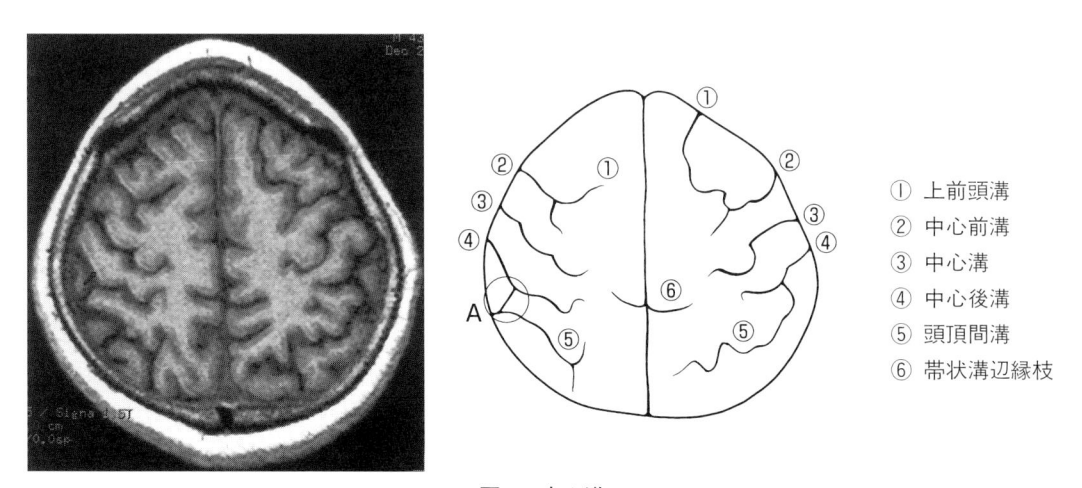

図6　中心溝

(1) この高さの水平断面の典型的なパターンを示している．Aのような吻合を示す時，頭頂間溝⑤は中心後溝④と表面でも吻合していることが多い．
(2) 帯状溝辺縁枝⑥の同定は，この断面のみからでは困難であった．

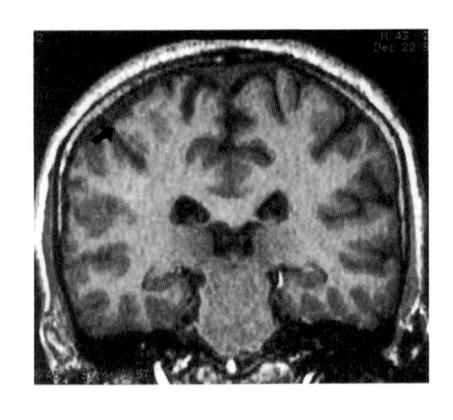

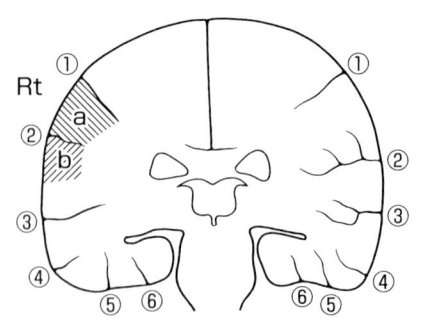

図7 中心後溝(1)

(1) 中心後溝①は水平断より同定されたが，冠状断のみからは困難である．
(2) 右側の外側溝後枝②は上行枝にあたる．矢状断より同定した．脳回aが縁上回前脚で，脳回bが縁上回後脚にあたる．
(3) 本例の側頭葉の脳溝はわかりやすいパターンを呈している．

① 中心後溝
② 外側溝後枝
③ 上側頭溝
④ 下側頭溝
⑤ 後頭側頭溝
⑥ 側副溝

C. 中心後溝

中心後溝が1本の場合は約4割で，2片に分かれる例が約半数，3片に分かれる例が約1割である．下端は間接的ではあるが，外側溝と吻合することがある．頭頂間溝と吻合することが多い（図3）．矢状断のみからの同定は困難である（図7）．水平断でどこから頭頂間溝に移行するのか同定困難な場合がある．

D. 上前頭溝

前頭葉前端から後方に向かって走る深い溝（図3，6）で，冠状断では上方から下方への切れ込みとして同定される（図5，8，10）．矢状断では判別しがたく，冠状断，水平断で同定できる．上前頭溝と中心前溝は完全吻合が多いが，中心前溝に到達しない例も見られる．

E. 中前頭溝

中前頭回に存在し欠如することはないが，断絶することが多い（図8）．脳回の区分には関係しない．

F. 下前頭溝

中前頭回と下前頭回の境界をなす．約半数は中心前溝と吻合している（図5，8，14，15）．

G. 外側溝

外側溝は重要な分枝が多い．分枝全体を含めて外側溝とよぶ．シルヴィウス裂とよばれることもある．

a. 外側溝前方枝

弁蓋の全厚を切戴する溝で，下前頭溝には達しない．単一例は2割，二分枝が3/4程度に見られる．二分枝ではV字型，逆ハの字型，Y字型がみられる．二分枝の場合，前枝と上行枝になる．このようなパターンを矢状断で同定できる場合が多い（図9）．

(1) 前枝

冠状断では側頭葉の先端が見える面で，水平に切れ込んだ溝として見られる（図8）．水平断

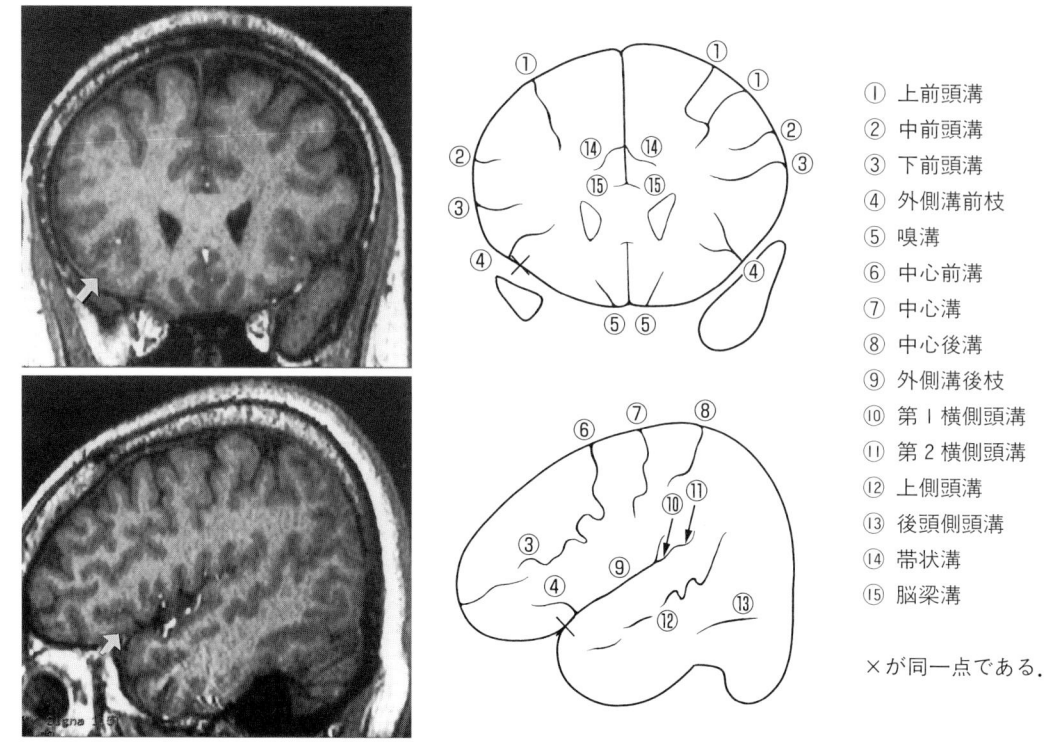

①　上前頭溝
②　中前頭溝
③　下前頭溝
④　外側溝前枝
⑤　嗅溝
⑥　中心前溝
⑦　中心溝
⑧　中心後溝
⑨　外側溝後枝
⑩　第1横側頭溝
⑪　第2横側頭溝
⑫　上側頭溝
⑬　後頭側頭溝
⑭　帯状溝
⑮　脳梁溝

×が同一点である．

図8　前頭溝

(1) 上前頭溝①は冠状断では上から切れこむ．そのため矢状断では同定しにくい．逆に下前頭溝③は水平に切れこむため，水平断では同定しにくい．
(2) 下前頭溝③と中心前溝⑥は吻合することが多く，矢状断で同定される．
(3) 外側溝前枝④は深く切れこんでいる．
(4) 第1横側頭溝⑩，第2横側頭溝⑪が同定できる．

では前方上行枝の前に"ふくろ"として見られることがある（図10）．

(2) 上行枝

水平断では島まで達する深い溝として同定される．上行枝の前方は下前頭回三角部にあたり，後方は下前頭回弁蓋部にあたる．ブローカ領との関連で重要な溝である（図4，10，14）．

b. 外側溝後枝

水平断では後方の深い切れ込みとしてみられる．走行は波打っているため，複数の切れ込みとしてみられることが多い．矢状断で同定することができる（図4，5，7，8，10，14，16，19）．

c. 外側溝後枝の上行枝（後方上行枝）

H. 頭頂間溝

前枝と後枝の2片に分かれている場合が約半数で，1本の溝の場合は3割である．後端は横後頭溝に移行する．水平断（図3，6，12，13）において，中心後溝と連続することが分かる場合も多い．中心前溝，中心溝，中心後溝の次にある溝として見られる場合もある．水平断では，深部の切れ込んだ部分では同定しやすいが，脳表での位置関係はつかみにくい．冠状断で同定しやすい（図11）．矢状断では同定困難である．頭頂間溝より上方が上頭頂小葉で，下方が下頭頂小

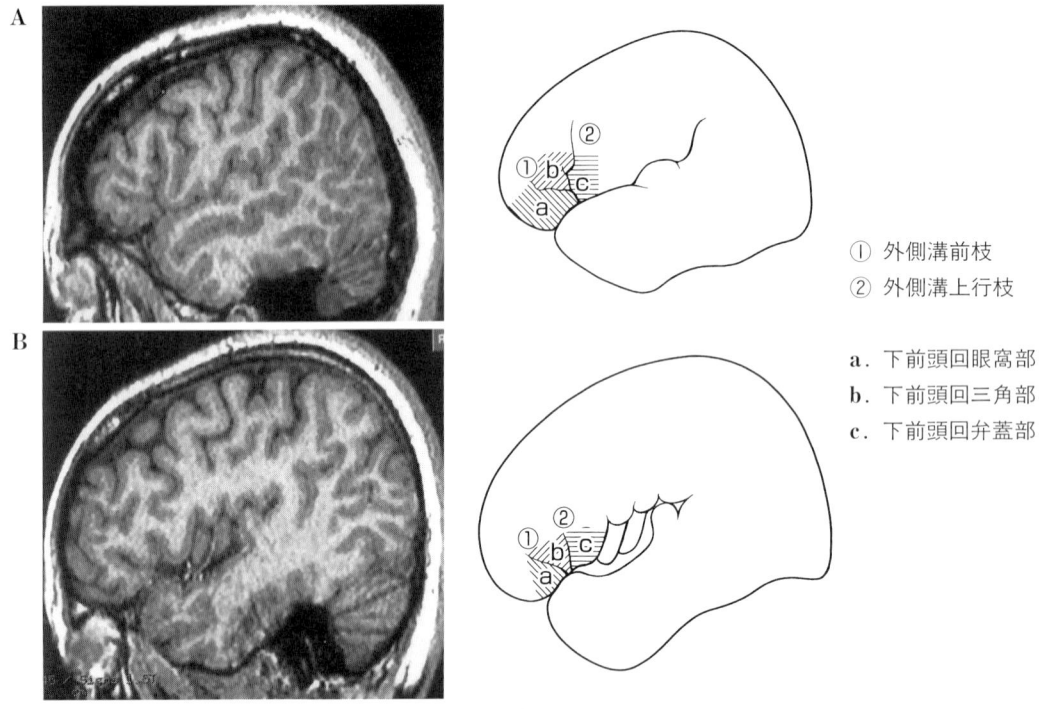

図9 外側溝前枝と上行枝のいろいろなパターン
AはY字型，BはV字型分枝をしている．

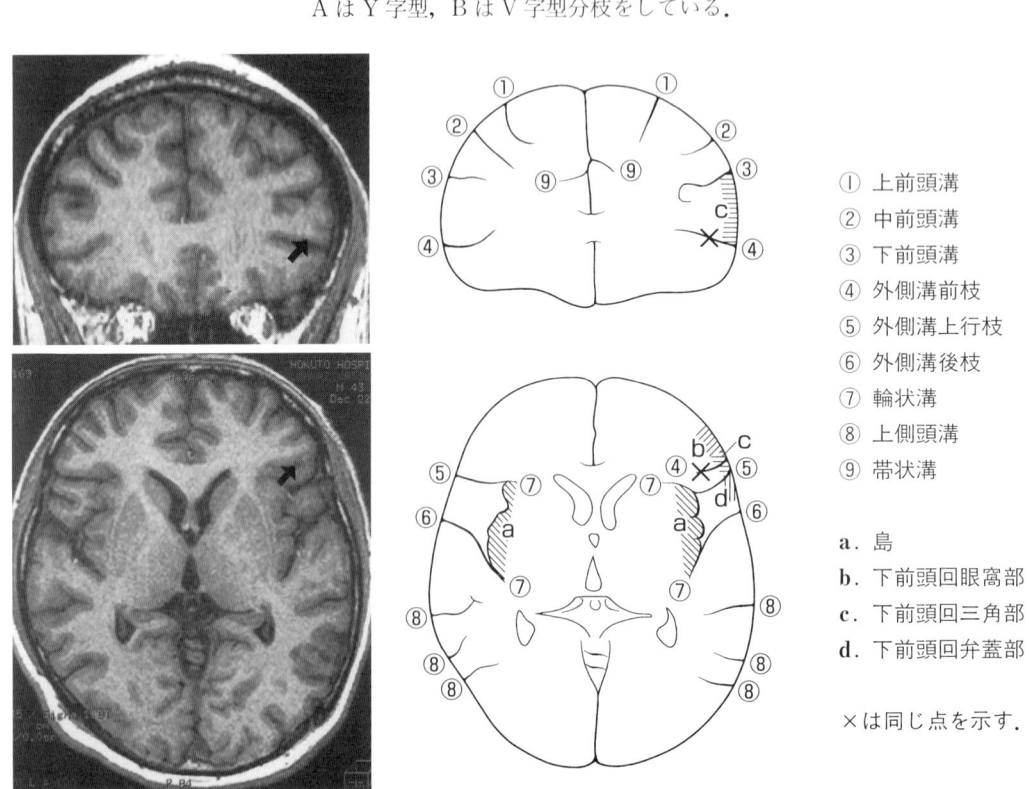

① 外側溝前枝
② 外側溝上行枝

a．下前頭回眼窩部
b．下前頭回三角部
c．下前頭回弁蓋部

① 上前頭溝
② 中前頭溝
③ 下前頭溝
④ 外側溝前枝
⑤ 外側溝上行枝
⑥ 外側溝後枝
⑦ 輪状溝
⑧ 上側頭溝
⑨ 帯状溝

a．島
b．下前頭回眼窩部
c．下前頭回三角部
d．下前頭回弁蓋部

×は同じ点を示す．

図10 外側溝前枝と上行枝

(1) スライスの高さによって外側溝前枝④が「ふくろ」として水平断に現れることがある．外側溝上行枝⑤は島に達する深い溝で，水平断でよく分かる．

(2) 水平断では，外側溝前枝④の前方bが眼窩部，④と外側溝上行枝⑤の間cが三角部，⑥の後方dが下前頭回弁蓋部である．

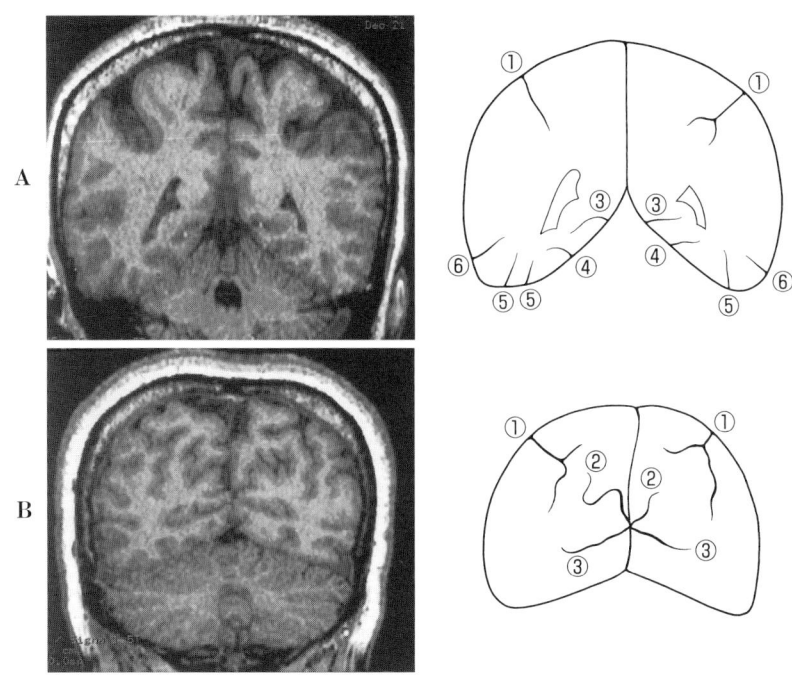

図11 頭頂間溝と頭頂後頭溝，鳥距溝
(1) 頭頂間溝①は冠状断で上からの切り込みとして見られる．
(2) Bに見られる頭頂後頭溝②と鳥距溝③のX字型は典型的である．

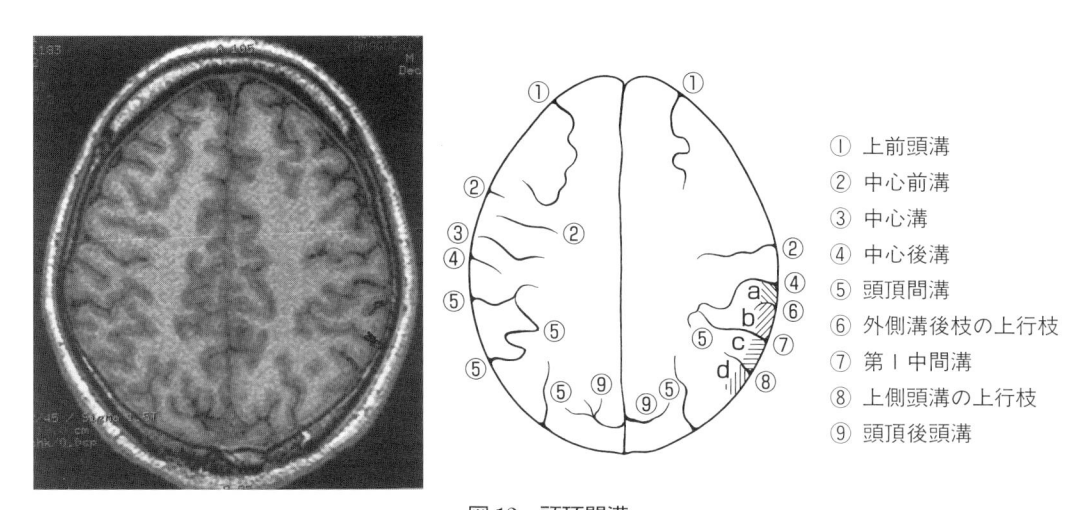

① 頭頂間溝
② 頭頂後頭溝
③ 鳥距溝
④ 側副溝
⑤ 後頭側頭溝
⑥ 下側頭溝

① 上前頭溝
② 中心前溝
③ 中心溝
④ 中心後溝
⑤ 頭頂間溝
⑥ 外側溝後枝の上行枝
⑦ 第1中間溝
⑧ 上側頭溝の上行枝
⑨ 頭頂後頭溝

図12 頭頂間溝
(1) この断面のみからでも頭頂間溝⑤は同定できるが，⑥⑦⑧の溝の同定は困難である．矢状断とあわせて同定した．
(2) 脳回aは縁上回前脚，脳回bは縁上回後脚，脳回cは角回前脚，脳回dは角回後脚である．

葉である．

I. 第1中間溝

約3/4の例に存在する．完全に独立した溝のこともあるが，頭頂間溝と吻合する場合が約4割

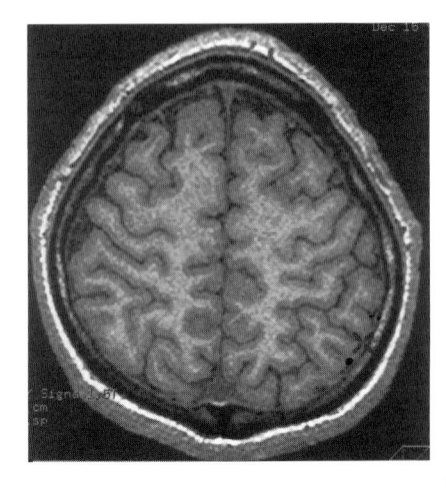

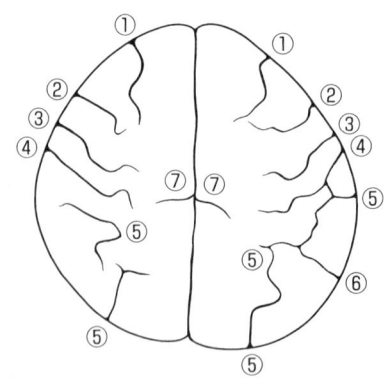

図13 第1中間溝

(1) 頭頂間溝⑤とT字型に分枝する第1中間溝⑥を認める．しかしこのパターンによる第1中間溝の同定の確度は高くない．
(2) 4本の溝②③④⑤が認められる例では，1本ずれると③を中心前溝と同定してしまうこともある．注意すべきである．
(3) 帯状溝辺縁枝⑦は中心溝③と中心後溝④の間に位置する．前後していくつもの溝があり，水平断のみでは同意困難なことも多い．通常もっとも深く，溝としての幅の広いのがそれである．むしろCTでの方が同定しやすい溝である．

① 上前頭溝
② 中心前溝
③ 中心溝
④ 中心後溝
⑤ 頭頂間溝
⑥ 第1中間溝
⑦ 帯状溝辺縁枝

である．水平断では脳表からの切れ込みとして見られるが，それと確実に同定することは矢状断を参照しないと困難である（図5）．第1中間溝の前方が縁上回で後方が角回である．

J．第2中間溝

完全独立溝の場合もあり，頭頂間溝と吻合することもある．

K．上側頭溝

1本の場合は約1/4で数本に分かれていることが多い．冠状断で同定されやすい（図7，17，19）．水平断では外側溝とだいたい同じ角度で切れ込み，外側溝の1本後方にあたること多いが，走行を追えないこともしばしばである（図14）．上側頭溝の同定は水平断からは困難なことも多く，冠状断と矢状断からおさえていく必要がある．水平断では，外側溝の後方で上側頭溝の前方の外側面が上側頭回にあたる．

L．下側頭溝

ここではPNAの名称に従う．2～5本の短い溝に分かれることが多い．上側頭溝や後頭側頭溝と吻合することも多い．冠状断で同定できる場合が多い（図11，15，19）．矢状断ではかなり外側でスライスされた面で同定できる（図14，15，18）．

M．横側頭溝

上側頭回の背側面の中央あるいはやや後方で前外方から後内方に向かって斜走する1～数本の溝である．1本以上なら前から第1，第2横側頭溝と名づける（図15，16，17）．

N．帯状溝

1本の連続する溝の場合もあるが，2～3片に分かれることがしばしばである（図5，6，8，

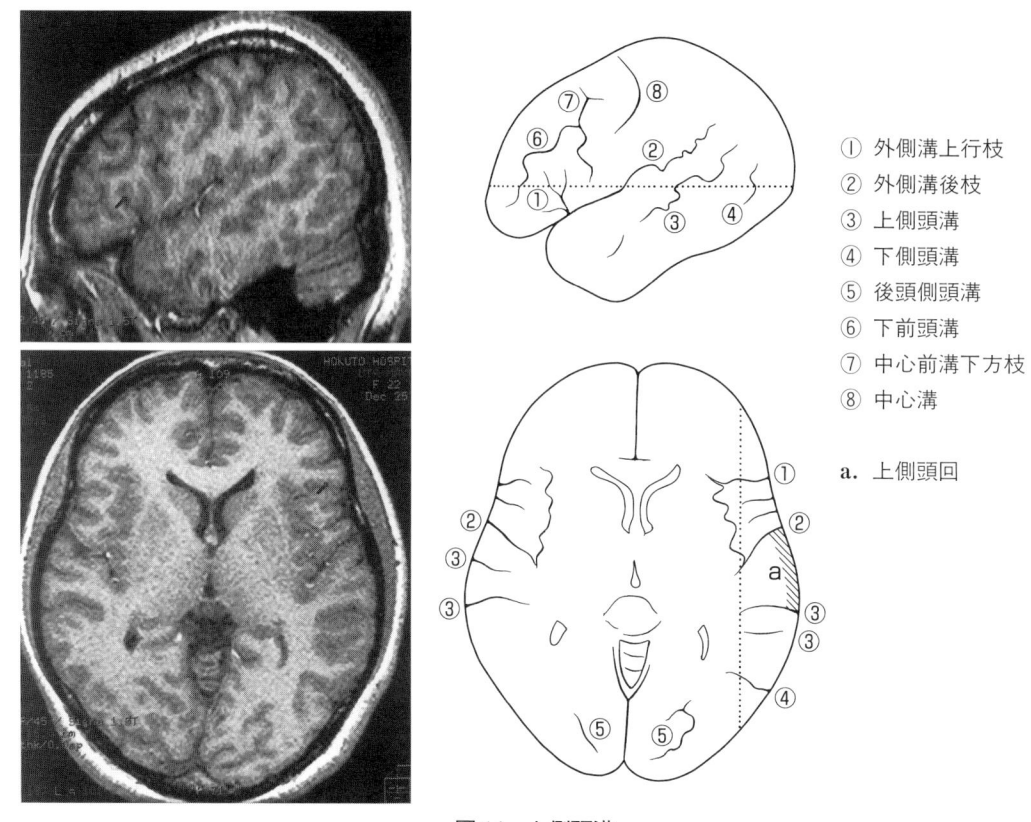

① 外側溝上行枝
② 外側溝後枝
③ 上側頭溝
④ 下側頭溝
⑤ 後頭側頭溝
⑥ 下前頭溝
⑦ 中心前溝下方枝
⑧ 中心溝

a. 上側頭回

図14 上側頭溝

(1) 破線は矢状断，水平断の切断線を示している．両者を比べることで溝の同定が深まる．上側頭溝③は波うつため，コマの切り込みとしてみられる．
(2) 下前頭溝⑥と中心前溝下方枝⑦の吻合を矢状断で認める．
(3) 外側溝後枝②の1本後ろに上側頭溝③の見られることが多い．

10，16，17）．帯状溝の下方が帯状回である．

O. 帯状溝辺縁枝

水平断でみると，大脳縦裂に直角に交わり，これを横切る左右の短い溝として見られる．中心溝と中心後溝の間に入りこむことが多く，有用な指標であるが絶対的なものではない（図6，13，17）．約1割でこの溝は見出されない．

P. 頭頂下溝

帯状溝を後方へ延長した部位に見られるが，帯状溝とは離断されて存在する（図17）．

Q. 脳梁溝

脳梁吻の下面から脳梁の背側面に沿って走り，脳梁膨大から側頭葉内側面の海馬溝へと続いていく（図5，8，17）．

R. 頭頂後頭溝

内側面での頭頂葉と後頭葉の境界である．とぎれずに1本の溝として鳥距溝から大脳上縁に到達する例が多いが，重複例もある．内側面の発達はよいが，外側面では1～2cmしか見えない

44　第1章　言語訓練の基礎

① 第1横側頭溝
② 上側頭溝
③ 下側頭溝
④ 下前頭溝
⑤ 中心前溝下方枝
⑥ 中心前溝上方枝
⑦ 中心溝
⑧ 中心後溝

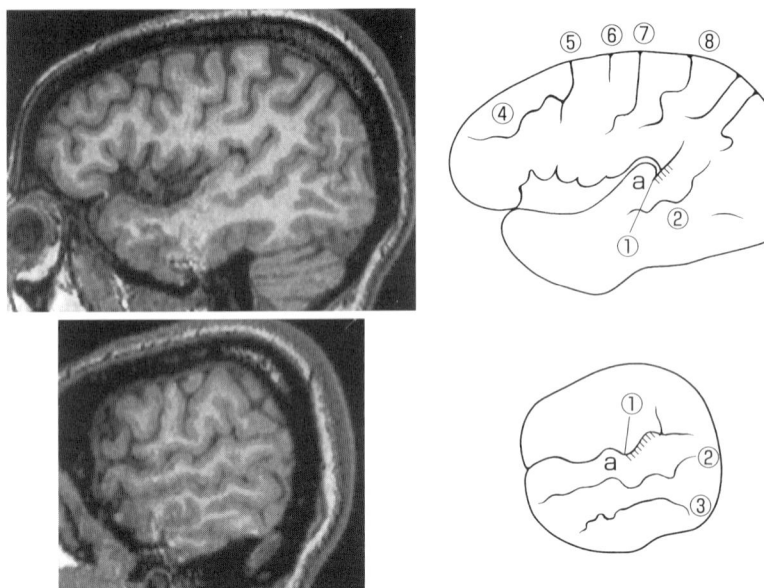

図15　下側頭溝と横側頭溝
(1) 第1横側頭溝①は矢状断で同定できる．外に向かうにつれ，前方に移っていく．
(2) 脳回 a が第1横側頭回（ヘッシュル横回）である．側頭平面は第1横側頭溝より後方で，外側溝後枝の後方への屈曲点より前方である．斜線で示した部位である．

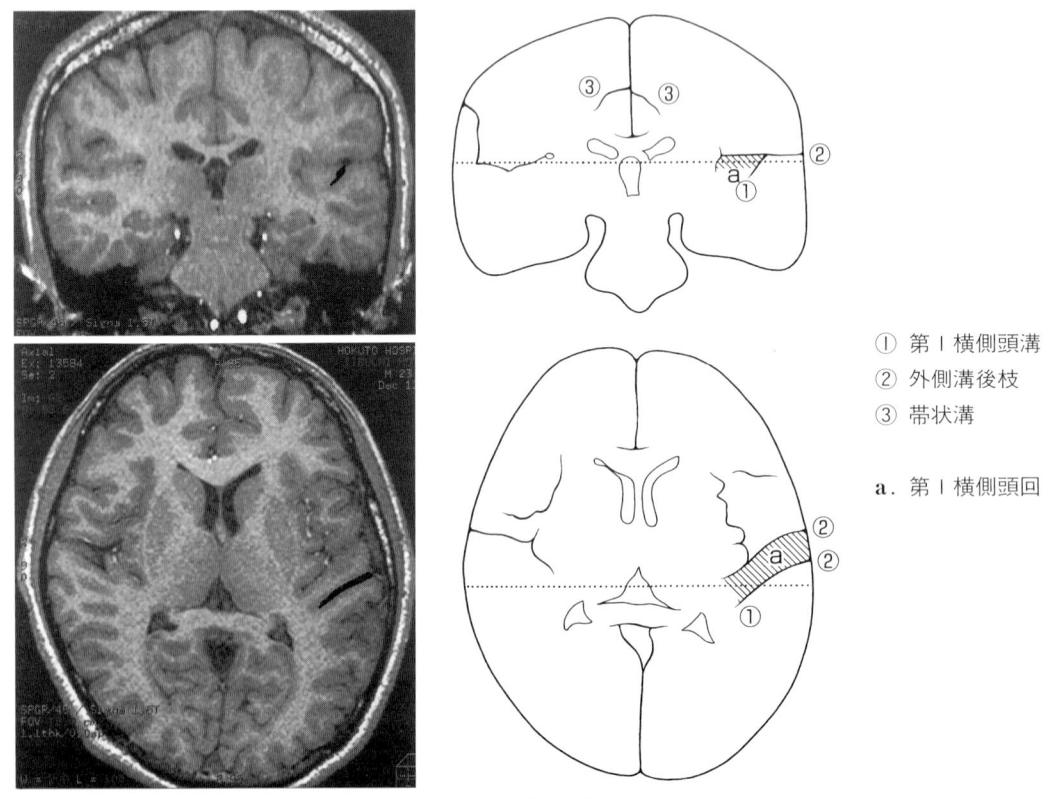

① 第1横側頭溝
② 外側溝後枝
③ 帯状溝

a. 第1横側頭回

図16　横側頭溝
(1) 第1横側頭溝①は前外方から後内方へ走行している．
(2) 外側溝の切れ込みと第1横側頭溝①は水平断でほぼ並行に走る．
(3) 外側溝後枝②の奥に側頭葉上面が隠れており，その上面に横側頭溝①が走り，横側頭回 a がある．

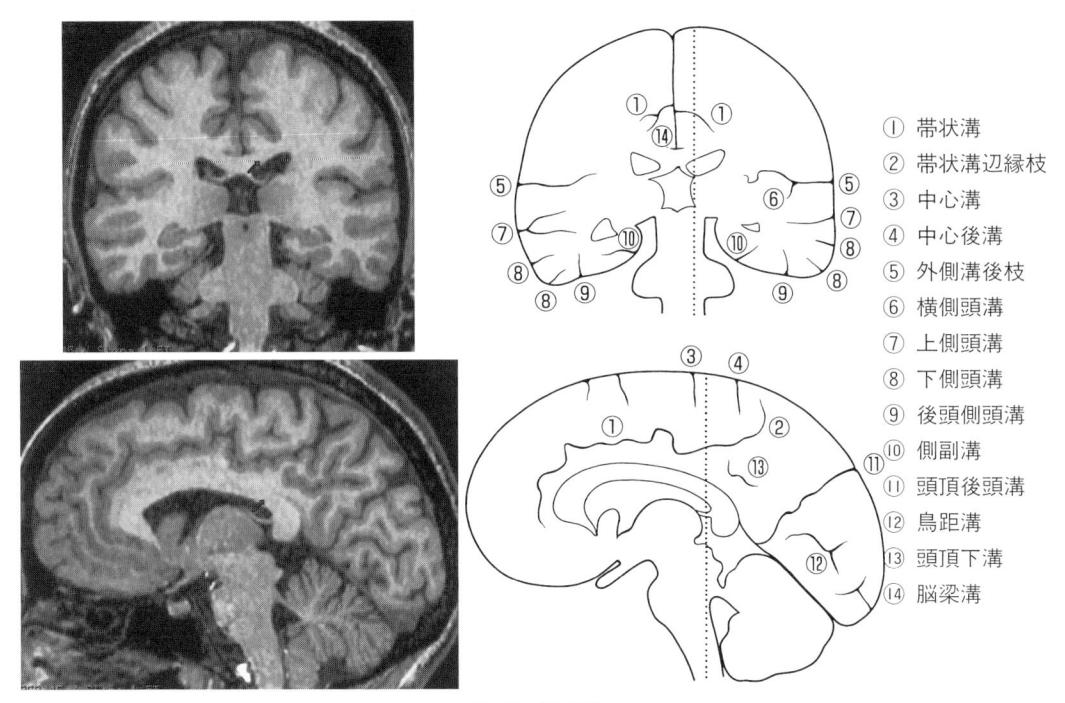

図 17 帯状溝

① 帯状溝
② 帯状溝辺縁枝
③ 中心溝
④ 中心後溝
⑤ 外側溝後枝
⑥ 横側頭溝
⑦ 上側頭溝
⑧ 下側頭溝
⑨ 後頭側頭溝
⑩ 側副溝
⑪ 頭頂後頭溝
⑫ 鳥距溝
⑬ 頭頂下溝
⑭ 脳梁溝

(1) 帯状溝①は冠状断で八の字型に見える．後方にいくと頭頂下溝⑬と冠状断のみからは判別困難である．矢状断が役立つ．
(2) 帯状溝辺縁枝②は中心溝③と中心後溝④の間に入ってくることも多いが，本例では中心後溝④の後方に位置している．

(図17)．水平断では逆ハの字形の深い溝として認められる．冠状断では大脳縦裂から斜め上方に切れこむ溝である（図11, 19）．

S．鳥距溝

後端は分枝することがある（図17）．その冠状断では上方に位置する頭頂後頭溝とでちょうどXに交叉するように見える（図11）．前方で頭頂後頭溝と吻合することが多い（図19）．吻合してよりの前方も鳥距溝である．水平断では波うっているため，複数の切れこみとして見られる（図4）．

T．後頭側頭溝

側頭葉，後頭葉の下面にみられ，多くは2～3片に分かれている．側副溝や下側頭溝と吻合することがある（図7, 8, 11, 17）．

U．側副溝

後頭側頭溝と1割程度で吻合する．側副溝の後端は時に鳥距溝と吻合する（図7, 11, 17～20）．

V．後頭葉外側面の溝

変異が多く個々の同定は実際には困難である．

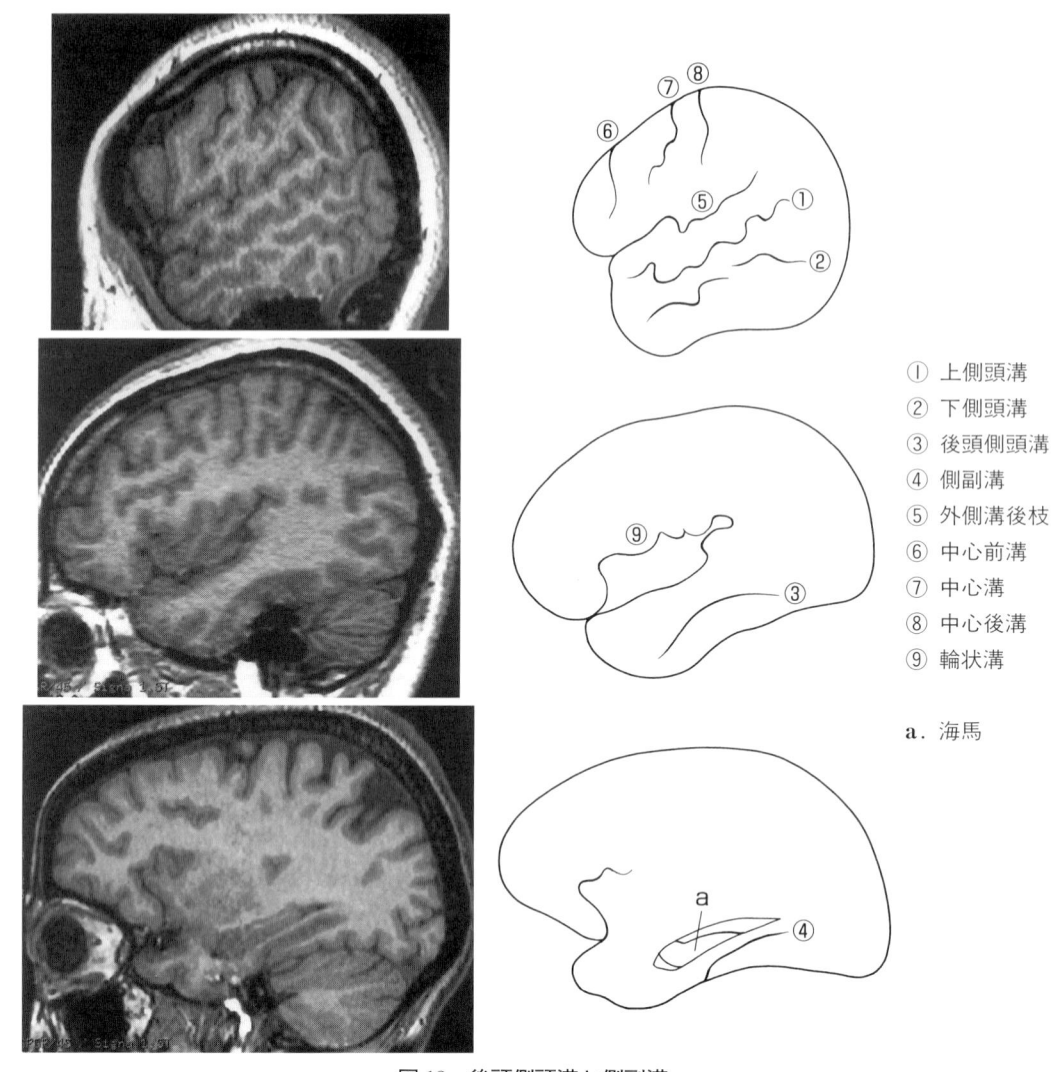

図18 後頭側頭溝と側副溝

① 上側頭溝
② 下側頭溝
③ 後頭側頭溝
④ 側副溝
⑤ 外側溝後枝
⑥ 中心前溝
⑦ 中心溝
⑧ 中心後溝
⑨ 輪状溝

a．海馬

矢状断の外よりの面で上側頭溝①の下方に下側頭溝②が同定できる．その内側にいき，上側頭溝①が見えなくなる断面で，底面に近く後頭側頭溝③が出てくる．それより内側で海馬が見える断面で，海馬の下に見えるのが側副溝④である．

W．輪状溝

島を取り囲む溝である（図5，10，18）．

［付1］表1に脳溝・脳回の解剖学的用語の変遷を示している．名称を整理して理解することは文献を読む際に重要である．ここでは原則PNAの命名法に従っている．

4）脳回について

病巣を同定する際にもっともよく用いられる単位である．脳回の名称も歴史的に変更されてき

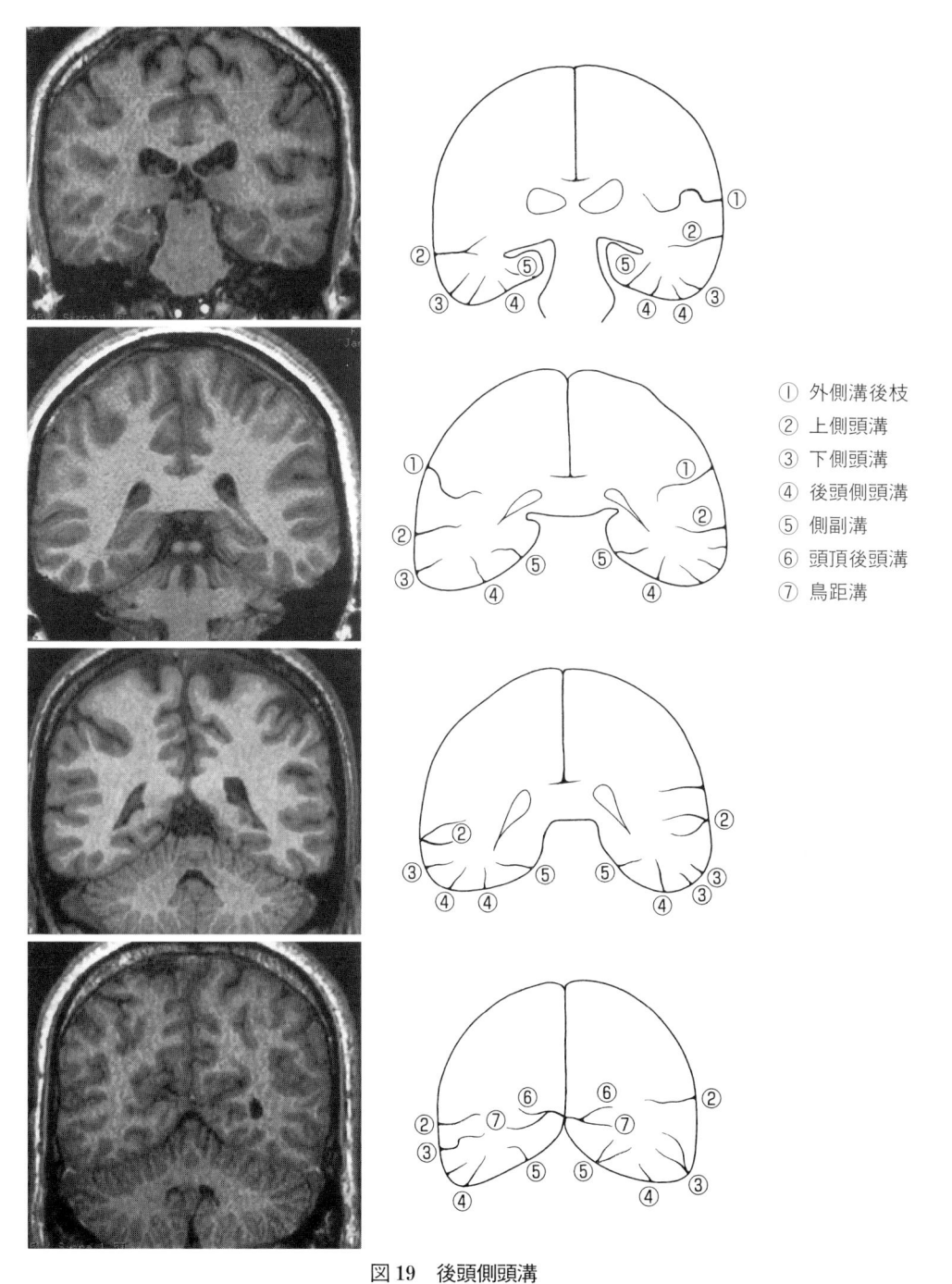

3. MRI でみる大脳の構造と失語症の局在　47

① 外側溝後枝
② 上側頭溝
③ 下側頭溝
④ 後頭側頭溝
⑤ 側副溝
⑥ 頭頂後頭溝
⑦ 鳥距溝

図19　後頭側頭溝
側頭葉の底面は冠状断で同定できることも多いが，溝は分枝，重複があるため困難な場合も多い．

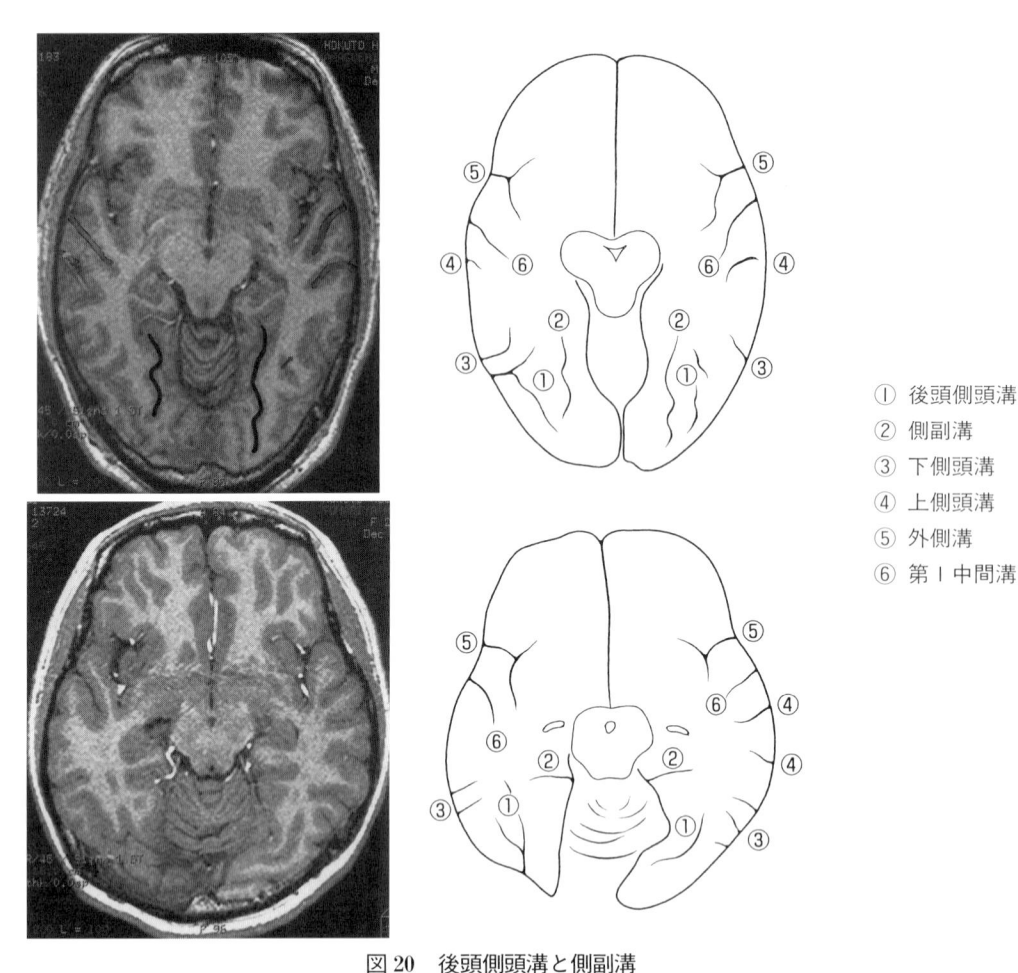

図20 後頭側頭溝と側副溝
底面の水平断をいくつか示した．症例ごとに変異に富んでいることが分かる．

① 後頭側頭溝
② 側副溝
③ 下側頭溝
④ 上側頭溝
⑤ 外側溝
⑥ 第Ⅰ中間溝

た部位があり，神経心理学の過去の文献を読む際に知っている必要がある．図21, 22に脳回の区分を示した．脳回の同定は脳溝が鍵になる．

A．中心前回
中心前溝と中心溝な間の脳回．中心前回と1次運動野であるブロードマン4野は，重なるが一致しない．4野は逆三角形をしている（図3, 5, 6, 8, 12, 13）．

B．中心後回
中心溝と中心後溝の間の脳回．中心前回と中心後回の水平断での厚さは2：1程度であり，これも脳回同定の一助になる（図3〜8, 12, 13）．

C．上前頭回
上前頭溝の上方で外側面にあたる脳回で，第1前頭回ともいう（図3, 6, 8, 10, 12, 13）．

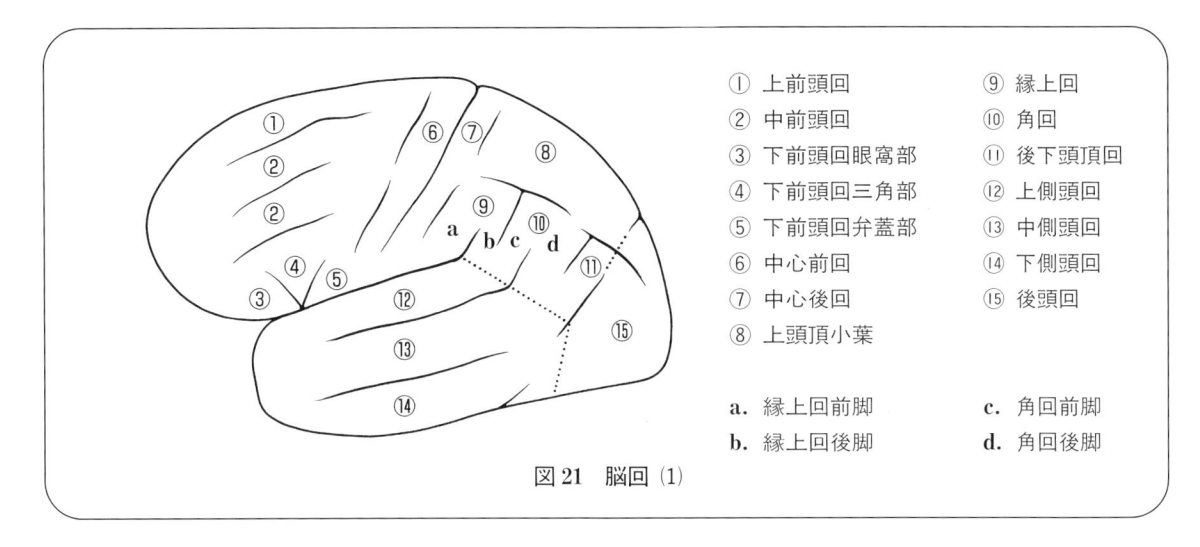

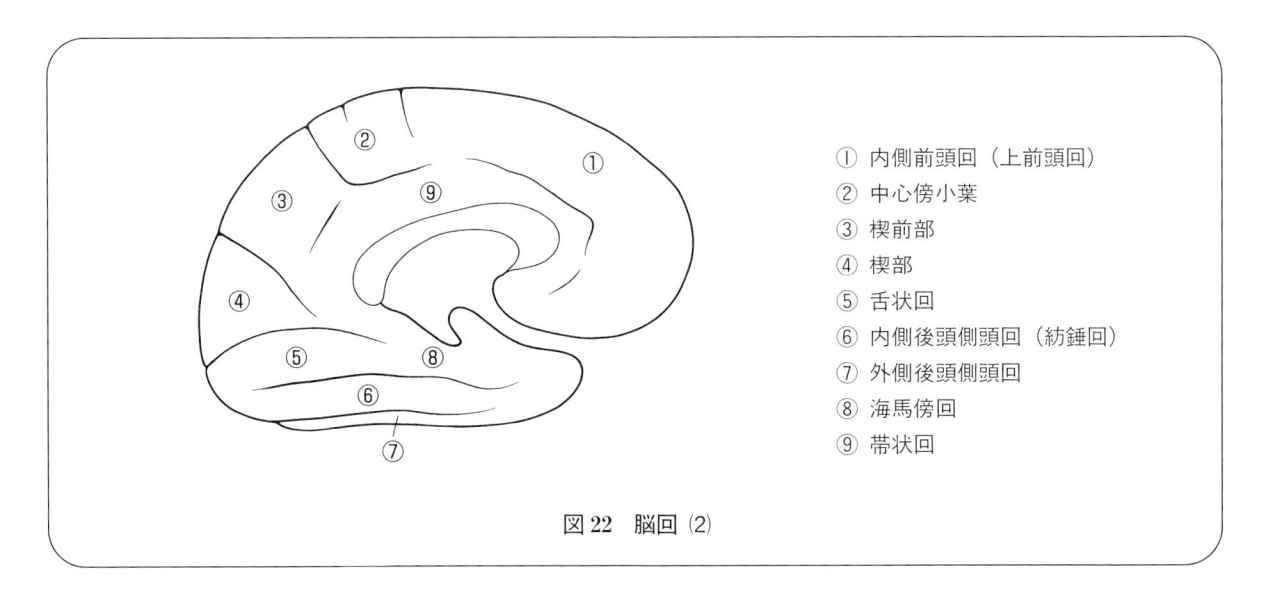

①　上前頭回　　　　　　⑨　縁上回
②　中前頭回　　　　　　⑩　角回
③　下前頭回眼窩部　　　⑪　後下頭頂回
④　下前頭回三角部　　　⑫　上側頭回
⑤　下前頭回弁蓋部　　　⑬　中側頭回
⑥　中心前回　　　　　　⑭　下側頭回
⑦　中心後回　　　　　　⑮　後頭回
⑧　上頭頂小葉

a．縁上回前脚　　　c．角回前脚
b．縁上回後脚　　　d．角回後脚

図21　脳回（1）

①　内側前頭回（上前頭回）
②　中心傍小葉
③　楔前部
④　楔部
⑤　舌状回
⑥　内側後頭側頭回（紡錘回）
⑦　外側後頭側頭回
⑧　海馬傍回
⑨　帯状回

図22　脳回（2）

D．中前頭回

上前頭溝と下前頭溝の間の脳回で，第2前頭回ともいう．中前頭回脚部とは中心前溝に接する領域である．中前頭回上に中前頭溝がある（図3，5，6，8，10，12〜14）．

E．下前頭回

下前頭溝の下方の脳回で，第3前頭回ともいう．ブローカ領との関連で重要である．外側溝前枝より前方が眼窩部，外側溝前枝と外側溝上行枝に挟まれた領域が三角部，外側溝上行枝より後方が弁蓋部である（図4，5，8〜10，14）．

F．中心傍小葉

内側中心前溝と帯状溝辺縁枝で囲まれた領域．前2/3は外側面では中心前回へ，後ろ1/3は中心後回に移行する（図17）．

表1 脳溝・脳回の解剖学用語の変遷

BNA(1895)	JNA(1935)	PNA(1955)
外側溝	外側溝	外側溝
上側頭溝	上側頭溝	上側頭溝
中側頭溝	中側頭溝	下側頭溝
下側頭溝	下側頭溝	後頭側頭溝
側副溝	側副溝	側副溝
上側頭回	上側頭回	上側頭回
中側頭回	中側頭回	中側頭回
下側頭回	下側頭回	下側頭回
		外側後頭側頭回
紡錘回	外側後頭側頭回	内側後頭側頭回
舌状回	内側後頭側頭回	舌状回
海馬回	海馬回	海馬傍回

G. 内側前頭回

帯状溝の背側で上前頭回の内側延長部．上前頭回と記載しているテキストもある（図17）．

H. 帯状回

帯状溝および頭頂下溝と脳梁溝との間の脳回（図17）．

I. 上頭頂小葉

中心後溝と頭頂間溝によって分けられる頭頂葉の上半分（図6, 12）．

J. 下頭頂小葉

中心後溝と頭頂間溝によって分けられる頭頂葉の下半分．第1中間溝の前方の縁上回と後方の角回からなる．第2中間溝があればその後方は後下頭頂回である．その際は，縁上回＋角回＋後下頭頂回が下頭頂小葉に相当する（図6, 12, 13）．

K. 縁上回

頭頂葉に属し，外側溝後枝の上行枝を囲む部分．後方上行枝の前方を前脚，後方を後脚という（図7, 13, 21）．ブロードマン40野で頭頂連合野に相当する．縁上回の深部白質は弓状束がもっとも密に走る部位である（図5〜7, 12, 13）．

L. 角回

頭頂葉に属し，上側頭溝の上行枝を囲む部分．上行枝の前方を前脚，後方を後脚という（図12, 21）．ブロードマン39野に相当する．縁上回と角回の境は第1中間溝である（図5, 6, 12, 13）．

M. 後下頭頂回

第2中間溝がある時，第2中間溝の後方に位置する脳回である．下頭頂小葉の一部である．

N．内側後頭側頭回（紡錘回）

前半分は側頭葉に後半分は後頭葉に属する．神経心理学の領域では紡錘回と記載されていることが多いが，PNA では紡錘回という名称は採用されていない（図 7, 11, 20）．

O．外側後頭側頭回

後頭側頭溝の外側で，脳の下面に位置する部位．PNA では下側頭回とは脳溝の境なく移行することに留意すべきである．名称の変遷のあった部位である（図 7, 11, 20）．

P．舌状回

肉眼解剖的には海馬傍回と一続きの脳回で，海馬傍回の後方に位置する．側副溝の後半部と鳥距溝の間にあたる．中央部に浅い脳溝が存在することがある（図 11, 17, 19, 20）．

Q．海馬傍回

側副溝の前半部と海馬溝の間にある脳回（図 11, 17～19）．

R．上側頭回

上側頭溝の上方の脳回で，第 1 側頭回ともよばれる．水平断では外側溝より後方で上側頭溝の前方として同定される（図 5, 7, 8, 14, 15, 17～19）．

S．中側頭回

上側頭溝と下側頭溝の間の脳回で，第 2 側頭回ともよばれる（図 5, 7, 14, 15, 17～19）．

T．下側頭回

下側頭溝と後頭側頭溝の間で，大脳外側面にあたる領域をいう．

［付 2］下側頭回，外側後頭側頭回，内側後頭側頭回などは解剖用語で変遷のあったところである（図 7, 14, 15, 17～19）．

U．横側頭回

第 1 横側頭溝と第 2 横側頭溝の間を第 1 横側頭回，その後ろを第 2 横側頭回という．この脳回を水平断から同定することは困難な場合も多い．矢状断から同定することが可能で，「こぶ」が横側頭回に相当する．

ヘッシュル横回とは第 1 横側頭回のことでブロードマン 41 野に相当する（図 4, 15～17）．

V．楔部

頭頂後頭溝と鳥距溝に囲まれた部分．頭頂後頭溝の後方に位置する（図 11, 17）．

W．楔前部

帯状溝辺縁枝，頭頂後頭溝，頭頂下溝にはさまれた領域．頭頂後頭溝の前方に位置する（図 17）．

X．島

外側溝の底をなす．輪状溝によって囲まれる（図 5, 10, 18）．

3. 失語症関連症候の局在

以下に失語症関連症候の局在につき述べる．

A．ブローカ失語を生ずる部位

Broca は左第 2 および第 3 前頭回後半とし，Dejerine は左第 3 前頭回弁蓋部とこれに隣接する第 3 前頭回三角部，そしてたぶん左島前部としている．一方，大きな被殻出血でもブローカ失語が生じることが知られている．

ブローカ領であるが，左下前頭回後方 1/3 の弁蓋部とする説があるが，広義のブローカ領域として左下前頭回弁蓋部，三角部，中心前回下端部，さらに時には第 2 前頭回後端部を加えた皮質領域が含まれる．

B．ウェルニッケ失語を生ずる部位

Wernicke は左上側頭回と述べ，Dejerine は左上側頭回と左中側頭回の後部としている．Benson と Geschwind は左側頭葉後上部，左縁上回弁蓋部，左島後部を挙げている．ブローカ失語と同じく広めの病巣が典型例の出現には必要である．

ウェルニッケ領の狭義の定義は，左上側頭回後方 1/3 という説がある．Marie は左縁上回，角回，上および中側頭回脚部と考え，Dejerine は左上側頭回後半部の全域と中側頭回の一部としている．ウェルニッケ領の同定には側脳室体部近くまで深く分け入る外側溝後枝が指標になる．

C．伝導失語を生ずる部位

Benson と Geschwind は左弓状束を重視している．弓状束は縁上回の深部でもっとも稠密な束として走行する．同部位の限局性損傷例による伝導失語症候が報告されている．

D．超皮質性運動失語

Rubens は超皮質性運動失語の病巣を左補足運動野に求めている．

E．超皮質性感覚失語

左側頭-後頭移行部，側頭葉，頭頂葉などが責任病巣とされてきた．本邦では左前頭葉損傷による超皮質性感覚失語が報告されている．

F．超皮質性混合失語

傍シルヴィウス領域の外側に位置する前頭-頭頂-側頭領域の損傷で言語野が孤立して生ずるとの説が受け入れられている．

G．健忘失語

左角回，もしくは左側頭葉基部の損傷例が示されている．

H．失読失書

左角回の損傷により生ずると報告されている．

I．全失語

左の外側溝を取りまく前頭葉，頭頂葉，側頭葉の広範な損傷により生ず．

J．純粋語啞

Dejerine は左下前頭回後部から中心溝にかけての皮質下損傷を，Ladame は左第 3 前頭回脚

部と中心前回下半部を，Lecours は左中心前回下半部の皮質-皮質下損傷を責任病巣としている．

K．純粋語聾

　左上側頭回の皮質下を中心とする損傷により生ずるという報告や，両側の側頭葉皮質-皮質下損傷により生ずるとの報告が見られる．

L．純粋失読

　Geschwind は，左後頭葉の損傷により右半盲が起こり右視野の視覚情報が言語野に届かず，左視野の言語情報は，脳梁後部損傷のため左半球の言語野に到達しないために生ずるとした．脳梁放線の損傷でも同様の結果になる．一方，左角回への情報の流れが重視され，角回の深部白質病変でも純粋失読が生ずるとの報告も見られる．

M．純粋失書

　従来，左中前頭回脚部が Exner の書字中枢として知られてきたが，限局性血管障害による例は多くない．また，左頭頂葉損傷による純粋失書の例も報告され，左頭頂間溝の周辺を重視する報告がみられる．

文　献

1) 日本解剖学会編：新旧対照解剖学名集覧，南山堂，1979．
2) 久留　裕，他訳：CT 診断のための脳解剖と機能系，医学書院，1986．
3) 小宅　洋訳：中枢神経図譜，西村書店，1981．
4) 嶋井和世監訳：カーペンター神経解剖学，広川書店，1987．
5) 平沢　興，他：解剖学 2，金原出版，1977．
6) 半田　肇監訳，花北順哉訳：神経局在診断―その解剖，生理，臨床，文光堂，1982．
7) 山鳥　重，他編：神経心理学と画像診断，朝倉書店，1988．
8) 水野昇，他訳：図説　中枢神経系，医学書院，1991．
9) 山鳥　重：神経心理学入門，医学書院，1985．
10) 杉下守弘：右脳と左脳の対話，青土社，1983．
11) 北海道帝國大学医学部解剖学教室研究報告，第 4 号，1938．

4 言語訓練と統計手法

　言語訓練に携わる臨床，および言語療法や神経心理学の研究において有用な統計手法について分かりやすく解説する．はじめに，基本的な統計的仮説検定法を体得できるように，実際的な例を用いながら適用法を解説する．数式になじみがない読者は，例をとおして手法の使い方を理解すればよい．次に，言語訓練により訓練効果あるいは般化がみられたか否かを検定するためのより高度な方法を紹介する．なお，統計手法の基礎となる統計学上の概念については，参考文献にあげた統計学の入門書[1]などを適宜参照していただきたい．

1　仮説検定のための統計手法

　言語訓練の効果をみるための方法を中心に，臨床および研究に有用な仮説検定法について述べる．

1. 独立性の検定

> **例1　病巣部位と書字能力の関連性**
> 　病巣部位の異なる3つの患者群の間に書字能力の差異があるか否かを調べるために，ある課題を課したところ，書字能力が保たれているものと低下しているものの人数は，**表1**のとおりであった．患者の病巣部位と課題の能力に関連があるといえるかについて有意水準0.05で検定せよ．

表1　例1における分割表（観測度数）

	前頭葉	側頭葉	後頭葉	計
保持	10	6	12	28
低下	4	14	7	25
計	14	20	19	53

表2　例1における分割表（理論度数）

	前頭葉	側頭葉	後頭葉	計
保持	7.40	10.57	10.04	28.00
低下	6.60	9.43	8.96	25.00
計	14.00	20.00	19.00	53.00

[検定手順]

① 仮説の設定

帰無仮説は「患者の書字能力は病巣部位による差がない」である．対立仮説は「ある病巣部位では書字能力が異なる」である．帰無仮説に対応するモデルとして「病巣部位と書字能力は独立である」を考える．

② 検定統計量の計算

観測値から得られた分割表にもとづいて，独立性に関するカイ2乗検定を用いる．前頭葉損傷患者のうち書字能力「保持」の人数を表わす1行1列のセルにおける理論度数は，書字能力「保持」の合計度数28と病巣部位「前頭葉」の合計度数14および患者総数53から，$e_{11} = 28 \cdot 14/53 = 7.40$ となる．同様にして，他のセルにおける理論度数は表2のようになる．したがって，後述の式(1)において $r = 2$, $c = 3$ とした検定統計量の値

$$\chi^2 = \frac{(10 - 7.40)^2}{7.40} + \frac{(6 - 10.57)^2}{10.57} + \cdots + \frac{(7 - 8.96)^2}{8.96} = 6.94$$

を得る．

③ 検定結果

この検定統計量は，帰無仮説のもとで自由度 $(r-1)(c-1) = 2$ のカイ2乗分布 $\chi^2(2)$ に従う．検定統計量の値は，$\chi^2(2)$ の上側確率5％点 $\chi^2(2, 0.05) = 5.99$ より大きい（p 値は 0.031）．したがって，有意水準 0.05 で帰無仮説は棄却され，患者の病巣部位と課題の能力に関連があるといえる．

【独立性に関するカイ2乗検定の解説】

2つの確率変数があり，一方の変数の確率分布が他方の変数と無関係なときに，2つの確率変数は互いに独立であるという．独立でないとき，2つの確率変数には関連があるという．ここでは，観測値から得られる分割表にもとづく独立性に関するカイ2乗検定について述べる．

2つの属性 X と Y があり，X は r 個のカテゴリー X_1, X_2, ..., X_r からなり，Y は c 個のカテゴリー Y_1, Y_2, ..., Y_c からなるとする．n 個の個体に対する観測から，X_i と Y_j に属する度数を表わす表3のような r 行 c 列からなる分割表を得る．X と Y が独立ならば，分割表の i 行 j 列における理論度数は $e_{ij} = n_i.n_{.j}/n$ となる．X と Y の独立性の確率モデルに対して，カイ2乗検定統計量

$$\chi^2 = \sum_{i=1}^{r}\sum_{j=1}^{c} \frac{(n_{ij} - e_{ij})^2}{e_{ij}} = \sum_{i=1}^{r}\sum_{j=1}^{c} \frac{(nn_{ij} - n_i.n_{.j})^2}{nn_i.n_{.j}} \quad (1)$$

を得る．X と Y が独立という帰無仮説のもとで，検定統計量は n が大きいとき自由度 $(r-1)(c-1)$ のカイ2乗分布 $\chi^2((r-1)(c-1))$ に従う．したがって，$\chi^2 \leq \chi^2((r-1)(c-1),$

表3 分割表（独立性の検定）

	Y_1	Y_2	⋯	Y_c	計
X_1	n_{11}	n_{12}	⋯	n_{1c}	$n_{1\cdot}$
X_2	n_{21}	n_{22}	⋯	n_{2c}	$n_{2\cdot}$
⋮	⋮	⋮		⋮	⋮
X_r	n_{r1}	n_{r2}	⋯	n_{rc}	$n_{r\cdot}$
計	$n_{\cdot 1}$	$n_{\cdot 2}$	⋯	$n_{\cdot c}$	n

α) のとき X と Y は独立であると，$\chi^2 > \chi^2((r-1)(c-1), \alpha)$ のとき X と Y は関連性があると，有意水準 α で判断する．ただし，$\chi^2(k, \alpha)$ は $\chi^2(k)$ の上側確率 $100\alpha\%$ 点である．

$\chi^2(k)$ の上側確率は，統計学の本に載るカイ2乗分布表を参照して求めてもよいが，パソコンの表計算（スプレッドシート）ソフトの関数を使って容易に求められる．たとえば，Microsoft Excel の場合，カイ2乗検定統計量の値 χ^2 に対する上側確率は関数 CHIDIST(χ^2, k) により得られる．一方，p 値を求めるための上側確率 $100\alpha\%$ 点は，表計算ソフトの関数などコンピュータにより求める必要がある．Microsoft Excel では，$\chi^2(k)$ の上側確率 100α パーセント点は関数 CHIINV(α, k) により求まる．

なお，2行2列の分割表（2×2分割表）における独立性の検定には，後述の比率の差の検定において述べるフィッシャーの直接確率法を用いる方がよい．

カテゴリーに順序があり傾向性を検定したいときは，（検出力がより高い）順序を考慮した検定法を利用した方がよい．詳しくは広津[2] および柳川[3] を参照されたい．

2. 母比率に関する検定

> **例2** 択一回答課題における能力有無の判定
>
> ある被験者に対して，ワークシートの教育基本語彙の課題（三者択一の回答形式）から 25 問を実施したところ，15 問正解であった．この被験者の正答率は，課題遂行能力がなく正答がまったく偶然であるときの正答率 1/3 よりも大きいといえるか．有意水準 0.05 で検定せよ．

[検定手順（2項検定）]

① 仮説の設定

被験者の正答数は，正答率 p_1 を母数とする2項分布に従う．帰無仮説は「被験者の正答率は 1/3 に等しい，すなわち $p_1 = 1/3$」である．対立仮説は「被験者の正答率は 1/3 より高い，すなわち $p_1 > 1/3$」として，片側検定を行う．

② p 値の計算

帰無仮説が正しいと仮定して，正答数が 15 以上となる確率を計算する．下記の式(2)において課題数 $n = 25$，正答数 $x = 15$，課題遂行能力がないとしたときの正答率 $p_0 = 1/3$ として，p

値は

$$p\{X \geq 15\} = P\{X = 15\} + P\{X = 16\} + \cdots + P\{X = 25\}$$
$$= {}_{25}C_{15}\, p_0^{15}(1-p_0)^{10} + {}_{25}C_{16}\, p_0^{16}(1-p_0)^9 + \cdots + {}_{25}C_{25}\, p_0^{25}(1-p_0)^0$$
$$= 0.0056 < 0.05$$

となる.

③ 検定結果

p 値は有意水準より小さいので，帰無仮説は棄却され，正答率は 1/3 より大きいといえる．すなわち，この被験者にはある程度課題遂行能力があるとみなすのが妥当である．

【母比率に関する検定の解説】

例を一般化した次の問題について考えよう．ある択一回答の課題において，でたらめに回答したときに正答する確率は p_0 であるとする（例 2 では $p_0 = 1/3$）．n 題からなる教材を用いて，ある被験者にこの課題を課したところ，正答数は x であった．被験者が課題を遂行する能力があるか否かを判定するために，被験者の正答率 p_1 は能力がなくとも正答する確率 p_0 と等しいとみなせるかを有意水準 α で検定したい．ここで，正答数 X は 2 項分布 $B_i(n, p_1)$ に従うとすると

$$P\{X = x\} = {}_nC_x\, p_1^x(1-p_1)^{n-x} = \frac{n!}{x!(n-x)!}\, p_1^x(1-p_1)^{n-x}$$

となる．ここで $n! = 1 \times 2 \times \cdots \times n$ である．

被験者の標本比率は $\hat{p}_1 = x/n$ で与えられる．帰無仮説 $H_0: p_0 = p_1$ に対して，対立仮説 $H_1: p_0 < p_1$ とする片側検定を考えよう．帰無仮説のもとで正答数が x 以上である確率

$$P\{X \geq x\} = \sum_{k=x}^{n} P\{X = k\} = \sum_{k=x}^{n} {}_nC_k\, p_0^k(1-p_0)^{n-k} \tag{2}$$

を求め，$P\{X \geq x\} \leq \alpha$ ならば帰無仮説を棄却する．

その他の対立仮説として，$H_1': p_0 > p_1$ とする片側検定，および対立仮説 $H_2: p_0 \neq p_1$ とする両側検定が考えられる．

対立仮説が $H_1': p_0 > p_1$ のときは，帰無仮説のもとで x 以下の値が得られる確率

$$P\{X \leq x\} = \sum_{k=0}^{x} P\{X = k\} = \sum_{k=0}^{x} {}_nC_k\, p_0^k(1-p_0)^{n-k} \tag{3}$$

を求め，$P\{X \leq x\} \leq \alpha$ ならば帰無仮説を棄却する．

両側検定の場合は，k を $k = 0$ から $k = x$ の方向に動かして順次 $P\{X = k\}$ の値を求め，同様に $k = n$ から $k = x$ の方向に動かして $P\{X = k\}$ の値を求めていく．これらの $P\{X = k\}$ の値を小さい順に加えた累積確率 Q を求め，$P\{X = x\}$ を加えた時点で $Q \leq \alpha$ ならば帰無仮説を棄却する．

パソコンの表計算ソフトを利用すれば，2 項分布の累積確率 $P\{X \leq x\}$ を計算するための関数を使って p 値が求められる．対立仮説が $H_1': p_0 > p_1$ の場合，たとえば Microsoft Excel の関数 BINOMDIST$(x, n, p_0, 1)$ により得られる．他方，対立仮説が $H_1: p_0 < p_1$ の場合，Excel では $1 -$ BINOMDIST$(x-1, n, p_0, 1)$ により得られる．例 2 では，$1 -$ BINOMDIST$(14, 25, 1/3, 1)$ として p 値を得る．また対立仮説 $H_2: p_0 \neq p_1$ の両側検定でも，累積確率 Q の計算に関数 BINOMDIST を使えばよい．

母比率に関する検定法には，正確に p 値を求める 2 項検定のほかに，標本がある程度大きいときに適用できる正規近似による簡便な方法などがある．できるだけ 2 項検定を用いることが望ましい．

3．比率の差に関する検定

訓練前後における正答率の変化の有無をみる場合に有用な検定である．

1）独立な 2 標本における比率の差に関する検定

> **例 3** 漢字と仮名の音読における正答率の差
>
> ある患者に漢字と平仮名の音読能力に違いがあるかを調べるために，それぞれ 46 文字ずつ音読を課した．正答数は，漢字は 25，平仮名は 35 であった．この患者の漢字と平仮名の正答率に差があるか否かについて，有意水準 0.05 で検定せよ．

フィッシャーの直接確率法を適用する．

[検定手順]

① 仮説の設定

$n_{11}=25$, $n_{12}=21$, $n_{21}=35$, $n_{22}=11$ なる 2×2 分割表を考える．2×2 分割表の周辺度数（各行と列の合計度数）を固定すると，データが得られる確率は超幾何分布で与えられる．帰無仮説は「漢字の正答率 p_1 と平仮名の正答率 p_2 が等しい」（$H_0 : p_1 = p_2$）である．対立仮説は「漢字の正答率 p_1 と平仮名の正答率 p_2 が異なる」（$H_1 : p_1 \neq p_2$）である．したがって，両側検定を行う．

② p 値の計算

観測された分割表から両方向に偏りがある分割表を考える．下記の式(6)において，$m_{11}=46 \cdot 60/92=30$, $d=|25-30|=5$ とおくと，p 値として

$$\sum_{x=35}^{46} \frac{(_{46}C_x)(_{46}C_{60-x})}{_{92}C_{60}} + \sum_{x=14}^{25} \frac{(_{46}C_x)(_{46}C_{60-x})}{_{92}C_{60}} = 0.048$$

を得る．

③ 検定結果

p 値は有意水準 0.05 より小さいので，帰無仮説は棄却される．したがって，漢字と仮名の正答率に差があるといえる．

> **例 4** 訓練前後における正答率の差に関する検定―単一症例における般化の検定
>
> 2 つの教材の難易度が同じになるように，課題を 2 つに無作為に分けて作成した 50

> 題ずつからなる教材がある．ある患者に対して，課題の一方を訓練前に課し，他方を訓練後に課して，訓練による般化あるいは自然回復があったか否かを調べたい．ただし，これらの課題は訓練には用いない．正答数は訓練前 7，訓練後 21 であった．訓練後に正答率が上がったといえるか否かを有意水準 0.01 で検定せよ．

訓練前後に使用した教材は異なるから，課題の結果は 2 つの独立な標本である．

［検定手順］

① 仮説の設定

$n_{11} = 7$, $n_{12} = 43$, $n_{21} = 21$, $n_{22} = 29$ なる 2×2 分割表を考える．2×2 分割表の周辺度数を固定すると，データが得られる確率は超幾何分布で与えられる．帰無仮説は「訓練前の正答率 p_1 と訓練後の正答率 p_2 が等しい」（$H_0 : p_1 = p_2$）である．対立仮説を「訓練後の正答率 p_2 は訓練前の正答率 p_1 より高い」（$H_1 : p_1 < p_2$）である．したがって，片側検定を行う．

② p 値の計算

観測された分割表から，正答率が訓練前に低く訓練後に高い方向に偏りがある分割表を考える．対立仮説が $H_1 : p_1 < p_2$ であるから，下記の式(5)を用いる．式(5)のように，それらの分割表を得る確率を小さい方から順に加えた累積確率

$$\frac{(_{28}C_0)(_{72}C_{50})}{_{100}C_{50}} + \frac{(_{28}C_1)(_{72}C_{49})}{_{100}C_{50}} + \frac{(_{28}C_2)(_{72}C_{48})}{_{100}C_{50}} + \cdots + \frac{(_{28}C_7)(_{72}C_{43})}{_{100}C_{50}}$$

を計算すると，p 値として 0.0017 が得られる．

③ 検定結果

p 値は有意水準 0.01 より小さい．したがって，帰無仮説は有意水準 0.01 で棄却され，訓練後の正答率は訓練前より高く，般化あるいは自然回復があったといえる．

【独立な 2 標本における比率の差に関する検定の解説】

次のような例を考えよう．ある課題のための難易度が等しい 2 つの教材 A と B がある．訓練前における教材 A の正答は n_1 題中 x_1 題，訓練後における教材 B の正答は n_2 題中 x_2 題であった．訓練前の正答率 p_1 より訓練後の正答率 p_2 が高く，訓練により正答率が上がったといえるかどうかを検定したい．

独立な 2 標本の比率のデータは，$n_{11} = x_1$, $n_{12} = x_2$, $n_{21} = n_1 - x_1$, $n_{22} = n_2 - x_2$ とした 2×2 分割表（2 行 2 列からなる分割表）の形で与えられる．ここでは，フィッシャーの直接確率法について述べる．ほかに標本が大きいときに適用できるカイ 2 乗検定および正規近似による検定法があるが，できるだけフィッシャーの直接確率法を用いるのが望ましい．

【フィッシャーの直接確率法】

周辺度数 $n_1.$, $n_2.$, $n_{.1}$, $n_{.2}$ を固定したとき，2×2 分割表が得られる確率は超幾何分布で与えられる．フィッシャーの直接確率法は，このことを用いた正確な検定法である．とくに標本が小さいときには，この方法を用いるべきである．

帰無仮説は $H_0 : p_1 = p_2$ である．片側検定の場合は，観測された分割表から対立仮説が成り立つ方向に偏りのある分割表を得る確率が p 値を与える．すなわち，対立仮説が $H_1 : p_1 > p_2$ のと

き，p 値は

$$\sum_{x=n_{11}}^{\min(n,n_{1\cdot})} \frac{({}_{n_{1\cdot}}C_x)({}_{n_{2\cdot}}C_{n_{\cdot 1}-x})}{{}_nC_{n_{\cdot 1}}} \tag{4}$$

となる．ここで $\min(x,y)$ は x と y のうち小さい方の値を表わす．同様に，対立仮説が $H_1': p_1 < p_2$ のときの p 値は

$$\sum_{x=\max(0,n_{\cdot 1}-n_{2\cdot})}^{n_{11}} \frac{({}_{n_{1\cdot}}C_x)({}_{n_{2\cdot}}C_{n_{\cdot 1}-x})}{{}_nC_{n_{\cdot 1}}} \tag{5}$$

となる．ここで $\max(x,y)$ は x と y のうち大きい方の値を表わす．

両側検定で対立仮説 $H_2: p_1 \neq p_2$ の場合は，観測された分割表から両方向に偏りがある分割表を考える．$m_{11}=n_{1\cdot}n_{\cdot 1}/n$，$d=|n_{11}-m_{11}|$ とおくと，p 値は

$$\sum_{x=m_{11}+d}^{\min(n,n_{1\cdot})} \frac{({}_{n_{1\cdot}}C_x)({}_{n_{2\cdot}}C_{n_{\cdot 1}-x})}{{}_nC_{n_{\cdot 1}}} + \sum_{x=\max(0,n_{\cdot 1}-n_{2\cdot})}^{m_{11}-d} \frac{({}_{n_{1\cdot}}C_x)({}_{n_{2\cdot}}C_{n_{\cdot 1}-x})}{{}_nC_{n_{\cdot 1}}} \tag{6}$$

となる．

計算を簡単にするためには，データの個数がもっとも多いセルまたは最も少ないセルが 1 行 1 列のセルになるように，分割表の行と列を入れ替えるとよい．

Microsoft Excel で p 値を計算するには，超幾何分布の確率を与える関数 HYPGEOMDIST を用いる．たとえば，例 3 における式(6)の和の各項は，平仮名の正答数が x のときの確率として HYPGEOMDIST$(x, 46, 60, 92)$ で与えられる．

2) 対応がある 2 標本における比率の差に関する検定

> **例 5** 訓練前後における正答率の差に関する検定—単一症例における訓練効果や般化の検定
>
> 80 題からなる同じ教材を訓練前後に用いて，訓練効果を調べる．ある患者では，80 題中，27 題が訓練前後とも正答，21 題が訓練前に誤答で訓練後に正答，9 題が訓練前に正答で訓練後に誤答，23 題が訓練前後とも誤答であった．訓練後の正答率は，訓練前の正答率よりも高いか否かについて，有意水準 0.05 で検定せよ．

この検定は，教材を訓練に使用していれば訓練効果や自然回復をみるためのものとなり，教材を訓練に使用しなければ般化や自然回復をみるためのものとなる．

ここでは訓練前と後で同じ教材を用いているから，標本は独立な 2 標本でなく，対応がある場合となるので，(1)の場合と検定法が異なる点に注意しよう．

［検定手順］

a．2 項検定

① 仮説の設定

帰無仮説を「訓練前の正答率と訓練後の正答率は等しい」とし，対立仮説を「訓練前より訓練後の正答率が高い」とする．片側検定を行う．

② p 値の計算

帰無仮説のもとで，訓練前後において回答が異なった 30 題の中，訓練前に誤答で訓練後に正答である回答が 21 題以上ある確率を求める．下記の式(7)において $n_{12} = 21$，$n_{21} = 9$ として，p 値

$$0.5^{30} \sum_{i=9}^{30} {}_{30}C_i = 0.008$$

を得る．

③ 検定結果

p 値は有意水準 0.05 より小さいから，帰無仮説を棄却する．したがって，訓練後の正答率は，訓練前の正答率よりも高いといえる．

b．マクネマー検定

① 仮説の設定

帰無仮説を「訓練前の正答率と訓練後の正答率は等しい」とし，対立仮説を「訓練前より訓練後の正答率が高い」とする．片側検定を行う．

② 検定統計量の計算

下記の式(9)より

$$\chi_c^2 = \frac{(|9-21|-1)^2}{9+21} = 4.03 > \chi^2(1, 0.1) = 2.71$$

となる．

③ 検定結果

検定統計量は，n_{12} と n_{21} が大きいとき（$n_{12} + n_{21} \geq 25$ が目安）帰無仮説のもとで自由度 1 のカイ 2 乗分布に近似的に従い，片側検定だから $\chi^2(1)$ の上側 10％点 $\chi^2(1, 0.1) = 2.71$ と比較する．検定統計量の値は棄却点より大きい（p 値は 0.022）．したがって，有意水準 0.05 で帰無仮説は棄却され，訓練後の正答率は訓練前より高いといえる．

【対応がある 2 標本における比率の差に関する検定の解説】

対応がある場合の比率の差に関する検定を適用する例として，(a)訓練前後に同じ教材を用いて訓練前後の正答率の差を検定する場合，(b)同一単語の漢字・仮名の音読を課題として漢字と仮名の正答率の差を検定する場合などが考えられる．これらの例でみられるように，「対応がある」とは，2 つの標本が独立ではなく，標本間に対となる組があるような状況をいう．観測値は，訓練前後とも正答の課題数 n_{11}，前後ともに誤答の課題数 n_{22}，前に正答で後に誤答の課題数 n_{12}，前に誤答で後に正答の課題数 n_{21} となるような 2×2 分割表の形で与えられる．

訓練前後あるいは漢字・仮名で異なる答に注目すると，帰無仮説「正答率に差がない」が正しいときには，n_{21} は 2 項分布 $Bi(n_{12} + n_{21}, 0.5)$ に従う．したがって，母比率 0.5 に関する 2 項検定を適用すればよい．この 2 項検定による正確な検定を用いるのが望ましいが，標本が大きくて p 値を計算することが困難なとき簡便に利用できる方法としてマクネマー検定と呼ばれる方法がある．

a. 2項検定による正確な検定法

2項分布 $Bi(n_{12} + n_{21}, 0.5)$ の場合，2項検定の式は簡単になる．片側検定の場合（対立仮説は母比率が $n_{12} < n_{21}$ となる方向に偏ったもの），p 値は

$$0.5^{n_{12}+n_{21}} \sum_{i=n_{21}}^{n_{12}+n_{21}} {}_{n_{12}+n_{21}}C_i \tag{7}$$

のようになる．両側検定の場合の p 値は

$$0.5^{n_{12}+n_{21}-1} \sum_{i=n_{21}}^{n_{12}+n_{21}} {}_{n_{12}+n_{21}}C_i \tag{8}$$

である．p 値が有意水準 α より小さいとき，帰無仮説を棄却する．

b. マクネマー検定

標本がある程度大きい（$n_{12} + n_{21} \geq 25$）ときは，検定統計量として

$$\chi_c^2 = \frac{(|n_{12} - n_{21}| - 1)^2}{n_{12} + n_{21}} \tag{9}$$

を利用できる．統計量 χ_c^2 は，帰無仮説のもとで n_{12} と n_{21} が大きいとき近似的に自由度1のカイ2乗分布 $\chi^2(1)$ に従う．したがって，両側検定に際しては，$\chi_c^2 \leq \chi^2(1, \alpha)$ のとき正答率に差がない，$\chi_c^2 > \chi^2(1, \alpha)$ のとき正答率に差があると，有意水準 α で判断する．他方，片側検定のときは，$\chi_c^2 > \chi^2(1, 2\alpha)$ のとき正答率に差があると，有意水準 α で判断する．

4. 独立2標本における平均値の差に関する検定

> **例6** グループ研究法による2つの訓練法の優劣判定
>
> 2つの訓練法 A，B の優劣を比較するために，64人の患者を，訓練法 A を施す A 群と，訓練法 B を施す B 群とに，各群32人になるように無作為に割り付けた．両群に同じ検査を行い，その訓練前後の得点差は，A 群で平均 7.3，標準偏差 3.5，B 群で平均 12.6，標準偏差 3.8 であった．得点差は正規分布に従うと仮定して，得点差の平均に関して両群間に差があるか否かを有意水準 0.01 で検定せよ．

［検定手順］

① 仮説の設定

帰無仮説を「A 群の母平均 μ_1 と B 群の母平均 μ_2 は等しい」（$H_0 : \mu_1 = \mu_2$），対立仮説を「A 群の母平均 μ_1 と B 群の母平均 μ_2 は異なる」（$H_2 : \mu_1 \neq \mu_2$）とする．両側検定を考える．

② 等分散性の検定

2群の母分散が等しいか否かにより，平均値の差の検定に用いる検定統計量が異なるので，まず等分散性について検定する．両側検定を有意水準 0.05 で行う．下記の式(14)より，分散の比は

$$F = \frac{3.8^2}{3.5^2} = 1.18$$

である．等分散の仮定のもとで分散比 F は自由度 $(31, 31)$ の F 分布に従う．両側検定であるか

ら，分散比 F が自由度 $(31, 31)$ の F 分布の上側確率 2.5% 点 $F(31, 31, 0.025) = 2.05$ より大きければ，等分散の仮定を棄却する．$F < 2.05$ であるから（p 値 0.65），2 つの訓練法における得点差の母分散は等しいとみなす．

③ 検定統計量の計算

得点差の分布は正規分布と仮定できることと，②により両群の母分散は等しいとみなせることから，母平均の差の検定には **a** 母分散が未知で分散が等しいときの検定法，すなわち t 検定を適用する．下記の式(10)より両群における共通の分散を推定すると

$$s^2 = \frac{(32-1)3.5^2 + (32-1)3.8^2}{32 + 32 - 2} = 13.345$$

となる．t 検定統計量の値は，式(11)において $\bar{X} = 12.6$, $\bar{Y} = 7.3$, $s = 13.345$, $m = n = 32$ を代入して

$$t = \frac{12.6 - 7.3}{13.345\sqrt{(1/32 + 1/32)}} = 5.80 > t(62, 0.005) = 2.91$$

となる．

④ 検定結果

帰無仮説のもとで検定統計量 t は自由度 62 の t 分布に従う．有意水準 0.01 の両側検定であるから，$|t|$ が自由度 62 の t 分布の上側確率 0.5% 点 $t(62, 0.005) = 2.91$ より大きければ，帰無仮説を棄却する．実際 $|t| > t(62, 0.005) = 2.91$ であるから（p 値は 2.4×10^{-7}），有意水準 0.01 で帰無仮説を棄却できて，2 つの訓練法の訓練前後における得点差の平均は異なるといえる．したがって，訓練法 B の方が優れている．

> **例 7** 平均反応時間の差―単一症例研究における般化や自然回復の検定
>
> ある患者に難易度が等しい課題 1 と課題 2 をそれぞれ訓練前後に課し，その反応時間を測定した．課題 1 は 30 題からなり，標本平均 834 ms，標準偏差 75 ms であった．課題 2 は 40 題からなり，標本平均 1010 ms，標準偏差 150 ms であった．訓練後に課題の反応時間の平均が小さくなったか否かを，有意水準 0.05 で検定せよ．ただし，これらの課題は訓練には使用していない．
>
> 訓練後の課題 2 における平均の方が小さければ，訓練による般化あるいは自然回復があったことになる．

［検定手順］

① 仮説の設定

帰無仮説を「課題 1 の母平均 μ_1 と課題 2 の母平均 μ_2 は等しい」（$H_0 : \mu_1 = \mu_2$），対立仮説を「課題 1 の母平均 μ_1 より課題 2 の母平均 μ_2 は小さい」（$H_1 : \mu_1 < \mu_2$）とする．片側検定を考える．

② 等分散性の検定

まず，等分散性の両側検定を有意水準 0.05 で行う．式(14)より両課題における反応時間の分散の比は

$$F = \frac{150^2}{75^2} = 4$$

となる．等分散の仮定のもとで分散比 F は自由度 $(39, 29)$ の F 分布に従う．両側検定であるから，分散比 F が自由度 $(39, 29)$ の F 分布の上側確率 2.5％点 $F(39, 29, 0.025) = 2.03$ より大きければ，等分散の仮定を棄却する．$F > 2.03$ であるから（p 値 0.0001），2 つの課題における反応時間の分散は異なるといえる．

③ 検定統計量の計算

得点の分布は正規分布と仮定する（下の注を参照）．②により両群の母分散は異なるから，母平均の差の検定には**b 母分散が未知で分散が異なるときの検定法**，すなわちウェルチの検定を用いて，両側検定を行う．検定統計量の値は，式(12)において $\bar{X} = 1010$，$\bar{Y} = 834$，$s_1 = 150$，$s_2 = 75$，$m = 40$，$n = 30$ を代入して

$$t = \frac{1010 - 834}{\sqrt{150^2/40 + 75^2/30}} = 6.43$$

となる．また式(13)の値は

$$\frac{(150^2/40 + 75^2/30)^2}{(150^2/40)^2/(40-1) + (75^2/30)^2/(30-1)} = 60.32$$

となる．

④ 検定結果

検定統計量 t は，帰無仮説のもとで自由度 60 の t 分布に近似的に従う．有意水準 0.05 の片側検定であるから，$|t|$ が自由度 60 の t 分布の上側確率 5％点 $t(60, 0.05) = 1.67$ より大きければ，帰無仮説を棄却する．実際 $|t| > 2.00$ であるから（p 値は 2.3×10^{-8}），有意水準 0.05 で帰無仮説を棄却して，訓練後に課題の平均反応時間は短くなったといえる．したがって，訓練による般化あるいは自然回復があったといえる．

【平均値の差の検定に関する解説】

2 つの訓練法があり，それらの優劣を評価することを考える．2 群が同質となるように患者を無作為に分け，各群には異なる訓練法を施す．得点が正規分布に従うことが知られている教材を用いて，訓練前後において検査を行う．どちらの訓練法が優れているかを，訓練により改善された得点の平均値に 2 つの群間で差があるかどうかによって判断したい．

検定法は統計学の入門書にも説明があるので，母分散が未知の場合における方法のみ簡単に記す．なお平均 μ，分散 σ^2 の正規分布を $N(\mu, \sigma^2)$ と表わす．

正規分布 $N(\mu_1, \sigma_1^2)$ に従う母集団からの標本を $X_1, X_2, ..., X_m$ とし，正規分布 $N(\mu_2, \sigma_2^2)$ に

（注）この例では，反応時間が正規分布に従うと仮定して t 検定を行った．しかし実際の反応時間は右に裾が重い分布であることが多い．その場合，分布を正規分布に近づけるために反応時間を適当に変換し（たとえば対数変換），その平均について t 検定を行う．

また，正規分布か否かの吟味は，正規確率プロットなどのグラフによる方法と，適合度検定あるいは歪度や尖度の検定により，事前に行っておく必要がある[4]．

従う母集団からの標本を $Y_1, Y_2, ..., Y_n$ とし，標本は独立に抽出されたものとする．標本平均は，それぞれ

$$\bar{X} = \frac{1}{m}(X_1 + X_2 + \cdots + X_m), \quad \bar{Y} = \frac{1}{n}(Y_1 + Y_2 + \cdots + Y_n)$$

である．帰無仮説は $H_0 : \mu_1 = \mu_2$ であり，対立仮説は，片側検定の場合 $H_1 : \mu_1 > \mu_2$ あるいは $H_1' : \mu_1 < \mu_2$，両側検定の場合 $H_2 : \mu_1 \neq \mu_2$ である．

母分散が未知のときには，2つの母分散が等しいか否かによって，平均値の差に関する検定法が異なる．等分散の場合は t 検定を用い，分散が異なる場合はウェルチの検定を用いる．どちらの検定法を用いるかを決めるために，等分散を仮定できるとき以外は，平均に関する検定の前に **c** で述べる等分散性の検定を行う．

a. 分散が等しいとき

t 検定を用いる．等分散 $\sigma_1^2 = \sigma_2^2 = \sigma^2$ であることがわかっている場合，まず σ^2 を

$$s^2 = \frac{\sum_{i=1}^{m}(X_i - \bar{X})^2 + \sum_{j=1}^{n}(Y_j - \bar{Y})^2}{m+n-2} = \frac{(m-1)s_1^2 + (n-1)s_2^2}{m+n-2} \tag{10}$$

により推定する．ここで，s_1^2 と s_2^2 はそれぞれ2つの標本から求めた σ_1^2 と σ_2^2 の不偏分散である．帰無仮説のもとで，検定統計量

$$t = \frac{\bar{X} - \bar{Y}}{s\sqrt{1/m + 1/n}} \tag{11}$$

は自由度 $m+n-2$ の t 分布 $t(m+n-2)$ に従う．対立仮説 $H_1 : \mu_1 > \mu_2$ の片側検定の場合は，$t > t(m+n-1, \alpha)$ のとき有意水準 α で帰無仮説を棄却する．対立仮説 $H_1' : \mu_1 < \mu_2$ の片側検定の場合は，$t < -t(m+n-1, \alpha)$ のとき有意水準 α で帰無仮説を棄却する．対立仮説 $H_2 : \mu_1 \neq \mu_2$ の両側検定の場合は，$|t| > t(m+n-1, \alpha/2)$ のとき有意水準 α で帰無仮説を棄却する．

b. 分散が異なるとき

ウェルチの検定を用いる．帰無仮説のもとで検定統計量

$$t = \frac{\bar{X} - \bar{Y}}{\sqrt{s_1^2/m + s_2^2/n}} \tag{12}$$

は

$$\frac{(s_1^2/m + s_2^2/n)^2}{(s_1^2/m)^2/(m-1) + (s_2^2/n)^2/(n-1)} \tag{13}$$

にもっとも近い整数 q を自由度とする t 分布に近似的に従う．以下は t 検定と同様に行う．

Microsoft Excel で自由度 d の t 分布の上側確率 100α ％点を求めるときは，関数 TINV(α, d) を利用する．また，Microsoft Excel で自由度 d の t 分布の p 値を求めるには関数 TDIST を用いて，片側検定のときは TDIST($t, d, 1$)，両側検定のときは TDIST($t, d, 2$) とする．

c. 等分散性の検定

分散が未知のときには，t 検定かウェルチの検定のどちらを用いるか決めるために，等分散性の検定を行う．帰無仮説は $H_0 : \sigma_1^2 = \sigma_2^2$ で，対立仮説は $H_1 : \sigma_1^2 \neq \sigma_2^2$ である．帰無仮説のもと

で，検定統計量

$$F = s_1^2/s_2^2 \tag{14}$$

は自由度 $(m-1, n-1)$ の F 分布 $F(m-1, n-1)$ に従う．したがって，$F < F(m-1, n-1, 1-\alpha/2)$ および $F > F(m-1, n-1, \alpha/2)$ のとき，帰無仮説を棄却する．ただし，$F(m, n, \alpha)$ は $F(m, n)$ の上側確率 100α ％点を表わす．

5. 独立2標本における代表値の差に関する検定

> **例8** グループ研究法による2つの訓練法における訓練効果の差
>
> ある患者群を訓練法Aに8人および訓練法Bに10人を無作為に割り付けた．訓練効果をみるために，2群に同じ検査を訓練前後に実施したところ，訓練前後の得点は**表4**のとおりであった（得点差の小さい順に並べてある）．2つの訓練法の間に，訓練による得点の改善に差があるか否かを有意水準0.05で検定せよ．

[検定手順]

① 仮説の設定

帰無仮説を「訓練前後の得点差について訓練法Aにおける代表値と訓練法Bにおける代表値は等しい」，対立仮説を「訓練前後の得点差について訓練法Aにおける代表値と訓練法Bにおける代表値は異なる」とする．両側検定を考える．

② 検定統計量の計算

訓練後と訓練前の得点差をとり，両訓練法の差について両群を合わせて順位をつけると，**表4**のようになる．訓練法Aにおける順位和は $T_1 = 69.5$，訓練法Bにおける順位和は $T_2 = 101.5$ であるから，式(15)より U 統計量の値

$$U_0 = \min\{10 \cdot 8 + 10(10+1)/2 - 69.5, 10 \cdot 8 + 8(8+1)/2 - 101.5\} = \min\{65.5, 14.5\} = 14.5$$

を得る．

表4 例8における患者18人の訓練前後の得点

訓練法Aの得点

	患者1	患者2	患者3	患者4	患者5	患者6	患者7	患者8	患者9	患者10
前	60	42	59	35	50	48	72	34	42	64
後	60	43	60	37	52	54	81	44	54	77
差	0	1	1	2	2	6	9	10	12	13
順位	1	2.5	2.5	4.5	4.5	6.5	10	11	13	14

訓練法Bの得点

	患者11	患者12	患者13	患者14	患者15	患者16	患者17	患者18
前	30	44	60	49	56	31	59	43
後	36	51	68	60	71	47	78	69
差	6	7	8	11	15	16	19	26
順位	6.5	8	9	12	15	16	17	18

③ 検定結果

$9 \leq \max(n_1, n_2) \leq 20$ における有意水準 α に対する U_0 の棄却点 U_α の数表[5]を参照すると，$n_1 = 10$，$n_2 = 8$ のとき，$U_0 \leq 17$ ならば帰無仮説は有意水準 0.05 で棄却される．したがって，この例の場合，帰無仮説は棄却され，2つの訓練法の間では改善に差があるといえる．したがって訓練法 B の方が優れている．

【マン・ホイットニーの U 検定の解説】

マン・ホイットニーの U 検定は，独立な2標本における分布の位置の母数に関する検定法であり，正規母集団を前提としない方法である．したがって，正規分布を仮定できないとき，t 検定の代わりによく利用される．とくに標本が小さくデータから正規性を確認できないときでも，U 検定は安心して用いることができる．

はじめに，2つの標本を一緒にして，観測値の小さい方から順位をつける．ただし，同順位のものには，平均順位を与える．第1の標本における順位の和を T_1，第2の標本における順位の和を T_2 として

$$U_0 = \min\{n_1 n_2 + n_1(n_1 + 1)/2 - T_1, n_1 n_2 + n_2(n_2 + 1)/2 - T_2\} \quad (15)$$

を求める．

$3 \leq \max(n_1, n_2) \leq 20$ のときは，U_0 の棄却点 U_α の数表[5]をみて，$U_0 \leq U_\alpha$ ならば帰無仮説を棄却する．

$\max(n_1, n_2) > 20$ のときは，帰無仮説のもとで U_0 は近似的に平均 $\mu_U = n_1 n_2 / 2$，分散 $\sigma_U^2 = n_1 n_2 (n_1 + n_2 + 1)/12$ の正規分布に従う．したがって，検定統計量

$$z = \frac{U_0 - \mu_U}{\sigma_U} \quad (16)$$

が近似的に標準正規分布 $N(0, 1)$ に従うことを利用して検定を行う．すなわち，$|z| > Z_{\alpha/2}$ ならば有意水準 α で帰無仮説を棄却する．ここで Z_α は標準正規分布の上側確率 100α ％点である．ただし，同順位のものがある場合は，

$$\sigma_U^2 = \frac{n_1 n_2}{(n_1 + n_2)(n_1 + n_2 - 1)} \left\{ \frac{(n_1 + n_2)^3 - (n_1 + n_2)}{12} - \sum Q \right\}$$

を用いる．ここで $Q = (q^3 - q)/12$ であり，q は与えられた順位に対して同順位のある観測値の数である．また，Q の和は同順位のある観測値のすべてのグループにわたってとる．

標準正規分布の上側確率や 100α ％点は，統計学の本に載る標準正規分布表を参照して求めてもよいが，パソコンの表計算ソフトの関数を使って容易に求められる．たとえば，Microsoft Excel の場合，検定統計量の値 z に対する累積確率は関数 NORMSDIST(z) により得られる．したがって，上側確率は $1-$NORMSDIST(z) となる．また，p 値を求めるための 100α ％点は，Microsoft Excel では関数 NORMSINV(α) により求まる．

なお，U 検定はウィルコクソンの順位検定と呼ばれる手法と同等である．

6. 対応がある場合における平均値の差に関する検定

> **例9** グループ研究法による訓練効果の有無に関する検定
>
> 患者20人に対して，同じ失語症検査を訓練の前後に実施した．20人の訓練前後の得点は，表5のとおりである．得点が正規分布に従うと仮定して，訓練により平均得点が上がったか否かを有意水準0.05で検定せよ．

[検定手順]

① 仮説の設定

帰無仮説を「訓練前の母平均と訓練後の母平均は等しい」，すなわち「訓練前後における得点差の母平均は0」とする．対立仮説を「訓練前の母平均より訓練後の母平均は大きい」，すなわち「訓練前後における得点差の母平均は正である」とする．片側検定を行う．

② 検定統計量の計算

表5のように各人の訓練前後における得点から，得点差を求めると，得点差の標本平均 $\bar{U} = 6.45$ と不偏分散 $s^2 = 60.47$ を得る．これらと $n = 20$ を下記の式(17)に代入すると，検定統計量の値

$$t = \frac{6.45}{\sqrt{60.47}/\sqrt{20}} = 3.71$$

を得る．

③ 検定結果

帰無仮説のもとで検定統計量 t は自由度19の t 分布に従う．有意水準0.05の片側検定であるから，t が自由度19の t 分布の上側確率5％点 $t(19, 0.05) = 1.73$ より大きければ，帰無仮説を棄却する．実際 $t > t(19, 0.05) = 1.73$ であるから（p 値は0.0007），帰無仮説は有意水準0.05で棄却される．したがって，訓練によって失語症検査の平均得点は上がったといえる．

【対応がある場合における平均値の差に関する t 検定】

ある訓練を施した患者群において訓練の効果があるかを調べるために，訓練前後に同一の検査を行い，訓練後に得点の平均値が高くなったかどうかで判定することを考える．

対応のある標本 $(X_1, Y_1), (X_2, Y_2), ..., (X_n, Y_n)$ から $U_i = X_i - Y_i$ を得る．ただし，X_i と

表5 例8における20人の患者の訓練前後の失語症検査得点

	患者1	患者2	患者3	患者4	患者5	患者6	患者7	患者8	患者9	患者10
前	54	38	49	53	32	36	50	42	53	28
後	64	36	48	58	35	46	39	54	64	42
差	10	−2	−1	5	3	10	−11	12	11	14

	患者11	患者12	患者13	患者14	患者15	患者16	患者17	患者18	患者19	患者20
前	51	47	48	46	46	66	50	46	53	39
後	59	65	64	45	58	69	64	49	47	50
差	8	18	16	−1	12	3	14	3	−6	11

Y_i の母平均を各々 μ_1 と μ_2 とする．上の例では，患者 i の訓練前の得点が Y_i，訓練後の得点が X_i である．U_i が正規分布 $N(\mu_1 - \mu_2, \sigma^2)$ に従うとすると，標本平均

$$\overline{U} = \frac{1}{n}(U_1 + U_2 + \cdots + U_n) = \overline{X} - \overline{Y}$$

は正規分布 $N(\mu_1 - \mu_2, \sigma^2/n)$ に従う．帰無仮説 $H_0 : \mu_1 = \mu_2$ のもとで，検定統計量

$$t = \frac{\overline{U}}{s/\sqrt{n}} \tag{17}$$

は自由度 $n-1$ の t 分布 $t(n-1)$ に従う．ここで，s^2 は U_i の不偏分散である．これを利用して，対立仮説 $H_1 : \mu_1 > \mu_2$, $H'_1 : \mu_1 < \mu_2$, $H_2 : \mu_1 \neq \mu_2$ に対して，t 検定を行う．すなわち，対立仮説 $H_1 : \mu_1 > \mu_2$ の片側検定の場合は，$t > t(n-1, \alpha)$ のとき有意水準 α で帰無仮説を棄却する．対立仮説 $H'_1 : \mu_1 < \mu_2$ の片側検定の場合は，$t < -t(n-1, \alpha)$ のとき有意水準 α で帰無仮説を棄却する．対立仮説 $H_2 : \mu_1 \neq \mu_2$ の両側検定の場合は，$|t| > t(n-1, \alpha/2)$ のとき有意水準 α で帰無仮説を棄却する．

7. 対応がある場合における代表値の差に関する検定

> **例 10** 単一症例研究における反応時間でみた訓練効果や般化の検定
>
> 文字をディスプレーに提示してから回答するまでの反応時間（単位 ms）を測定したところ，各文字に対する訓練前後の観測値は，表 6 のとおりであった．訓練後に反応時間が短くなったといえるか．ウィルコクソンの符号付き順位検定を用いて，有意水準 0.01 で検定せよ．
>
> 文字を訓練に使用していれば訓練効果や自然回復の検定，使用していなければ般化や自然回復の検定となる．

[検定手順]

① 仮説の設定

帰無仮説は「訓練前後における反応時間の代表値は等しい」，対立仮説は「訓練前より訓練後における反応時間の代表値は小さい」として，片側検定を行う．

② 検定統計量の計算

各文字に対する訓練後と訓練前における反応時間の差をとり，その絶対値が小さい方から順位

表 6 例 10 における反応時間（単位 ms）

	刺激 1	刺激 2	刺激 3	刺激 4	刺激 5	刺激 6	刺激 7	刺激 8
訓練後 X_i	648	638	653	631	575	539	1172	1053
訓練前 Y_i	737	670	987	671	715	522	1316	1063
$U_i = X_i - Y_i$	−89	−32	−334	−40	−140	+17	−144	−10
$\|U_i\|$ の順位	5	3	8	4	6	2	7	1

をつけると，表 6 のようになる．正の U_i に関する順位和は $T^+ = 2$，負の U_i に関する順位和は $T^- = 16$ となるから，$T^0 = \min\{T^+, T^-\} = 2$ を得る．

③ 検定結果

$n = 8$ の場合，数表[5]を引くと有意水準 0.01 の棄却点は 2 である．したがって，帰無仮説は水準 0.01 で棄却され，訓練後に反応時間が短くなったといえる．

【ウィルコクソンの符号付き順位検定の解説】

ウィルコクソンの符号付き順位和検定は，正規母集団を前提としない場合に，対応がある標本における t 検定の代わりに用いられる方法である．

まず，標本の観測値の対における差 $U_i = X_i - Y_i$ に対して，$U_i = 0$ となる対は無視して，小さい方から $|U_i|$ に順位をつける．ただし，同順位のものには，平均順位を与える．次に，正の U_i についての順位の和を T^+，負の U_i についての順位の和を T^- とし，$T^0 = \min(T^+, T^-)$ を求める．また，$U_i \neq 0$ となる対の数を n とする．

$n \leq 25$ のときは，片側検定および両側検定における T^0 の棄却点 T_α の数表[5]を見て，$T^0 \leq T_\alpha$ のとき帰無仮説を棄却する．

$n > 25$ のときは，帰無仮説のもとで T^0 は近似的に平均 $\mu_T = n(n+1)/4$，分散 $\sigma_T^2 = n(n+1)(2n+1)/24$ の正規分布に従うから，検定統計量

$$z = \frac{T^0 - \mu_T}{\sigma_T} \tag{18}$$

が近似的に標準正規分布に従うことを利用して，検定を行う．両側検定の場合，$|z| > Z_{\alpha/2}$ のとき有意水準 α で帰無仮説を棄却する．

8．交絡因子がある場合の 2 × 2 分割表の解析（マンテル・ヘンツェル検定）

> **例 11** 少数例研究における漢字・仮名の音読能力に関する検定
>
> 例 4 と同様に漢字と平仮名の音読の能力に違いがあるかを調べるために，それぞれ 46 文字ずつ音読を，患者 3 人に課した．結果は，次のとおりである．
>
> 患者 1：$n_{111} = 25$, $n_{112} = 21$, $n_{121} = 35$, $n_{122} = 11$
>
> 患者 2：$n_{211} = 14$, $n_{212} = 32$, $n_{221} = 19$, $n_{222} = 27$
>
> 患者 3：$n_{311} = 27$, $n_{312} = 19$, $n_{321} = 34$, $n_{322} = 12$
>
> ここで，n_{i11} は患者 i における漢字の正答数，n_{i12} は患者 i における漢字の誤答数，n_{i21} は患者 i における平仮名の正答数，n_{i22} は患者 i における平仮名の誤答数である．
>
> 3 人の患者の結果を要約して，漢字と平仮名の音読の能力に違いがあるかを有意水準 0.01 で検定せよ．

[検定手順]
① 仮説の設定

帰無仮説を「患者3人とも漢字と仮名の音読能力に差がない」とする．対立仮説を「漢字と仮名の音読能力に差がある患者がいる」とする．両側検定を考える．

② 検定統計量の計算

患者を交絡因子として3層に分ける．式(19)の分子は

$$\{|(25+14+27)-(46 \cdot 60/92+46 \cdot 33/92+46 \cdot 61/92)|-0.5\}^2 = 110.25$$

となる．一方，式(19)の分母は

$$46 \cdot 46 \cdot 60 \cdot 32/(92^2 \cdot 91)+46 \cdot 46 \cdot 33 \cdot 59/(92^2 \cdot 91)+46 \cdot 46 \cdot 61 \cdot 31/(92^2 \cdot 91) = 15.82$$

となる．これらより，式(20)の検定統計量の値

$$\chi^2_{MH} = 110.25/15.82 = 6.97$$

を得る．

③ 検定結果

式(20)の第1項は34，第2項は77，第3項は120となるから，不等式を満たす．したがって帰無仮説のもとで検定統計量 χ^2_{MH} は自由度1のカイ2乗分布に従うから，上側確率1％点 $\chi^2(1, 0.01)$ より大きいとき帰無仮説を棄却する．$\chi^2_{MH} > \chi^2(1, 0.01) = 6.635$ であるから（p 値は 0.008），有意水準 0.01 で漢字と平仮名の音読能力に差があるといえる．

【マンテル・ヘンツェル検定の解説】

それぞれ2つのカテゴリーからなる2因子間の因果関係を吟味するうえで，別に第3の因子を考慮したとき，この因子の有無により興味の対象である2因子間の関連性が異なることがある（第3の因子Zが交絡因子であるとは，Zは因子AとBの両者と関連があるが，因果関係にあるAとBの間に介在しないものをいう）．ここでは，そのような交絡因子と呼ばれる因果関係に影響を与える因子が存在する場合に，興味の対象である2つの因子の関連性を検定することを考える．交絡因子が存在するとき，交絡因子の影響を排除しなければ，興味のある2つの因子に関する真の関連性（ひいては因果関係）について推測できない．マンテル・ヘンツェル検定は，そのようなときの推測方法の1つである．

はじめに交絡因子により層別を行い，各層で2×2分割表を作り，それらの2×2分割表から得られる共通の知見を要約した統計量を用いて検定を行う．たとえば，ある患者群において，漢字と仮名の音読能力に差があるか調べたいときに，患者個人により差異の程度が異なるとする．このような場合，患者群として差があるか興味があるので，個人を交絡因子と考えて個人差を除いたうえで，真の差異について判断する．

具体的な検定手順は，以下のとおりである．交絡因子により L 個の層に分ける．たとえば，交絡因子が2つあり，その一方が3水準からなり他方が4水準からなるとき，層の数は12である．第 l 層の分割表を，表7のように表わすことにする．帰無仮説を「すべての層において2つの因子に関連性がない」とする．また対立仮説を「いずれか1つの層において2つの因子に関連性がある」とする．連続性の補正をした検定統計量

表7 層別化された第 l 層の4分表

	B_1	B_2	計
A_1	n_{l11}	n_{l12}	$n_{l1\cdot}$
A_2	n_{l21}	n_{l22}	$n_{l2\cdot}$
計	$n_{l\cdot 1}$	$n_{l\cdot 2}$	n_l

$$\chi^2_{MH} = \frac{\{|\sum_{l=1}^{L} n_{l11} - \sum_{l=1}^{L}(n_{l1\cdot}n_{l\cdot 1}/n_l)| - 0.5\}^2}{\sum_{l=1}^{L} n_{l1\cdot}n_{l2\cdot}n_{l\cdot 1}n_{l\cdot 2}/\{n_l^2(n_l - 1)\}} \tag{19}$$

を用いる．この統計量は

$$\sum_{l=1}^{L} \max(0, n_{l\cdot 1} - n_{l2\cdot}) + 5 \leq \sum_{l=1}^{L} \frac{n_{l1\cdot}n_{l\cdot 1}}{n_l} \leq \sum_{l=1}^{L} \min(n_{l1\cdot}, n_{l\cdot 1}) - 5 \tag{20}$$

のとき帰無仮説のもとで近似的に自由度1のカイ2乗分布 $\chi^2(1)$ に従う．すなわち，式(20)が満たされるとき検定を実施し，$\chi^2_{MH} > \chi^2(1, \alpha)$ ならば帰無仮説を有意水準 α で棄却し，$\chi^2_{MH} \leq \chi^2(1, \alpha)$ ならば帰無仮説を採択する．

なお2×2分割表以外の一般の分割表における検定法については，柳川[6]を参照されたい．

2 言語訓練による般化と訓練効果に関する検定

本節では，単一症例研究において訓練材料統制法を用いる場合に，言語訓練により般化が生じたか，訓練効果があったかについて検定する方法を扱う．

訓練材料統制法では，言語訓練に用いる訓練語と用いない非訓練語の間に難易度の差が生じないように，語を無作為に二分しておく．訓練の効果を調べるために，訓練の前と後に訓練語および非訓練語を用いた検査を行う．般化（ここでは自然回復を含む）とは，非訓練語の正答率が訓練後に高くなったこととみなす．また訓練効果とは，訓練語の方が非訓練語よりも訓練による正答率の改善が大きいことをいう．

単一症例研究では般化と自然回復を区別することが原則としてできない点に，注意しよう．したがって，非訓練語の成績が良くなることで，訓練の般化か自然回復によるにしろ治療の成果があったとみなすしかない．般化と自然回復を識別して，訓練法による般化について評価するためには，グループ研究に訓練材料統制法を適用する必要がある．すなわち，患者訓練群における非訓練語群の正答率変化と，患者統制群における非訓練語群の正答率変化を比較して，両者に差がなければ訓練による般化はなく，差があれば般化があることになる．そして患者統制群における非訓練語の変化が自然回復を意味する．同様に2つの訓練法の優劣を吟味する場合も，グループ研究でないと難しい．

訓練語と非訓練語の正答率が訓練前後に変化したかを検定することにより，次のように訓練効果と般化について判断する．

①訓練語の正答率に変化なし（あるいは下降）：訓練効果なし

② 訓練語の正答率が上昇し，非訓練語の正答率が不変：訓練効果のみあり，般化や自然回復はなし
③ 訓練語と非訓練語の正答率がともに上昇し，その大きさは訓練語と非訓練語で等しい：般化あるいは自然回復のみで，訓練効果はなし
④ 訓練語と非訓練語の正答率がともに上昇するが，その大きさは訓練語の方が非訓練語より大きい：訓練効果と般化あるいは自然回復がともにある

これらを判断するには，般化の検定と訓練効果の検定を別々に行い，それらの結果から判定する方法と，ロジスティック回帰分析[7]などを用いる方法がある．

なお，課題の能力を正答率ではなく反応時間などの量的変数により測定する場合は，ロジスティック回帰分析の代わりに重回帰分析や分散分析[8]などが有効である．

1. 般化の検定と訓練効果の検定の併用による方法

般化の検定と訓練効果の検定を別々に行う方法について述べるが，訓練前と後にそれぞれ1回ずつ検査した結果から検定する方法については，すでに前節においていくつかの例で述べた．本節では，訓練前後に各3回検査する場合の検定について考えよう．

> **例12** 訓練前後に検査を3回ずつ実施したときの訓練効果と般化の検定
>
> 訓練語および非訓練語とも60語で，訓練前後に3回ずつ同じ語を用いて検査を行い，訓練により般化あるいは訓練効果があったか否かを有意水準 0.05 で検定せよ．
>
> ある語に注目すると，3回検査しているから正答数は訓練前も訓練後も0から3である．したがって，訓練前後における正答数の変化は−3から+3である．たとえば，3回の検査の中，訓練前に正答が1回で，訓練後に3回ならば，正答数の変化は+2となる．訓練語と非訓練語の検査結果を正答数の変化の語数としてまとめたのが表8である．

(1) 般化の検定

般化の検定には，帰無仮説として「非訓練語の正答率は訓練前後で等しい」，対立仮説として「非訓練語の正答率は訓練前より後に高い」として，符号検定あるいはウィルコクソンの符号付き順位検定による片側検定を行えばよい．

符号検定とは，訓練後に正答が増えた語数を n_+ と正答が減った語数を n_- として，帰無仮説

表8　例12における訓練前後3回の検査結果（正答数が変化した語数）

	−3	−2	−1	0	+1	+2	+3	計
訓練語	1	0	2	27	20	8	2	60
非訓練語	0	1	4	36	14	3	2	60
計	1	1	6	63	34	11	4	120

表9 ウィルコクソンの符号付き順位検定のための補助表

	−2	−1	+1	+2	+3
非訓練語	1	4	14	3	2
w_j	11.5	9	9	11.5	23.5
$w_j n_j$	11.5	36	126	34.5	47

のもとで n_+ は $Bi(n_+ + n_-, 0.5)$ に従うことを利用した2項検定である．例では $n_+ = 19$, $n_- = 5$ であるから $Bi(24, 0.5)$ となり，式(3)を用いると p 値は 0.001 となるから帰無仮説を棄却する．したがって，訓練による般化が生じたといえる．

次にウィルコクソンの符号付き順位検定によって片側検定をしてみよう．**表9** より

$$T^0 = \min\{T^+, T^-\} = \min\{207.5, 47.5\} = 47.5$$

を得る．$n_+ + n_- = 24$ であるから，ウィルコクソンの符号付き順位検定のための数表から $T^0 < 61$ のとき有意水準 0.005 で帰無仮説を棄却できることがわかる．したがって，この例では訓練による般化が生じたといえる．

(2) 訓練効果の検定

マン・ホイットニーの U 検定を用いてもよいが，ここでは列にカテゴリーの順序があるときの独立性の検定において，行数が2の特別な場合の手法であるマンテル検定[9]を紹介し，訓練効果の検定に適用する．

カテゴリーの順序に従って重みが増加する統計量

$$W = \sum_{j=1}^{c} w_j (n_{1j} - n_1 . n_{.j}/n) \tag{21}$$

を考える．ここで

$$w_j = n_{.1} + \cdots + n_{.j-1} + (n_{.j} + 1)/2 \tag{22}$$

は第 j カテゴリーの平均順位である．帰無仮説のもとで W は平均 0，分散

$$\sigma_W^2 = \frac{n_1 . n_2 .}{n(n-1)} \left\{ \sum_{j=1}^{c} w_j^2 n_{.j} - \frac{1}{n} \left(\sum_{j=1}^{c} w_j n_{.j} \right)^2 \right\} \tag{23}$$

であり，標本が大きいときに統計量

$$Z = W/\sigma_W \tag{24}$$

は近似的に標準正規分布に従うから，

$$\chi_M^2 = W^2/\sigma_W^2 \tag{25}$$

は近似的に自由度1のカイ2乗分布に従う．したがって，両側検定では $\chi_M^2 > \chi^2(1, \alpha)$ のとき帰無仮説を有意水準 α で棄却する．片側検定では，1行目の変数の方が2行目の変数よりも比率の増加傾向が大きいという対立仮説には $Z > Z_\alpha$ のとき，小さいという対立仮説には $Z < -Z_\alpha$ のとき帰無仮説を棄却する．訓練効果を検定する際には，1行目の変数に訓練語，2行目の変数に非訓練語をとって，$Z > Z_\alpha$ のとき帰無仮説を棄却する片側検定を実施する．

例12では，正答数の変化が −3 と −2 の列の度数が小さいので，これらは −1 の列と併合する．同様に，正答数の変化が +3 の列の度数も小さいので，+2 の列と併合する．**表10** の統計量

表10 マンテル検定における計算のための補助表

	[−3, −1]	0	+1	[+2, +3]	計
訓練語	3	27	20	10	60
非訓練語	5	36	14	5	60
計	8	63	34	15	120
w_j	4.5	40	88.5	113	
$w_j n_{1j}$	13.5	1080	1770	1130	3993.5
$w_j n_{.j}$	36	2520	3009	1695	7260
$w_j^2 n_{.j}$	162	100800	266296.5	191535	558793.5

表11 訓練前後の検査結果

	訓練前			訓練後		
	正答	誤答	計	正答	誤答	計
訓練語	24	156	180	47	133	180
非訓練語	36	144	180	33	147	180

を計算するための補助表を用いて統計量を計算すると，

$$W = 3993.5 - 7260 \cdot 60/120 = 363.5$$

$$\sigma_W^2 = \frac{60 \cdot 60}{120 \cdot 119}\left\{558793.5 - \frac{1}{120}(7260)^2\right\} = 30142.06$$

を得る．片側検定を行うと，

$$Z = 363.5/\sqrt{30142.06} = 2.09 > Z_{0.05} = 1.65$$

となるから，有意水準 0.05 で帰無仮説を棄却できる．したがって，訓練語は非訓練語よりも訓練後の正答の改善が大きく，訓練効果があるといえる．

以上(1)および(2)の検定結果から，この患者において般化が起こり，訓練効果もみられたと結論される．

2. ロジスティック回帰分析による方法

課題の正答率を尺度とする場合は，ロジスティック回帰分析を利用すれば，訓練効果と般化・自然回復の有無について検定できるだけではなく，同時に訓練効果と般化・自然回復の大きさを推定できる．また，複雑な研究計画におけるデータ解析に威力を発揮する．

> **例13** 訓練材料統制法における般化・自然回復と訓練効果の推定および検定
>
> 訓練語および非訓練語が各 60 語あり，訓練前に検査を 3 回延べ各 180 語ずつ実施し，訓練語にも同様に検査を 3 回ずつ延べ各 180 語ずつ実施した．検査結果を表11に示す．般化・自然回復と訓練効果を推定し，それらの有無について検定せよ．

(1) ロジスティック回帰モデル

まずモデルで訓練語と非訓練語を表わすためにダミー変数 X_1 を用いて，訓練語ならば $X_1 =$

表12　回帰係数の最尤推定値

回帰係数	推定値	標準誤差	t 値
β_0	-1.3863	0.1863	-7.4396
β_1	-0.4855	0.2877	-1.6873
β_2	-0.1076	0.2680	-0.4016
β_3	0.9392	0.3856	2.4357

表13　回帰係数の最尤推定値の分散・共分散

	β_0	β_1	β_2	β_3
β_0	0.03472	-0.03472	-0.03472	0.03472
β_1	-0.03472	0.08280	0.03472	-0.08280
β_2	-0.03472	0.03472	0.07183	-0.07183
β_3	0.03472	-0.08280	-0.07183	0.14870

1，非訓練語ならば $X_1 = 0$ とする．次に訓練による般化あるいは自然回復をみるために，訓練前か訓練後かを表わすダミー変数 X_2 を用いて，訓練前ならば $X_2 = 0$，訓練後ならば $X_2 = 1$ としよう．また訓練効果をみるために，語と訓練との交互作用を表わすダミー変数 $X_3 = X_1 X_2$ を導入する．したがって変数の値は，訓練前の訓練語では $X_1 = 1$，$X_2 = 0$，$X_3 = 0$，訓練前の非訓練語では $X_1 = 0$，$X_2 = 0$，$X_3 = 0$，訓練後の訓練語では $X_1 = 1$，$X_2 = 1$，$X_3 = 1$，訓練後の非訓練語では $X_1 = 0$，$X_2 = 1$，$X_3 = 0$ となる．訓練前後における訓練語・非訓練語の正答率 p はロジスティック回帰モデル

$$p = \frac{\exp(\beta_0 + \beta_1 X_1 + \beta_2 X_2 + \beta_3 X_3)}{1 + \exp(\beta_0 + \beta_1 X_1 + \beta_2 X_2 + \beta_3 X_3)} \tag{26}$$

により表わせるとしよう．ただし β_0，β_1，β_2，β_3 は未知の定数である．これを正答率 p のオッズ $p/(1-p)$ を対数変換したもの，すなわちロジット $\log(p/(1-p))$ で書き直すと

$$\log(p/(1-p)) = \beta_0 + \beta_1 X_1 + \beta_2 X_2 + \beta_3 X_3 \tag{27}$$

となる．詳細は柳川[7]を参照されたい．

なお，ロジスティック回帰分析を適用するためには，訓練前後における訓練語と非訓練語に対する回答総数が，目安として50以上あることが必要である．例13では回答総数は720であり，この条件を満たしている．

(2) 訓練効果と般化・自然回復の推定

検査データからモデルの未知パラメータ β_0，β_1，β_2，β_3 を最尤法により推定する．回帰係数であるパラメータの推定値 $\hat{\beta}_0$，$\hat{\beta}_1$，$\hat{\beta}_2$，$\hat{\beta}_3$ とそれらの標準誤差および共分散を計算するには，コンピュータの利用が必須である．ソフトウェアには統計解析ソフト SAS，SPSS，S-Plus のほかに，手軽な Microsoft Excel 用アドイン・ソフト[10]などがある．

例13における回帰係数 β_0，β_1，β_2，β_3 の最尤推定値を**表12**に，それらの分散と共分散を**表13**に示す．

a．訓練効果の推定

ロジスティック回帰モデルにおいて訓練効果は，訓練語の正答率変化が非訓練語の正答率変化より大きい分をオッズ比で測ったものであり，$\exp(\beta_3)$ と表わされる．したがって回帰係数の推定値 $\hat{\beta}_3$ から，訓練効果は $\exp(\hat{\beta}_3)$ であると推定できる．また $\exp(\beta_3)$ の信頼係数 $1-\alpha$ の信頼

区間，すなわち $\exp(\beta_3)$ の真値が確率 $1-\alpha$ で存在する区間は

$$[\exp(\hat{\beta}_3 - t_{\alpha/2}(n-4)SE(\hat{\beta}_3)), \exp(\hat{\beta}_3 + t_{\alpha/2}(n-4)SE(\hat{\beta}_3))] \quad (28)$$

となる．ただし，SE は標準誤差を表わす記号である．

例 13 における訓練効果を推定してみよう．**表 12** より推定値として

$$\exp(\hat{\beta}_3) = \exp(0.939) = 2.558$$

を得る．推定値の標準誤差は 0.386，データ数は 720 であるから，式(28)より $\exp(\beta_3)$ の信頼係数 0.95 の信頼区間は

$$[\exp(0.939 - 1.963 \times 0.386), \exp(0.939 + 1.963 \times 0.386)] = [1.200, 5.454]$$

となる．

b．般化あるいは自然回復の推定

般化あるいは自然回復の大きさは，$\exp(\beta_2)$ で表わされる非訓練語の訓練前に対する訓練後のオッズ比であり，$\exp(\hat{\beta}_2)$ により推定できる．$\exp(\beta_2)$ の信頼係数 $1-\alpha$ の信頼区間は

$$[\exp(\hat{\beta}_2 - t_{\alpha/2}(n-4)SE(\hat{\beta}_2)), \exp(\hat{\beta}_2 + t_{\alpha/2}(n-4)SE(\hat{\beta}_2))] \quad (29)$$

である．

例 13 における般化・自然回復の大きさの推定値は**表 12** より

$$\exp(\hat{\beta}_2) = \exp(-0.108) = 0.898$$

となる．また信頼係数 0.95 の信頼区間は式(29)より

$$[\exp(-0.108 - 1.963 \times 0.268), \exp(-0.108 + 1.963 \times 0.268)] = [0.531, 1.512]$$

である．

c．訓練効果と般化・自然回復の和の推定

訓練語の正答率変化を表わす訓練効果と般化・自然回復の和はオッズ比 $\exp(\beta_2 + \beta_3)$ で表わされ，その推定値は $\exp(\hat{\beta}_2 + \hat{\beta}_3)$ である．$\hat{\beta}_2 + \hat{\beta}_3$ の標準誤差は

$$SE(\hat{\beta}_2 + \hat{\beta}_3) = \sqrt{Var(\hat{\beta}_2) + Var(\hat{\beta}_3) + 2Cov(\hat{\beta}_2, \hat{\beta}_3)} \quad (30)$$

であるから，$\exp(\beta_2 + \beta_3)$ の信頼係数 $1-\alpha$ の信頼区間

$$[\exp(\hat{\beta}_2 + \hat{\beta}_3 - t_{\alpha/2}(n-4)SE(\hat{\beta}_2 + \hat{\beta}_3)), \exp(\hat{\beta}_2 + \hat{\beta}_3 + t_{\alpha/2}(n-4)SE(\hat{\beta}_2 + \hat{\beta}_3))] \quad (31)$$

を得る．ただし，Var は分散を，Cov は共分散を表わす記号である．

例 13 における訓練効果と般化・自然回復の差の推定値は**表 12** より

$$\exp(\hat{\beta}_2 + \hat{\beta}_3) = \exp(-0.108 + 0.939) = \exp(0.831) = 2.297$$

と求まる．$\hat{\beta}_2 + \hat{\beta}_3$ の標準誤差は，式(30)を用いて

$$\sqrt{0.0718 + 0.1487 + 2 \times (-0.0718)} = 0.2773$$

となる．$\exp(\beta_2 + \beta_3)$ の信頼係数 0.95 の信頼区間は，式(31)と**表 13** より

$$[\exp(0.831 - 1.963 \times 0.2773), \exp(0.831 + 1.963 \times 0.2773)] = [1.333, 3.959]$$

となる．

(3) 訓練効果と般化・自然回復の検定

訓練効果と般化・自然回復効果の有無に関する判断は，次のような基準で行えばよい．すなわち，

① $\beta_3 \leq 0$：訓練効果なし

② $\beta_2 = 0$, $\beta_3 > 0$：訓練効果のみあり，般化や自然回復はなし

③ $\beta_2 > 0$, $\beta_3 \leq 0$：般化あるいは自然回復のみで，訓練効果はなし

④ $\beta_2 > 0$, $\beta_3 > 0$：訓練効果と般化あるいは自然回復がともにある

ついでに，仮説 $\beta_1 = 0$ を検定することにより，訓練語と非訓練語の難易度が等しくなるように割付けられたか否かを確認できる．

a．訓練効果の検定

訓練効果がないということは，訓練語の正答率変化が非訓練語の正答率変化より大きい分がオッズ比で1であること，すなわち $\beta_3 = 0$ にあたる．それに対して訓練効果があるということは，$\beta_3 > 0$ を意味する．したがって帰無仮説 $\beta_3 = 0$，対立仮説 $\beta_3 > 0$ の片側検定を考える．有意水準を α とする．

帰無仮説のもとで，検定統計量

$$T_1 = \frac{\hat{\beta}_3}{SE(\hat{\beta}_3)} \tag{32}$$

は自由度 $n-4$ の t 分布に従う．したがって，$T_1 \geq t_\alpha(n-4)$ のとき帰無仮説を棄却し，$T_1 < t_\alpha(n-4)$ のとき帰無仮説を受容して，①訓練効果がないと判断する．

例13の場合を有意水準 0.05 で検定してみる．**表12**から式(32)の検定統計量の値は

$$T_1 = \frac{\hat{\beta}_3}{SE(\hat{\beta}_3)} = \frac{0.9392}{0.3856} = 2.436$$

となる．$T_1 \geq t_{0.05}(716) = 1.647$（$p$ 値は 0.0076）であるから，帰無仮説を棄却して，訓練効果があると判断する．

b．般化・自然回復の検定

般化・自然回復がないということは，訓練前に対する訓練後における非訓練語のオッズ比が1に等しいこと，すなわち $\beta_2 = 0$ にあたる．また，般化・自然回復があるということは，$\beta_2 > 0$ を意味する．したがって帰無仮説 $\beta_2 = 0$，対立仮説 $\beta_2 > 0$ の片側検定を考える（ただし症状の悪化を含めて考慮する場合は対立仮説 $\beta_2 \neq 0$ の両側検定とする）．

帰無仮説のもとで，検定統計量

$$T_2 = \frac{\hat{\beta}_2}{SE(\hat{\beta}_2)} \tag{33}$$

は自由度 $n-4$ の t 分布に従う．したがって，$T_2 \geq t_\alpha(n-4)$ のとき帰無仮説を棄却して，般化・自然回復があると判断する．他方 $T_2 < t_\alpha(n-4)$ のとき帰無仮説を受容して般化・自然回復がないと判断する．

例13の場合について有意水準 0.05 で検定する．**表12**から式(33)の検定統計量の値は

$$T_2 = \frac{\hat{\beta}_2}{SE(\hat{\beta}_2)} = \frac{-0.108}{0.268} = -0.402$$

となる．$T_2 < t_{0.05}(716) = 1.647$ であるから，帰無仮説を受容して，般化・自然回復はないと判断する．したがって，**a** における検定結果とあわせて，例13においては上記の②であると結論できる．

c. 訓練効果と般化・自然回復の和に関する検定

訓練語の正答率に変化がないということは，訓練効果と般化・自然回復の和をオッズ比でみたとき1に等しいこと，すなわち $\beta_2 + \beta_3 = 0$ にあたる．また，訓練語の正答率が訓練後に高くなったということは，$\beta_2 + \beta_3 > 0$ を意味する．したがって帰無仮説 $\beta_2 + \beta_3 = 0$，対立仮説 $\beta_2 + \beta_3 > 0$ の片側検定を考える．

帰無仮説のもとで，検定統計量

$$T_3 = \frac{\hat{\beta}_2 + \hat{\beta}_3}{SE(\hat{\beta}_2 + \hat{\beta}_3)} \tag{34}$$

は自由度 $n-4$ の t 分布に従う．したがって，$T_3 \geq t_\alpha(n-4)$ のとき帰無仮説を棄却して，訓練語の正答率は上がったと判断する．他方 $T_3 < t_\alpha(n-4)$ のとき帰無仮説を受容して，訓練語の正答率に変化がないと判断する．

例13の場合については②であるとわかったが，訓練効果と般化・自然回復の和の検定を有意水準0.05で検定してみる．**表12，13**と式(30)から式(34)の検定統計量の値として

$$T_3 = \frac{\hat{\beta}_2 + \hat{\beta}_3}{SE(\hat{\beta}_2 + \hat{\beta}_3)} = \frac{0.8316}{0.2772} = 2.436$$

が得られる．したがって，帰無仮説を棄却して（p値は0.0076），訓練語の正答率は上がったと判断する．

d. 訓練語と非訓練語の難易度の差に関する検定

訓練語と非訓練語の難易度が等しいか否かを検定するには，仮説 $\beta_1 = 0$ を検定することと同等である．$\beta_1 = 0$ ならば難易度は等しく，$\beta_1 > 0$ ならば訓練語の方が難しく，$\beta_1 < 0$ ならば非訓練語の方が難しいことになる．したがって帰無仮説 $\beta_1 = 0$，対立仮説 $\beta_1 \neq 0$ とする両側検定を行う．

帰無仮説のもとで，検定統計量

$$T_4 = \frac{\hat{\beta}_1}{SE(\hat{\beta}_1)} \tag{35}$$

は自由度 $n-4$ の t 分布に従う．したがって，$|T_4| \geq t_{\alpha/2}(n-4)$ のとき帰無仮説を棄却して，訓練語と非訓練語の難易度は異なると判断する．他方，$|T_4| < t_{\alpha/2}(n-4)$ のとき帰無仮説を受容して，難易度は等しいと判断する．

例13の場合について有意水準0.05で検定する．**表12**から式(35)の検定統計量の値は

$$T_4 = \frac{\hat{\beta}_1}{SE(\hat{\beta}_1)} = \frac{-0.4856}{0.2877} = -1.687$$

となる．$|T_4| < t_{0.025}(716) = 1.963$（$p$値0.092）であるから帰無仮説を受容して，訓練語と非訓練語の難易度は等しいと判断する．

文 献

1) 東京大学教養学部統計学教室編：統計学入門．東京大学出版会，1991．
2) 広津千尋：離散データ解析．教育出版，1982，pp.89-120．
3) 柳川 堯：離散多変量データの解析．共立出版，1986，pp.94-109．

4) 東京大学教養学部統計学教室編：自然科学の統計学．東京大学出版会，1992．
5) Siegel S（藤本熙　監訳）：ノンパラメトリック統計学　行動科学のために．マグロウヒル，1983．
6) 柳川　堯：離散多変量データの解析．共立出版，1986，pp.110-125．
7) 柳川　堯：離散多変量データの解析．共立出版，1986，pp.131-162．
8) 広津千尋：実験データの解析―分散分析を超えて―．共立出版，1992．
9) 柳川　堯：離散多変量データの解析．共立出版，1986，p.96．
10) 縄田和満：Excel統計解析ボックスによるデータ解析．朝倉書店，2001．

第2章
言語訓練の実際

1 リハビリテーションの流れ

　言語訓練の具体的な説明に先立って，失語症の言語のリハビリテーション（以下，リハビリ）がどのような流れで行われているか確認したい．ここでは，患者が失語症になってからの経過日数という観点から，急性期，回復期，維持期に分け，リハビリの流れを概説する．それぞれの時期に何を，どのように評価し，訓練していくのかを説明したい．また言語治療業務の具体的な流れを訓練期の病院を例にあげ説明する．

1. いつ，何をするのか

　訓練者は言語訓練を開始するにあたって，患者の言語症状を検査し，問題点を抽出し，訓練プログラムを立てる．発症からの経過時期によって何を検査・評価し，どのような訓練をするべきかが異なる．リハビリの流れを図1にまとめた．しかしどの時期のリハビリであっても，患者の人生という視野に立ち，かつ患者を全人的にとらえたうえで，現時点のリハビリの内容を検討していくという姿勢が大切である．リハビリにおいてチーム・アプローチが必要な理由もそこにある．

1) 急性期──発症直後から発症後1カ月程度まで

　発症直後は患者の身体状況も不安定である．そのため，言語をはじめとする検査もスクリーニング検査とよばれる簡易検査を実施し，評価するのが一般的である．患者の病態から，簡易検査を実施することが不可能な場合は，観察結果から評価をすることもある．急性期に行われるベッドサイドでの検査は，各施設で開発された検査を用いることが多い．筆者が行っているWAB失語症検査[14]を用いたベッドサイド・スクリーニング検査を図2に参考として紹介する．身体状

発症からの経過日数	発症	1カ月	6カ月
	急性期	回復期	維持期
施設	●救急病院	●リハビリ病院・温泉病院 ●老人保健施設・療養型病床群・地域のリハビリ施設など ●自宅	●老人ホームなど
訓練者の役割	◆検査・評価・報告 障害の有無，重症度，残存能力の見きわめ，予後予測，リハビリが必要かどうかの判断 ◆身体状況に合わせリハビリ開始 ◆家族指導 言語障害の説明，コミュニケーションのとり方，予後予測，心理面のサポートなど	◆検査・評価・報告 発症時からの改善の有無，リハビリのゴール設定，訓練計画，予後予測，退院後のリハビリを継続するかどうかの判断 ◆言語機能の回復に主眼をおいた集中的なリハビリ ◆家族指導 言語障害の説明，コミュニケーションのとり方，予後予測，心理面のサポートなど	◆検査・評価・報告 訓練開始時からの改善の有無，リハビリのゴール設定，訓練計画，予後予測，リハビリの終了時期の設定 ◆実用的なコミュニケーションに主眼をおいたリハビリ，社会的活動に目を向けられるように指導 ◆家族指導 言語障害の説明，コミュニケーションのとり方，予後予測，心理面のサポートなど

図1　リハビリテーションの流れ

況が落ちついた段階で本格的なリハビリを必要とする症例は，同一の病院内で，あるいは転院してリハビリを継続することになる．その判断を下すためにも，的確な鑑別診断が必要とされる．

　この時期の言語訓練は患者の身体状況に応じて開始される．身体的には疲れやすい時期でもあり，また患者自身が障害受容を十分していない時期である．そのため訓練者は患者の様子を注意深く観察しながら訓練内容，訓練時間を検討する必要がある．訓練者は障害された側面に注目するだけでなく，残存する能力を積極的に見出すよう努力する．可能であればコミュニケーション手段の確立をめざすが，それが不可能な場合でも，患者が家族やスタッフと言語的・非言語的コミュニケーションが少しでも成立するよう患者をとりまく人々に働きかける．またコミュニケーションが成立することが，患者にとっていかに心理的サポートになっているかについて説明する．

　訓練を開始するにあたって，家族から病前の言語の特徴（方言，話し好き，話しベタなど），仕事の内容，趣味などの情報を収集する（表1）．また，家族に対しては，医師をはじめとするスタッフと連携をとりながら，失語症への理解が深まるよう説明する．

2）回復期──発症後1〜6カ月程度まで

　この時期は患者の身体状況も安定し，患者がリハビリに集中できる時期である．また，自然回復がもっとも顕著に認められる時期でもある．言語訓練も本格的に開始される．今まで十分評価できなかった側面も含め，詳細な評価が可能となる時期でもある．この時期にどのような検査をするべきかについては，後述する「2．言語治療業務の流れ　3）検査・評価をする」（89ページ

ベッドサイド・スクリーニング検査

患者名：＿＿＿＿＿＿＿　（　　年　　月　　日生　　歳）

検査日：　　年　　月　　日

1．自発話

ご気分はいかがですか．	
お名前は何とおっしゃいますか．	
ご住所はどちらですか．	
どのようなお仕事をしていますか．	
どこが悪くて入院したのですか．	

2．復唱

まど
でんわ
さんじゅう　さん
にじゅう　ご　パーセント
魚屋　は　元気　でした
だけど　やっぱり　でも　は　だめ

3．聴覚理解（〜を指さしてください）
（WAB絵カード No.2）

絵カード		身体部	
切手		耳	
毛糸		鼻	
新聞		目	
鉛筆		胸	
灰皿		首	
時計		あご	

4．文レベルの聴覚的理解

目を閉じてください．
手を挙げてください．
椅子を指さしてください．
窓を指さしてから，ドアを指さしてください．

5．呼称（WAB絵カード No. 2）

絵	反　応
毛糸	
切手	
灰皿	
時計	
新聞	
鉛筆	

図2　ベッドサイド・スクリーニング検査

6. 読解（言語レベル）
（WAB 絵カード No. 2, 34〜45）

時計		えんぴつ	
灰皿		けいと	
切手		はいざら	
新聞		しんぶん	
毛糸		とけい	
鉛筆		きって	

7. 音読/読解（文レベル）
（WAB 絵カード No. 16〜18）

手をあげて下さい．	
音読	
逐行	
目を閉じて下さい．	
音読	
逐行	
手を振って「さよなら」して下さい．	
音読	
逐行	

8. 書字（WAB 絵カード No. 2）

問題	反　応	問題	反　応
切手		きって	
時計		とけい	
新聞		しんぶん	
毛糸		けいと	
灰皿		はいざら	
鉛筆		えんぴつ	

9. まとめ

失語症	有　疑い　無 タイプ（ブローカ・ウェルニッケ・全失語・健忘・分類不可） 重症度（軽度　中等度　重度）		
錯語	有・無	保続	有・無
ジャーゴン	有・無	構音障害	有・無
発語失行	有・無	精神活動	低下・正常
その他			
コメント			

表1　収集すべき情報と目的

項目	情報源	目的
現病歴	医師，カルテ，前医からの報告書	・発症からの経緯を理解し，予後予測，ゴールの設定などに役立てる．
既往歴	医師，カルテ，前医からの報告書	・現病歴以外にも注意しなければならない点がないかどうかを確認する． ・現病歴への影響を確認する．
その他の医学的所見	医師，カルテ，前医からの報告書	・CT，MRIなどの画像診断をもとに，障害されているであろう機能を推測することにより，何を検査し，何から検査すべきか優先順位をつける． ・感染症の有無を知り，院内感染の予防に努める．
身体状況	医師，カルテ，理学療法士，作業療法士	・言語訓練に際して気をつけるべき点を確認する．
病棟内の生活状況・ADL	看護師，作業療法士	・病棟内でのコミュニケーションの状況について情報を得る． ・嚥下指導が必要かどうかを確認する． ・患者の現時点で可能な生活能力について理解する．
言語症状を含める高次脳機能障害	前医，STからの報告書 医師，看護師，理学療法士，作業療法士	・患者の高次脳機能障害について把握する． ・今後の検査，訓練を選択するための資料とする．
家族構成等	ソーシャルワーカー，カルテ	・介護のキーパーソンが誰であるのか，経済状況，家屋状況がどうであるのかを理解し，ゴールの設定に役立てる．
主訴・生活歴等	患者，家族	・患者や家族の主訴・ニーズを理解し，ゴール設定に役立てる．

参照）および表2を参照されたい．

　患者の身体状況が安定し，本格的な訓練が開始されるこの時期，患者は30〜60分の訓練も疲労することなく行える．検査結果に基づき，障害を引き起こしている問題点を考察し，効果的な訓練を実施する．患者の回復に合わせ1カ月に1回程度は訓練効果を検討し，訓練プログラムを変更するなど，きめの細かい対応が特に必要な時期である．

　リハビリ・スタッフは情報を持ち寄り，患者のリハビリ・ゴールを設定する．その話し合いの結果にそって，医師を中心にリハビリのスタッフはそれぞれの領域の病状や予後について患者や家族に説明する．言語訓練担当者は患者や家族に現在の失語症状をはじめとする高次脳機能障害について説明し，また予後の説明も行う．病状や予後を説明する目的は，まず，病院でのリハビリが終了する段階で，患者がどのような生活に戻っていくのかを患者および家族が正しくイメージできるよう援助することにある．たとえばリハビリ・ゴールは家庭内生活を中心とする家庭復帰，家庭生活を基盤にしながらも，ある程度の社会的な活動ができる生活，あるいは会社への復職，などと設定される．患者に残存する言語能力を生かすことにより現在どのようなコミュニケーションが可能なのか，そのためには家族がどのように応対するべきなのか，また今後どのように回復していくことが期待されているのかを説明する．病状や予後についての説明は患者や家族にショックを与えることが多いので，誰がどのように説明するかはスタッフ間で十分討議を重ねておく必要がある．また，説明した際の患者や家族の反応がどうであったか，十分理解していた

かなどについては，説明を担当したスタッフが他のスタッフに伝達しておくことが大切である．

　この時期の家族指導としては，言語症状についての説明に終始せず，具体的なコミュニケーションの取り方についても指導する．患者と家族とのコミュニケーションが何らかの形で可能になっていることは，患者の退院後のQOLを向上させるためにも大切である．

3）維持期──発症後6カ月以降

　病院に入院して行うリハビリは終了し，自宅に戻り，医療施設や，介護保険施設（老人保健施設など）や，区市町村の福祉センターなどに通って言語訓練を継続する．身体状況や家庭の事情など何らかの理由によって自宅復帰が不可能な場合は，医療施設（療養型病床群），老人保健施設，老人ホームなどの施設を利用する場合もある．

　この時期は，個別訓練に加えグループ訓練を積極的に取り入れることが多い．グループ訓練には他者との実用的なコミュニケーションの側面を訓練しやすいこと，他者との交流の場が得られることで患者の心理的な支えが得られることなどの利点があるからである．回復期までの言語訓練では言語機能の回復に主眼がおかれることが多い．一方，維持期には言語課題を中心とする言語訓練だけでなく，他者とのコミュニケーションや社会的な活動に患者や家族が目を向けられるよう指導していくことが大切である．たとえば，訓練者は，「失語症友の会」など患者や家族が中心に行う活動への参加を促すことにより，リハビリだけの生活に終始しないよう配慮していく．3カ月に1回，6カ月に1回，あるいは1年に1回と，患者の回復段階に合わせ定期的に評価を行う．

2．言語治療業務の流れ

　実際の業務がどのような流れで行われるか，ここでは回復期の病院を例にとって説明する（図3）．急性期や維持期の病院での訓練者の業務，あるいは維持期の病院や福祉施設等での訓練者の業務もおおむね同様の手順となる．訓練者が何をどのような目的でなすべきかを臨床に即した形で整理した．

1）情報を収集する

　医師，看護師，理学療法士（以下，PT），作業療法士（以下，OT），ソーシャルワーカー（以下，SW），家族から情報を収集する．収集すべき情報，情報源，その目的を**表1**にまとめる．情報源については施設によって，あるいは患者によって異なることが想定されるが，目安としてまとめた．情報収集の目的は，患者の症状を正確に理解するとともに，患者を全人的にみることにより，よりよいリハビリを提供することである．しかし，収集した個人情報の取り扱いについては他者に漏れることがないよう十分留意したい．

表2　訓練者が実施する言語検査

言語検査	検査の目的	検査名
失語症検査	失語症のタイプ，重症度を評価	WAB失語症検査[14] 標準失語症検査[4] 失語症鑑別診断検査[11]
スクリーニング	急性期のベッドサイドでの評価	図2（84ページ参照）
掘り下げ検査	喚語困難を評価	100語呼称[13] 100語呼称（166ページ参照） 失語症語彙検査[9]
	口腔顔面失行の評価	WAB失語症検査[14]（Ⅶ.行為） 標準高次動作性検査[3]
	発語失行の評価	発語失行検査[15]
	構音障害の評価	構音障害検査[8]
	聴力を評価	聴力検査 語音弁別検査
	聴覚理解を評価	トークンテスト[2] 理解語彙検査
	聴覚的把持力を評価	聴覚的把持力検査
	音韻分解能力を評価	モーラ分解・抽出能力検査[6]
	漢字と仮名の能力を評価	漢字・仮名の音読および書取検査（本書148ページ参照）
	構文能力を評価	失語症構文検査[7]
	コミュニケーション能力を評価	実用コミュニケーション能力検査(CADL)[16] 重度失語症検査[13]

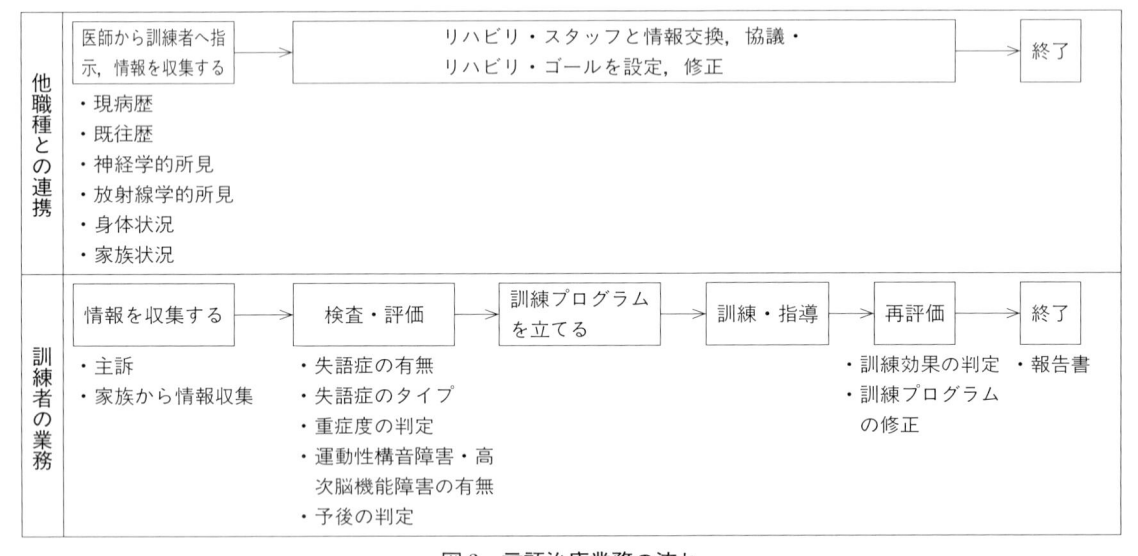

図3　言語治療業務の流れ

2）患者・家族の主訴を聞く

　患者および家族が，失語症になりどのような点に困っているのか，どのような点を治したいのか聴取する．訓練プログラムを構築し，リハビリ・ゴールを設定する際にも重要な情報となるだけでなく，障害受容を促すための指導の際にも有益な情報となる．患者が失語症により自己の希望などを表出できない場合は，家族からの情報を基に，患者の希望を推測することになる．患者

の希望と家族の希望とが必ずしも一致しないこともままあることに留意したい．

3）検査・評価をする

　失語症の有無，失語症のタイプ，重症度を判定し，また運動性構音障害，認知症などを合併していないかどうか評価する．検査結果に基づき，障害を引き起こしていると思われる原因について考察し，何をどのように訓練，指導していくべきかを考える．また予後を予測する．実施する検査は以下の通りである（表2，表3）．

A．言語検査

　標準化されている失語症検査には，WAB 失語症検査[14]，標準失語症検査（SLTA）[4]，失語症鑑別診断検査[10]がある．検査結果から失語症の有無，失語症のタイプや重症度を判定する．これらの検査を実施するにはおよそ1時間程度かかるため，急性期にはスクリーニングを目的に簡易検査を実施することもある．スクリーニング検査は各施設で開発され，用いられることが多い．本書では筆者の用いているスクリーニング検査を紹介した（図2）（84ページ参照）．

　失語症検査で検出された問題点をさらに検討する必要がある場合は，各種の掘り下げ検査を実施する．たとえば失語症検査の呼称検査は語の数も限られており，軽度の喚語困難が検出されないことがある．その場合は，綿森[14]で紹介されている100語呼称などの掘り下げ検査を実施し，喚語困難の程度や，語の出現頻度による重症度の差があるのか，カテゴリーによる重症度の差があるのか，などをみる．本書の「ワークシート3　教育基本語彙100語（166ページ参照）」を用いて検査することも可能である．

　喚語困難を認知神経心理学の立場から検討する目的で，失語症語彙検査[9]が開発された．発語失行の評価では，口腔顔面失行の有無，運動性構音障害の有無なども評価する．発語失行検査は綿森[14]に紹介されている．口腔顔面失行の検査としてはWAB 失語症検査の下位検査[14]や，標準高次動作性検査[3]を用いる．運動性構音障害の評価には日本聴能言語士協会・音声言語医学会が作成した構音検査[8]などを用いるとよい．聴理解が低下している患者の場合，その障害の原因を検討する．音が聞こえているのかどうかは聴力検査で判定する．音は聞こえているが，語音の弁別能力が低下していることが疑われる場合は，語音弁別検査を実施する．たとえば，2つの刺激が同一であるかどうかを判断させる検査（例/ta/と/ta/が同一かどうか，/ta/と/ka/が同一かどうか）がある．失語症患者用の語音弁別検査としては，絵のポインティングによる検査を用意しておくと便利である．モーラ数やアクセントは同一だが，弁別特徴だけを対立させた複数の絵から正答1枚をポインティングさせる（例：パン，蘭，缶）．純粋語聾や聴覚失認が疑われる場合は環境音の認知検査を実施する．環境音の認知検査には杉下・加我版環境音の認知検査[5]などがある．

　失語症検査から判定するのが難しい軽度の聴覚理解障害には，トークンテスト[2]を実施したり，重度の聴覚理解障害は理解語彙検査を実施して判定する．理解語彙検査も各施設で開発されていることが多い．カテゴリーや語の出現頻度などによって障害の重症度が異なるのか，あるいは同一カテゴリー内だとより困難になるのかなどを，材料を統制することによって検査する．

表3 実施する高次脳機能検査

高次脳機能検査の目的	検査名
失行の評価	WAB失語症検査[13]（Ⅶ．行為） 標準高次動作性検査[3]
半側空間無視の評価	アルバート線分末梢試験[1] WAB失語症検査[13]（Ⅷ-A．描画） 描画
構成障害の評価	WAB失語症検査[13]（Ⅷ-A．描画）（Ⅷ-B．積木問題） コース立方体検査[10] WAIS-R[17]
知能の評価	レーブン色彩マトリックス検査[11] WAIS-R（動作性）[17]
計算能力を評価	WAB失語症検査[13]（Ⅷ-C 計算）

聴覚的把持力が低下すると，長い文の復唱が困難になったり，文の聴覚理解が低下することがある．音韻操作が低下し構音や仮名の書字が障害されている場合は，音韻分解能力の低下を疑い評価する．検査としては物井と笹沼[6]のモーラ分解・抽出能力検査などを用いる．漢字と仮名の能力に差があるかどうかは漢字・仮名検査で評価する．本書では「漢字・仮名の音読および書取テスト」を紹介している（148ページ参照）．構文能力の低下が疑われる場合は，構文能力を評価する．構文検査には日本聴能言語士協会版[7]がある．言語能力とコミュニケーション能力は解離していることもある．言語能力をどの程度コミュニケーションに用いることが可能かは，コミュニケーション能力検査（CADL）[15]を用いて評価することもできる．重度の失語症患者の言語的・非言語的コミュニケーション能力は重度失語症検査[13]を用いて評価する．

スクリーニング検査や掘り下げ検査は個々の施設で開発された検査であることが多い．そのため，問題点を検討するうえでは有用であるが，他の施設との情報交換という目的にはそぐわないことも多い．

B．高次脳機能検査

言語検査の他に，高次脳機能検査も実施しなければならないことがある．たとえば，言語によるコミュニケーションの代替え手段としてジェスチャーを用いることが可能なのかを見きわめるためには，失行の検査を施行しなければならない．失行の検査としてはWAB失語症検査の下位検査[13]や，標準高次動作性検査[3]を用いる．

半側空間無視により，物語の音読をしてもらう課題で，行の最後まで字が追えず正確に音読できない患者がいる．半側空間無視の検査には，アルバート線分抹消検査[1]，WAB失語症検査の下位検査[13]「Ⅷ．構成行為 A．描画」などがある．

構成障害が重度の場合，文字や図形の模写ができず，書字訓練ができないこともある．構成障害はWAB失語症検査の下位検査[13]「Ⅷ．構成行為」，コース立方体検査，WAIS-Rの下位検査などを用いる．

知能の評価は，患者の学習能力を推測するうえでも重要である．失語症の患者に言語性の知能検査を実施しても検査結果の信頼性が問題となる．そのためレーブン色彩マトリックス検査[12]，WAIS-R（動作性）[17]など，非言語性の知能検査を用いることが望ましい．計算能力の評価は患

者が退院後どのような生活を営むことができるか判断する1つの材料となる．たとえば主婦が家庭復帰したときに，買い物が可能なレベルの計算能力を有するのか，あるいはある患者が復職したときに電卓を使用しながら会計の仕事が可能なのかどうかなどを判断する．計算能力はWAB失語症検査[14]の下位検査や市販されている算数ドリルなどを用いて検査する．

以上のように，高次脳機能が患者の言語機能やADLにどのような影響を与えているか評価をすることは言語訓練上も重要である．

4）他職種と連携をとる

検査・評価が終わった段階で，医師をはじめとする他職種のスタッフとケース会議がもたれる．この会議では各自の収集した情報や検査結果を報告し合い，個々の患者にあったリハビリのゴールを設定する．しかし病院によっては，時間の制約などの理由によりケース会議をもつ代わりに報告書などで情報交換をすることもある．報告書は受け取る側に必要な情報を簡潔に分かりやすい表現で作成すると，効率のよいチーム・アプローチにつながる．訓練者から医師にあてた報告書例（図4），および病棟にあてた報告書例（図5）を紹介した．

5）訓練プログラムを立てる

訓練プログラムを立てるにあたっては，患者の言語的・非言語的コミュニケーション能力の各側面，およびコミュニケーションに影響を与えるであろうその他の高次脳機能障害を詳細に分析し，問題点を整理する．次に訓練者は患者の言語症状を見きわめたうえで，どの訓練を，どの順番で開始すると言語の最大限の回復が期待できるのかを検討する．訓練法の優先順位を決定するにあたっては，言語の回復についての予測だけでなく，スタッフで協議したリハビリ・ゴールに沿えるよう，また患者の主訴，ニーズに応えられるよう考慮する．

訓練経過を記録に残すことにより，継時的に患者の言語症状を把握することも重要である．患者の言語的・非言語的コミュニケーション能力の各側面および高次脳機能障害の問題点を整理する目的に加え，訓練の経過を整理するという目的で筆者が用いているマネジメント表の記載例を参考までにあげる（図7）．実際の訓練では，問題点ごとに対応するのが原則ではあるが，言語を用いることの最大の目的であるコミュニケーションという視点を見失ってしまっては効果的な訓練とはいえないであろう．換言するならば，言語訓練を通して再獲得した言語的・非言語的コミュニケーション能力を常に生活の場面で発揮できるように訓練を組み立てていくべきである．それにより，患者のリハビリに対するモチベーションも高まる．

訓練効果の測定を定期的にするためには，訓練開始前に材料，試行数，手順を十分検討しておく必要がある．たとえば，統計を用いて効果を測定しようとする場合は，1つの訓練の1回の試行数を何回に設定するべきなのかも問題になる（「第1章4節 言語訓練と統計手法」参照）．本書では，訓練結果をまとめるための用紙を参考までに紹介する（図6）．

6）訓練・指導をする

患者に個別あるいはグループ訓練を実施する（詳しくは「第2章　3節 音声言語の訓練」以

言語評価 報告書

_____

患者 _____ 殿について御報告申し上げます．

<table>
<tr><td rowspan="2">言語評価</td><td>
①失語症
　　タイプ（　健忘　Broca　Wernicke　全失語　分類不可　）
　　重症度（　重度　中等度　軽度　）
・WAB 失語症検査プロフィール　添付（検査日：　　　年　　　月　　　日）
②全般的精神活動の低下（有り　無し　疑い）
・レーヴン色彩マトリックス検査　　　／36（　　　　　　）（検査日：　　年　　月　　日）
③その他
</td></tr>
</table>

<table>
<tr><td>言語症状</td><td>
・話す　自発話：
　　喚語困難（　＋　－　）錯語（　＋　－　）ジャーゴン（　＋　－　）
　　復唱：
・聞く　単語レベル：
　　　　文レベル：
・書く　単語レベル：仮名　　　　　　　漢字
　　　　文レベル：
・読む　音読：
　　　　読解：単語レベル
　　　　　　　文レベル
・その他
</td></tr>
<tr><td>まとめ</td><td>
・
・

</td></tr>
</table>

　　　　　　　　　　　　　　　　　　　　　　　H　　年　　月　　日　訓練者

図4　訓練者から医師への報告書と記載例（次ページ）

言語評価 報告書

○○先生　御侍史

患者　　○△○△　　殿について御報告申し上げます．

言語評価

①失語症

　タイプ（　健忘　Broca　**Wernicke**　全失語　分類不可　）

　重症度（　重度　**中等度**　軽度　）

・WAB 失語症検査プロフィール　添付（検査日：H 21 年 5 月 3 日）

②全般的精神活動の低下（有り　**無し**　疑い）

・レーヴン色彩マトリックス検査　20/36（正常より低い）（検査日：H 21 年 5 月 3 日）

③その他

言語症状

・話す　自発話：流暢だが状況に不適切なことがある

　　喚語困難（ **+** － ）　錯語（ **+** － ）　ジャーゴン（ **+** － ）

　　復唱：長い文になると困難

・聞く　単語レベル：日常物品は概ね良好．身体部位は困難

　　　　文レベル：簡単な命令であれば従うことができる

・書く　単語レベル：仮名　困難　　　漢字　可能な字もある

　　　　文レベル：困難

・読む　音読：仮名は困難．漢字は錯読（＋）だが可能

　　　　読解：単語レベル　仮名は困難だが，漢字は概ね良好

　　　　　　　文レベル　困難

・その他

まとめ

・予後につきましては，発症から間もないため，1 カ月の訓練の後報告させていただきます．

・対話者が漢字で要点を書きながら話しかけることで聴理解が正確になります．この点をご家族に指導する予定です．

平成 21 年 5 月 3 日　訓練者　△△△△

言語評価　報告書

　　　　　　　　　　　　　　　　　　　　　　　　　　　　　　　　　年　　月　　日

患者：＿＿＿＿＿＿＿＿＿＿＿＿＿＿＿＿＿　　　　　　　訓練者＿＿＿＿＿＿＿＿＿

失語症のタイプ：　全失語　　ブローカ　　ウェルニッケ　　健忘　　その他（　　　　　）

失語症の重症度：　重度　　中等度　　軽度

その他の障害　：　構音障害（　＋　－　）　　全般的精神活動の低下（　＋　－　）
　　　　　　　　　嚥下障害（　＋　－　）　　その他（　　　　　　　　　　　　　　）

1. 表現する力：

レベル	1	2	3	4	5
話す	有意味な発語なし	ごく限られた単語を話す	単語レベルの発話が中心 文レベルの発話も見られる 迂言　　＋　－ 喚語困難　＋　－ 錯語　　＋　－ 実用性　有　無	文レベルの発話が可能 複雑な内容も話すことができる 迂言　　＋　－ 喚語困難　＋　－ 錯語　　＋　－	ほとんど問題なし
レベル	1	2	3	4	5
書く	有意味な書字なし	ごく限られた単語は書くことができる 漢字 仮名 例：	単語レベルが中心 文レベルの書字も可能 実用性　有　無	文レベルの表現が可能 複雑な内容 　　可　不可 迂言　　＋　－ 喚語困難　＋　－ 錯語　　＋　－	ほとんど問題なし

2. 理解する力：

レベル	1	2	3	4	5
聞く	全く理解できない	限られた単語は理解できる	単語レベルの理解可能 文レベルの理解も一部可能	短い文の理解は可能 複雑な内容になると不正確	ほとんど問題なし
レベル	1	2	3	4	5
読む	全く理解できない	限られた単語は理解できる 漢字 仮名	単語レベルの理解可能 漢字 仮名 文レベルの理解も一部可能	短い文は理解可能 複雑になると不正確	ほとんど問題なし

図5　訓練者から病棟への報告書と記載例（次ページ）

言語評価　報告書

リハビリ病棟御中　　　　　　　　　　　　　　　平成 21 年 5 月 3 日
患者：　○△○△殿　　　　　　　　　　　　　　訓練者　△△△△

失語症のタイプ：　全失語　ブローカ　ウェル⊘ッケ　健忘　その他（　　　）
失語症の重症度：　重度　中等度　軽度
その他の障害　：　構音障害（　＋　⊖　）　全般的精神活動の低下（　⊕　－　）
　　　　　　　　　嚥下障害（　＋　⊖　）　その他（　　　　　　　　　　）

1. 表現する力：錯語（＋），流暢ですが状況に不適切な場合があります．書字は実用的ではありません．

レベル	1	2	3	④	5
話す	有意味な発語なし	ごく限られた単語を話す	単語レベルの発話が中心 文レベルの発話も見られる 迂言　＋　－ 喚語困難　＋　－ 錯語　＋　－ 実用性　有　無	文レベルの発話が可能 複雑な内容も話すことができる 迂言　＋　－ 喚語困難　⊕　－ 錯語　⊕　－	ほとんど問題なし

レベル	1	②	3	4	5
書く	有意味な書字なし	ごく限られた単語は書くことができる 漢字　可 仮名　不可 例：山，切手	単語レベルが中心 文レベルの書字も可能 実用性　有　無	文レベルの表現が可能 複雑な内容 　　可　不可 迂言　＋　－ 喚語困難　＋　－ 錯語　＋　－	ほとんど問題なし

2. 理解する力：漢字で要点を書きながら話しかけていただきますと，聴理解が正確になります．短かい文で話しかけて下さい．

レベル	1	2	③	4	5
聞く	全く理解できない	限られた単語は理解できる	単語レベルの理解可能 文レベルの理解も一部可能	短い文の理解は可能 複雑な内容になると不正確	ほとんど問題なし

レベル	1	②	3	4	5
読む	全く理解できない	限られた単語は理解できる 漢字　可能 仮名　困難	単語レベルの理解可能 漢字 仮名 文レベルの理解も一部可能	短い文は理解可能 複雑になると不正確	ほとんど問題なし

訓練結果のまとめ

患者：＿＿＿＿＿＿＿＿＿＿＿＿＿＿＿　　訓練期間：　　　年　　月　　日～　　月　　日

訓練内容：

訓練語	1回 /	2回 /	3回 /	4回 /	5回 /	6回 /	7回 /	8回 /	9回 /	10回 /
1										
2										
3										
4										
5										
6										
7										
8										
9										
10										
11										
12										
13										
14										
15										
16										
17										
18										
19										
20										
計										

正答率（％）：100, 80, 60, 40, 20, 0

図6　訓練結果のまとめと記載例（次ページ）

訓練結果のまとめ

患者：○△○△　　　　　　　　　　　　訓練期間：平成 21 年 5 月 3 日～　　月　　日

訓練内容：音韻的ヒントを与える呼称訓練　　　＋：正答　C＋：ヒント後正答　C－：ヒント後誤答

	訓練語	1回 5/3	2回 5/4	3回 5/5	4回 /	5回 /	6回 /	7回 /	8回 /	9回 /	10回 /
1	口	＋	C－	C＋							
2	雨	C＋	＋	＋							
3	豆	＋	C＋	C＋							
4	貝	＋	＋	＋							
5	家	C＋	＋	C＋							
6	松	C＋	C＋	＋							
7	耳	＋	C＋	＋							
8	牛	＋	＋	＋							
9	川	C＋	＋	＋							
10	風	C＋	C＋	C－							
11	水	＋	C＋	＋							
12	米	＋	C＋	C＋							
13	鼻	＋	C＋	C＋							
14	道	＋	＋	＋							
15	本	C＋	＋	＋							
16	門	C＋	C－	C＋							
17	木	＋	＋	＋							
18	犬	C－	C＋	C＋							
19	足	C＋	C－	＋							
20	池	C＋	C＋	＋							
計		＋ 10 C＋ 9 C－ 1	＋ 8 C＋ 9 C－ 3	＋ 12 C＋ 7 C－ 1							

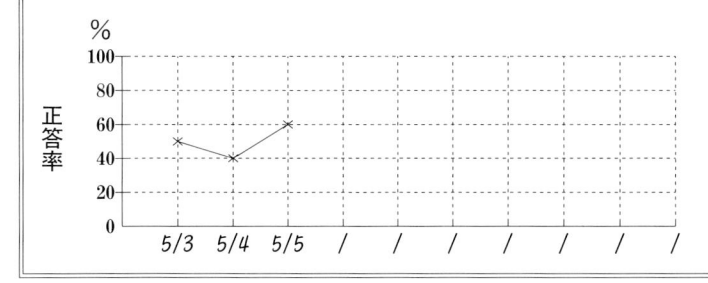

目標：ヒントなし正答8割を達成したら次の20単語へ進む．

マネジメント表

患者：○△○△　　　　　　　　　　　　　　　記入日：平成21年5月3日

	話す	書く	聞く	読む	その他
問題点	#1 喚語困難 #2 つじつまが合わないことがある．	#3 単語レベル，漢字，仮名とも低下	#4 単語レベルの聴理解（身体部位）低下 #5 文レベルの聴理解低下	#6 単語レベルの読解（仮名）低下．	#7 精神的に落ちこみがち #8 全般的精神活動の低下 #9 家族が，痴呆症になったと誤解している．
対応策	#1, #2 ・復唱が良好なので，復唱，喚語の課題を施行する． ・自由会話 #7のサポートにもなる．コミュニケーション能力の向上をめざす．	#3 本人が書字訓練に積極的ならば導入	#4 経過観察する，病棟へ報告する． #5 復唱しながら回答するストラテジーの有効性が高ければ，訓練として導入する．	#6 絵と仮名・漢字のマッチング課題から開始する．	#7 正答率の高い課題から開始する． #7 家族との時間を大切にする． #8 経過観察 #9 主治医，訓練者から説明する．
経過			#4 単語レベルのマッチング訓練を実施したところ，身体部位の理解も改善した．		
コメント	・キーパーソンは近所に住む娘（長女）				

表7　マネジメント表 記載例

降の章を参照されたい）．患者への訓練と並行して，介護者となる家族への失語症の説明，コミュニケーション方法の指導も重要である．言語訓練場面の見学，言語訓練への参加，教材作成，あるいは宿題を一緒に行うなど，家族に言語訓練に積極的に参加してもらうことで，失語症の理解が深まることも多い（第2章 3節 音声言語の訓練 1．話す訓練，105ページ参照）．

7）再評価する

リハビリがある程度進んだ段階で再評価する．再評価では，訓練の効果を検討し，訓練プログラムの遂行状況を確認し，必要があれば訓練プログラムを立て直したり，ゴールを再設定する．個々の訓練効果を検討する場合と，同時に失語症検査を再施行する場合とがある．回復期の場合，1カ月に1回程度は訓練効果について検討していくのが適当と思われる．

8）他職種との連携

リハビリの進捗状況を確認し合い，必要があればゴールを再設定し，リハビリの継続時期やリハビリ終了後の方針について確認する．

9）訓練を終了する

設定したリハビリのゴールが達成された段階でリハビリは終了となる．退院後も他施設で言語訓練を継続する場合には，これまでの訓練経過も合わせ退院時評価として報告書をまとめ送付する．

文　献

1) Albert M：A simple test of visual neglect. *Neurology* **23**：658, 1973.
2) De Renzi E, Vignolo LA：The Token Test：A sensitive test to detect receptive disturbances in aphasics. *Brain* **85**：665-678, 1962.
3) 日本失語症学会編：改訂標準高次動作性検査（SPTA），医学書院，1986．
4) 標準失語症検査作成委員会（長谷川恒雄，他）：標準失語症検査手引．鳳鳴堂書店，1975．
5) 加我君孝，他：聴覚伝導路の損傷と語音および環境音の認知．電子通信学会技術研究報告 **86**：86-99，1987．
6) 物井寿子，笹沼澄子：失語症患者における音韻抽出能力と仮名文字能力との関係．音声言語医学 **16**：169-170，1975．
7) 日本聴能言語士協会（藤田郁代，他）：失語症構文検査（試案IIA），1984．
8) 日本聴能言語士協会，音声言語医学会：構音検査．1994．
9) 日本音声言語医学会：失語症語彙検査．2000．
10) 大脇義一：コース立方体組み合せテスト使用手引き．三京房，1987．
11) 笹沼澄子，他：失語症の言語治療．医学書院，1978．
12) 杉下守弘，山崎久美子：日本版レーヴン色彩マトリックス検査手引．日本文化科学社，1993．
13) 竹内愛子，他：重度失語症検査．協同医書出版社，1997．
14) WAB失語症検査作成委員会（杉下守弘代表）：WAB失語症検査（日本語版）．医学書院，1986．
15) 綿森淑子：失語症．福迫陽子，他編：言語治療マニュアル，医歯薬出版，1984，pp.49-80．
16) 綿森淑子，他：実用コミュニケーション能力検査―CADL検査．医歯薬出版，1990．
17) David Wechsler著，品川又二郎他編 WAIS-R成人知能検査法（日本版）．日本文化科学社，1993．

2 言語訓練の背景になった理論

　訓練法の説明に先立って，日本における失語症の言語訓練の背景となってきたおもな理論を簡単に復習しておきたい．それぞれの理論は各臨床家が失語症をどう捉えるかが反映されている．背景となる失語症の捉え方が異なっていたり，実際の訓練においてどのような材料を用いてどのような課題とするかなど訓練プログラムの設定の仕方の厳密さの違いはあるが，これらの理論は互いに相いれないわけではない．たとえば，認知心理学に基づくアプローチで実際に行っている訓練内容は，刺激法をはじめとする伝統的な訓練法であったりする．本書では，訓練法がどのような理論的背景をもって開発されたかを理解していただくことを目的としてそれぞれの理論を概説する．

1. 刺激法 (stimulation approach)

　刺激法は Wepman[22] により提唱され，その後 Schuell を中心とする臨床家が発展させていった．Duffy[4]は，Schuell[18]と Brookshire[1]の理論を整理し，刺激法に基づく治療の原則を11項目にまとめている．

1 集中的な聴覚刺激を与える

　刺激法では，聴覚モダリティをもっとも重要なモダリティと考えている．しかし聴覚モダリティだけを用いるべきだとしているわけではなく，あるモダリティを強化する目的で別のモダリティを用いる場合もある．聴覚刺激と視覚刺激を併用することは特に有効である．

2 適切な刺激を用いる

　訓練者はベースライン期のデータを吟味し，患者に適した刺激を用いる．Brookshire[1]は課題の難易度の設定において，患者が全問誤答してしまうようなレベルではなく，若干誤答するというレベルに設定することを勧めている．

3 刺激を繰り返し与える

ある聴覚刺激を1回提示しただけでは有効でない場合でも，何度も提示することによって刺激が有効に働くようになることがある．

4 1つの刺激を提示することによって1つの反応が得られること

反応が生起されるということは刺激が適切だということを意味する．

5 反応は生起されるべきで，強要されたり，修正されるべきではない

正反応が起こらないのは，刺激が適切でないからである．正反応が生起されない場合は，なぜ患者の反応が誤反応なのかを説明したり，反応を修正したりするのではなく，適切な刺激を与えるようにする．

6 できるだけ多くの反応を生起させる．

正反応が数多く起こるということ自体が，患者に対するフィードバックとなり，訓練を継続していく動機にもつながる．

7 反応が正しいことをフィードバックする

フィードバックするのがよいかどうかは患者による．一般的には，フィードバックすることは動機付けや強化になる．またフィードバックすることによって，訓練を終了したり，訓練内容を変更していく必要があることの根拠を証明することにもなる．

8 訓練者は体系的に集中的に働きかける

訓練者は患者のニーズ，状態，予後などを総合的に判断しながら一連の訓練プログラムを構築し，必要があれば変更する．

9 訓練は比較的容易でなじみのある課題から開始する

比較的容易でなじみのある課題から開始することは，ウォーミングアップの役割を果たす．つまり，患者は課題を遂行できたという経験を積んだうえで，より難易度の高い課題をこなしていく．

10 質量ともに豊富な教材を用いて訓練する（Schuell et al）[17]

訓練にはいわゆる「学習するべき項目」があるわけではなく，むしろ質量ともに豊富な教材を用いるべきである．

11 なじみのある教材やなじみのある手順から，新しい教材，手順へと移行させる

なじみのある教材やなじみのある手順から，新しい教材，手順へと移行させていく．そうすると，新しい教材や手順を導入した時にも患者は言語訓練に集中できる．

2. オペラント条件づけ理論に基づくプログラム学習法

刺激法では，言語訓練を言語機能を再統合させるものであると捉えるのに対し，オペラント条件づけ理論に基づくプログラム学習法では，言語訓練を再教育過程と捉える．プログラム学習法では，患者の言語症状から目標行動を決め，それに到達するまでのステップを細かく設定し，目標行動に近づけていくよう反応を強化していく．その際shapingとfadingというアプローチが用いられる．shapingとは，患者の反応の中からもっとも目標行動に近い反応を開始反応とし，細かく設定されたステップに従いながら目標行動へ近づけていく方法である．一方fadingとは，

刺激条件を手がかりの多いものから少ないものへと移行させていきながら，目標行動に近づける方法である．プログラム学習法の長所は，訓練プログラムが厳密に設定されているため再現性があることと，患者の回復をみる過程で定量的なデータを提供できることである．

3. 機能再編成（reorganization）による訓練法

　機能再編成による訓練法が Luria[13] によって提唱された．言語機能が損傷された場合には，それまで言語機能とは関係のなかった方法を補助手段として用いて機能を再編成させようとする理論である．たとえば，発語失行の訓練において，目標とする音の口形，舌の位置，などを図式化し，視覚的な情報を患者に提示する．このような情報は病前の発話行動とは全く関係のなかった情報である．しかし発語器官の模式図といった視覚情報を補助手段として発語失行の訓練をし，障害された機能を再編成しようとするのである．日本では笹沼ら[16]がこの理論を失文法の訓練に応用し紹介している．

4. 言語学に基づく訓練法

　Chomsky[2] が 1957 年に生成文法理論を提唱すると，失語症患者の言語を検討することにより健常者の言語構造を類推しようとする研究が始まり，とりわけ失文法の研究が盛んに行われるようになった．日本語においても生成文法理論を用いた失文法の研究が行われるようになった．生成文法の理論に基づく訓練法も開発された．たとえば，失文法はマッピング，つまり統語と意味をつなぐ部分の障害であるとする立場からマッピングセラピーが開発された．

　日本の失語症研究に影響を与えたもう 1 つの文法理論に格文法（構文文法）がある．格文法は Filmore[5] が生成文法の標準理論に対抗して 1968 年に提唱した．格は従来の文法では形態論の立場から形態と意味を結びつけて議論されていた．格文法では，統語論が言語研究において中心的な役割を担っており，形態上の現象は統語構造に基づいて記述されるべきであるとしている．格文法を日本語の構文にあてはめた検査[6]が開発され，訓練法も紹介されている[7,8]．

　1970 年代に言語学の分野で文法，音韻論，語彙―意味論に並んで語用論が注目されるようになると，失語症の言語訓練にも語用論を取り入れるべく検査法や訓練法が開発されるようになった．FCP（Functional Communication Profile）[15]，CADL（Communicative Ability in Daily Living）[11]といった語用論の理論を基にする検査も開発された．本邦では日本語版 CADL が標準化されている[21]．

　語用論の立場から開発された訓練の代表的なものが PACE（Promoting Aphasics' Communicative Effectiveness）である．PACE は Davis と Wilcox[3] によって開発された訓練法で，① 新しい情報を交換する，② 患者はメッセージを伝達する際，自由に言語モダリティを選択してもよい，③ 訓練者と患者は対等の立場でコミュニケーションする，④ メッセージがうまく伝わったかどうかについて自然な形でフィードバックする，ことを訓練の原則としている．

5. ボストン学派の訓練法

ボストン学派の訓練法は、脳損傷の部位と機能を対応させる神経心理学的所見に基づいて訓練していこうとする訓練法である。比較的保たれているメタ言語を用いて言語訓練するという立場から開発された訓練法には、MIT (Melodic Intonation Therapy)[20]、VAT (Visual Action Therapy)[10]、VIC (Visual Communication Therapy)[9]がある。MITを日本語へ応用した研究に関ら[19]がある。

6. 認知神経心理学に基づく訓練法

認知神経心理学では独立したモジュールからなる言語処理のモデルを想定する。従来の失語症検査では患者の特徴的な症状をあげ、失語症のタイプに分類することに主眼がおかれた。一方、認知神経心理学における失語症の検査の目的は、個々の患者の障害をひき起こしているモジュール、あるいはプロセスの障害を推測することにある。認知神経心理学に基づく検査にはPsycholinguistic Assessments of Language Processing in Aphasia (PALPA)[12] （さまざまなプロセスを単語レベル、文レベルで調べるための検査）などがある。

日本でも音声言語医学会が失語症語彙検査を開発した[14]。認知神経心理学に基づく訓練では、障害されていると推測されたプロセスへの訓練を実施する。たとえば失名詞失語を呈した患者の喚語困難が音韻出力プロセスの障害に起因すると推定された場合には、音韻的な訓練を実施する。患者の言語症状を詳細に検討し、どのモジュールが障害されたことにより、そのような症状をきたしているのか仮説を立て、障害されたモジュールに直接働きかけるような訓練法を用いて、訓練効果を検証していくというのが認知心理学を用いた研究の一般的な手法である。その際、訓練法それ自体は従来から行われている訓練法を用いていることが多い。

認知神経心理学的アプローチに対しては理論上の疑問点があげられている。たとえば、神経解剖学との対応が明確でない、単語レベルのモデルが中心となっており、実際の言語活動とはかけ離れている。また認知心理学に基づく研究では、単一症例研究であることが一般的であるが、標準化された従来の失語症検査が実施されていなかったり、1つのモジュールが選択的に障害された希有な症例を用いて訓練を実施していたりするため、研究の成果を私たちが臨床に応用しにくいという問題点もある。このように認知心理学的アプローチは発展段階にあるといえるが、われわれ臨床家は今後も研究のなりゆきにおおいに注目していく必要がある理論ではある。

文 献

1) Brookshire RH：*An introduction to neurogenic communication disorders. 4th ed.*, Mosby Year Book, MO, 1992.
2) Chomsky N：*Syntactic structures.* Mouton, The Hague, 1957.
3) Davis GA, Wilcox MJ：*Adult aphasia rehabilitation：Applied pragamtics.* College-Hill Press, San Diego, 1985.
4) Duffy JR：Schuell's stimulation approach to rehabilitation. In Chapey (ed)：*Language interven-*

tion strategies in adult aphasia, 3rd ed., Williams & Wilkins, Baltimore, 1994, pp.146-174.
5) Filmore CJ：*The case for case.* Bach E, Harms R (eds), 1968.
6) 藤田郁代，他（日本聴能言語士協会，音声言語医学会）：構音検査（試案Ⅰ），1982．
7) 藤田郁代：失語症患者の構文の理解力の回復メカニズム．神経心理学　5：179-188，1989．
8) 藤田郁代：失語症患者の構文の産出力の回復メカニズム．失語症研究　9：237-244，1989．
9) Gardner H, et al：Visual communication in aphasia. *Neuropsychologia*　14：275-292, 1976.
10) Helm-Estabrooks N, Benson f：*Visual action therapy for global aphasia.* Paper presented at the Academy of Aphasia, Chicago, 1978.
11) Holland AL：*Communicative abilities in daily living.* University Park Press, Baltimore, 1980.
12) Kay J, et al：*Psycholoinguistic Assessments of Language Prosessing in Aphasia (PALPA).* Laurence Erlbaum Associates Hove, 1992.
13) Luria AR：*Traumatic aphasia,* Mouton, The Hague, 1970.
14) 日本音声言語医学会：失語症語彙検査，2000．
15) Sarno MT：*The functional communication profile：Manual of directions.* Institute of Rehabilitative Medicine, New York Medical Center, New York, 1969.
16) 笹沼澄子，他：失語症の言語治療．医学書院，1978．
17) Schuell H, et al：Clinical treatment of aphasia. *J Speech Hear Disord*　20：43-53, 1955.
18) Schuell H, et al：*Aphasia in adults.* Harper & Row, New York, 1964.
19) 関　啓子，杉下守弘：メロデフィックイントネーション療法によって改善のみられた Broca 失語の一例．脳神経　35：1031-1037，1983．
20) Sparks RW, et al：Aphasia rehabilitation resulting from melodic intonation therapy. *Cortex*　10：303-316, 1974.
21) 綿森淑子，他：実用コミュニケーション能力検査―CADL 検査．医歯薬出版，1990．
22) Wepman JM：*Recovery from aphasia.* Ronald Press, New York, 1951.

3 音声言語の訓練

1 話す訓練

　ここでは，失語症患者の発話に認められる中核的な問題点として喚語困難，発語失行，復唱をとりあげ問題点ごとに訓練法を紹介する．また，コミュニケーション能力を向上させるという観点から，言語的・非言語的な表出手段をも含めた総合的な訓練法もここで紹介する．

1. 喚語困難

1) 単語レベルの発話をうながす訓練

　喚語困難はどのようなタイプの，またどの重症度の失語症患者にも認められる障害である．そのため喚語困難については，これまでにもさまざまな観点から研究されてきている．
　絵や物品を見てその名前を呼称できない患者でも，ヒントを与えられると呼称できるようになることはよく知られている．このように語想起が促通することを Weigl[1] は deblocking と呼んでいる．どのようなヒント（cue，prompt，前刺激，手がかり）を与えると語想起が促通されるのだろうか．ヒントとその具体的なヒントの例を表1にまとめた．
　ヒントを与えて，語想起を促通させるという訓練法を用いる際は，注意すべき点が3点ある．まず第1には，どのヒントがもっとも効果的で，またどのような失語症患者にどのヒントが効果的なのかという点に関しての定説が得られていないということである．ここでいう「ヒントが効果的」という意味は「ヒントを与えると呼称が促通される」という意味であり，後に述べる「訓練効果」，つまり「訓練をすることによりヒントなしでも呼称できるようになる」とは別の意味であることにも注意したい．どのヒントがどのタイプの失語症患者に効果的なのであろうか．語

表1 呼称訓練に用いるヒントとその具体例

ヒント	目標語	具体例
語頭音	りんご	「り」とヒントを与える
語頭音とそれに続くヒント	りんご	「りん」とヒントを与える
文の完成	りんご	「赤くて，丸いくだものは…」
上位概念	りんご	「果物です」
機能	はさみ	「紙を切る道具です」
複数の選択肢から選ぶ	りんご	「いぬ，りんご，ピアノ」から選ぶ
アクセントが同一で一音だけ違う単語から類推させる	息	「あきに似ています．あき」

頭音をヒントとして与える訓練法を例に取ると，Pease & Goodglass[2]はどのタイプの失語症患者にも語頭音をヒントとして与える方法がもっとも有効であったと報告している．Kohn & Goodglass[3]は，語頭音をヒントとして与える訓練法はウェルニッケ失語患者には他のタイプの失語症患者と比べ効果が認められなかったと報告している．Li & Canter[4]は語頭音をヒントとして与えると呼称ができるブローカ失語，失名詞失語，ウェルニッケ失語の患者を対象として研究し，ブローカ失語よりもウェルニッケ失語の患者に有効であったとしている．

　第2の注意点は，このように語想起を促通させるといわれているヒントを用いて訓練すると，ヒントなしで呼称できるようになるのかどうかという点は十分検証されていないという点である（2ページ参照）．研究によっては，対象患者や，訓練材料，統計法など研究方法の妥当性に問題がある場合もある．ここでは，適切な研究方法を用いて，語頭音のヒントを与え，訓練効果を検証した2研究をとりあげる．Miceli et al[5]は語頭音のヒントを与える訓練の結果，呼称が改善した1症例を報告している．Miceli et al[5]により訓練効果が検証された症例は，慢性期の患者で，きわめて軽度の健忘失語症患者であった．一方，広実，他[6,7]で訓練効果が認められた患者2例は，急性期の患者で，ウェルニッケ失語1例，ブローカ失語1例であった．このように語頭音のヒントを与えるという訓練法は，効果が実証されているというものの，どのような患者に適切な訓練といえるのかは今のところ分かっていない．

　第3には，ヒントを用いることによって，誤反応も増加すると指摘されていることに注意したい．このように，ヒントを用いる訓練法は伝統的に用いられている手法であり，また臨床上効果的だと判断されている訓練法であるが多くの点は不明である．

　呼称訓練にはヒントを与える訓練法のほかに，目標語を復唱してから呼称する，目標語を音読してから呼称する，目標語を書いてから呼称するという訓練法もある．また認知心理学的なアプローチでは，どのモジュールが障害されているかを想定し，その障害に合った訓練法を実施する．その際用いられる訓練法自体は上述したような伝統的な訓練法である．

　訓練法の選択にあたっては，失語症のタイプごとにアプローチするのか，あるいは認知心理学的な考え方，つまりどのモジュールが障害されているかを想定し，その障害に合った訓練法を実施するという考え方を支持するのか，など選択方法は個々の訓練者の選択にまかされている．認知心理学的手法を用いる訓練者は，障害されているモジュールに直接アプローチする方が，擬似ランダムに訓練をしていくよりも有効なのだと主張している．一方，認知心理学的な手法が必ず

しも臨床上有用ではないのではないかとする立場もある．認知心理学的な研究で取り上げられている症例は，維持期で，訓練に対しても意欲的で，身体的にも良好，他の高次脳機能障害を合併していない症例である．このように限局した障害のみを負っているという特異的な症例についての研究結果が，果たして大多数の失語症患者にあてはまるのかどうかという疑問があるからである．どの訓練法がどのような失語症患者に有効であるのかという点に関して一定の結論に至っていない以上，臨床において訓練者は患者の症状に合わせて，訓練法を選択し，定期的に訓練効果を検証していくことが大切であろう．訓練法，訓練材料，試行回数などが十分吟味されて訓練が開始されることが重要であるという理由もそこにある．

2) 文レベルの発話をうながす訓練

　文レベルの発話の問題点としては，文を構成する語彙が出てこない，あるいは統語的に誤るために問題が生じるという場合が想定される．文を構成する語彙が出てこないという場合には単語レベルの訓練で説明したように，ヒントを与えて発話を促通するという訓練法が用いられる．語彙カテゴリーによる違いがあるかどうかについて Li & Williams[8]は研究した．彼らによると，名詞の産出には音韻的ヒントの方が意味的ヒントより有効であったが，動詞の産出については音韻的，意味的ヒントで差が認められなかったという．Roberts & Wertz[9]は文の発話に効果的だったという次のような訓練法を紹介している．訓練者は患者に文を聞かせる（例：「読んでいるのは新聞です」）．訓練者は同時に1枚の絵（例：マンガを読んでいる絵）を提示する．患者は訓練者が提示した文を真似ながら，しかし訓練者が提示した文とは少しだけ異なる絵に対応する文を発話する（例：「読んでいるのはマンガです」と発話），というような手法である．

　統語的な誤りについては，マッピングセラピーを実施する．マッピングセラピーとは，基とする文法理論にそって，統語範疇とその意味役割をマッチングできるように訓練する方法である．格文法や生成文法などの文法理論に基づき患者の誤りを分析し，課題を作成し，訓練する．

　本書では機能再構成による[10]訓練法をワークシート（199ページ参照）に紹介している．このワークシートの目的は，文レベルの表出をうながすことである．材料にはLuria[10]のいうパラダイム的動詞として教育基本語彙[11]から動詞を抽出し，同様に教育基本語彙より[11]抽出した名詞と組み合わせ，100題を紹介した．

3) 談話レベルの発話をうながす訓練

　談話（discourse）とは「話されたり書かれたりしたことばが，2つ以上の文の連続体であって，一定のまとまりを有すると見なされる」もの[12]をいう．ここでは，会話，物語なども含めて談話と呼ぶことにする．談話レベルの訓練では，メッセージを発信する能力と受信する能力の改善をめざす．メッセージの受信能力を改善させるための訓練については「第2章　3節　音声言語の訓練　聞く訓練：談話レベルの訓練」（131ページ参照）を参照してほしい．

　さて，失語症患者は談話の産出においてどのような問題をかかえているのだろうか．それにつ

いて考えるためには，談話とはどのようなものなのか理解しておく必要があるだろう．談話には言語的側面，パラ言語的側面（paralinguistic），非言語的側面（extralinguistic）がある．言語的側面の障害としては，錯語，喚語困難といった語彙・意味の問題，錯文法・失文法といった統語の障害が起こる．これらについて問題点が認められた場合は，前述した単語レベル，文レベルの訓練法を実施して対応することになる．パラ言語的側面（paralinguistic）とは，プロソディ，イントネーション，超分節的特徴をさす．失語症患者の中には，プロソディに障害を呈する患者がいる．これについての訓練法は後述する「２．発語失行」を参照してほしい．非言語的側面とは，発話それ自体とは別個のもので，音声言語以外のコンテクスト（context）を指す．設定，常識（world knowledge），ジェスチャーが非言語的側面とされる．設定とは会話がなされる場に適した文体を用いているかといった能力を指す．非言語的側面については後述する「４．実用的なコミュニケーション能力を改善させる訓練」で触れる（115 ページ参照）．

　談話の構成については研究者により分析方法，用語などが異なる．単語レベル，文レベルでは問題にならないが談話レベルでは，整合性（首尾一貫性，一貫性，coherence），結束性（cohesion）という概念が重要になる．整合性は談話全体の「自然さ」あるいは「すわりのよさ」というような広い意味で使われ，談話の意味的なつながりの善し悪しを決める．言語的要素だけでなく，常識，推論，連想などの非言語的要素も含めて整合性は決まる[13]．結束性はさまざまな言語手段を使っての談話の言語的つながりを指す[14]．

　談話レベルの表出を促す訓練としては，ことわざの意味を言ってもらう，４コマ漫画について説明してもらう，よく知られている童話や物語について説明をしてもらう，ある行為の手順について説明してもらう，患者自身のことについて説明してもらうなどの手法が臨床的に用いられている．談話レベルのコミュニケーション能力の検査法や訓練法，その訓練結果の分析方法が確立されているわけではないが，言語的側面，パラ言語的側面，非言語的側面について分析するとよい．また，談話レベルで問題となる整合性，結束性について問題がないのかも検討する．詳しくは「４．実用的なコミュニケーション能力を改善させる訓練」で説明する．

2．発語失行

　発語失行は左半球損傷によって引き起こされる障害で，発語器官に麻痺が認められないにも関わらず，プログラムされた発語行為が遂行できない障害で，ブローカ失語患者に認められることが多い．本章では発語失行の諸側面ごとに訓練法を紹介する．発語失行が患者の障害像に大きな影響を与えている場合でも，訓練プログラムを立てる際には，実用的なコミュニケーションという観点を大切にしたい．リハビリの始めから発語失行の訓練に終始するよりは，まず患者に合った何らかのコミュニケーション手段の確立を優先させるべき場合もある．代償手段としては書いて意思を伝える，ジェスチャーを用いる，単語で答えるなどが考えられる．

　ただし，重度の発語失行患者の場合は，まず何らかの言語音の産出を目的とし，有効な訓練法を見つけだすよう努めるとよい．言語音が産出できないため「言語を失ってしまった」と落ち込む患者の心理的なサポートにもなるからである．また発語失行の訓練においては，ある特定の訓

表2 日本語の子音と半母音

調音法		両唇音	歯(茎)音	歯茎-硬口蓋音	硬口蓋音	両唇・軟口蓋音	軟口蓋音	口蓋垂音	声門音
鼻音	有声音	m	n	ɲ			ŋ	N	
破裂音	無声音	p	t				k		ʔ
	有声音	b	d				g		
摩擦音	無声音	ɸ	s	ʃ	ç				h
	有声音		z	ʒ					
破擦音	無声音		ts	tʃ					
	有声音		dz	dʒ					
はじき音	有声音		ɾ						
半母音	有声音				j	w			

(国際交流基金日本語国際センター 1989)

練法だけで訓練を終了するのではなく，患者の改善にそってその時々の症状にあった訓練法を選択していくことが効果的な訓練につながることを明記したい．発語失行に重点をおいた言語訓練を実施するのか，その他の言語機能に対する訓練に重点をおくのかは，リハビリの状況や患者の言語症状・主訴に合わせて検討する．

1) 構音の正確さを増すための訓練法

　Van Riper & Irwin[15]は構音点（phonetic placement）について記述した．発語失行の訓練の際，患者に構音点や構音動作を図示しながら発話させるという手法は，Luria[10]でも紹介されており，臨床家にも広く用いられている．この方法は，口形や構音動作を直視できるような音（/p，b，m/）の訓練は導入しやすい（**テクニック1**，110ページ参照）．日本語の音声の構音点（調音点）を**表2**にまとめたので参考にしてほしい．また，構音点や構音動作を図示するときに用いる図を**図1**に紹介した．

　発話できる音から発話できない音を発話させるという訓練法がある．Van Riper & Irwin[15]はphonetic derivation（音の派生）と呼んでいる．広実[16]は，小児の構音障害の治療に用いる手法を応用した音の派生法を中等度のブローカ失語患者（発語失行軽度）に実施し，/s/の産出に効果が認められたと報告している．この患者の訓練開始前の/sa/の正答数は90試行中47回（正答率52％），訓練を2回実施した後の/sa/の正答数は90試行中84回（正答率93％）であった．訓練開始前の/sa/の成績に比べ，第2回訓練後の成績は統計的に有意な改善が認められた（$p<0.0001$）．このように，この訓練法には短期間で効果が得られる可能性がある．この手法は**テクニック2**（111ページ参照）に紹介した．

　しかし，広実[16]でも指摘しているとおり，この訓練法の効果は早期に消失することも考えられるので，構音可能になっても一定期間繰り返し行うことが望ましい．この訓練法には口形や構音動作を直視できない摩擦音/s/を訓練できる点が利点である．小児の構音障害の訓練法のいくつかは発語失行の訓練にも有効である．どのような構音動作あるいはどのような音を発音できると，どのような目標音の訓練が可能でありうるかの目安を**テクニック2**で説明する．小児の構音

テクニック1　構音点，構音動作を提示する訓練法

対象：口腔顔面失行が認められない発語失行患者

手順：

1. 訓練目標の音の口形・構音点を図示する（図1～5参照）．構音時の舌（点線）を赤鉛筆でなぞり，安静時の舌（実線）と対比させる．
2. 患者に訓練者自身の口元をよく見るように指示してから，ゆっくり構音をしてみせる．

コメント：両唇音から始めるとよい．図の意味するところと，訓練者の口唇の動きが同一であることが分かりやすい．

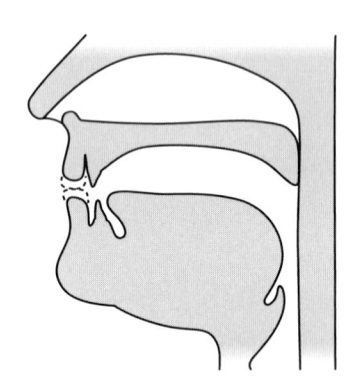

図1　日本語の子音構音点/p, b/ 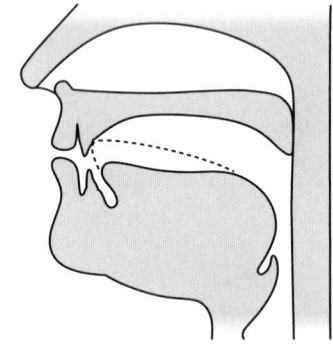　　図2　日本語の子音構音点/t, d/ 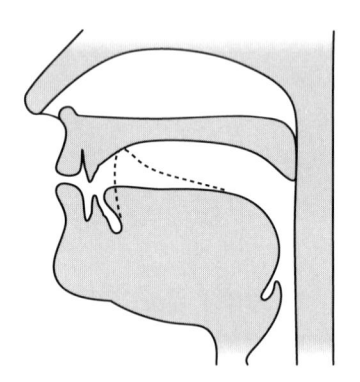　　図3　日本語の子音構音点/r/

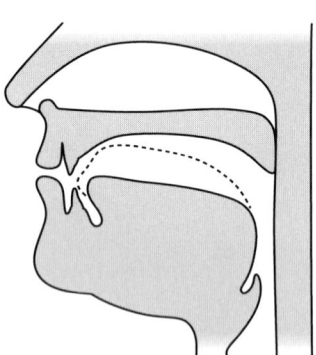

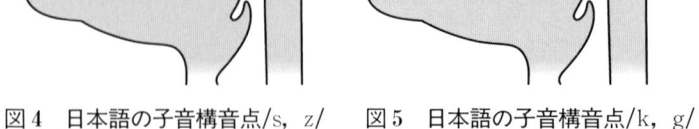

図4　日本語の子音構音点/s, z/ 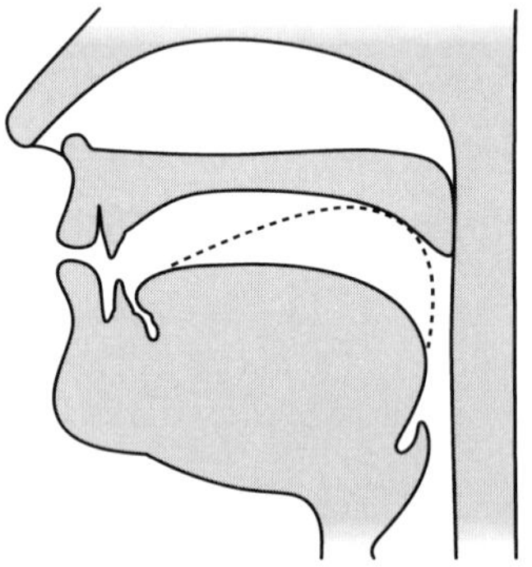　　図5　日本語の子音構音点/k, g/

テクニック2　音の派生法を用いた訓練

対象A：目標音を産出するにあたってある構音動作や，ある音が比較的安定して産出できる中～軽度の発語失行患者．

　　　舌を上下の歯にはさんだまま音を産出できる場合：目標音［t］を訓練することができる．

手順：
1. 舌を上下の歯にはさんだまま音 interdental/θa/を産出する．
2. /θa/を安定して産出できるようになったら，舌を後退させ/ta/を産出する．
3. 単音レベルの訓練が終了したら，単語レベルの訓練に移行する．
注：患者によっては/ta/より/to/の方が産出が容易な場合もある．

対象B：舌を上下の歯にはさんだまま音を産出できる場合：目標音/s/を訓練することができる．
手順：
1. 舌を上下の歯にはさんだまま音 interdental/θa/を産出する．
2. /θa/を安定して産出できるようになったら，舌を後退させ/sa/を産出する．
3. 単音レベルの訓練が終了したら，単語レベルの訓練に移行する．

対象C：［ン］［ア］と連続して産出できる場合：目標音/g//k/を訓練することができる．
1. ［ン］［ア］と連続して産出し，/ŋa/を産出する訓練をする．
2. ［ŋa］を安定して産出できるようになったら，鼻をつまみ/ga/を産出する訓練をする．
3. 鼻をつまみ/ga/を産出できるようになったら，鼻をつままないで/ga/を産出する訓練をする．
4. /ga/を産出できるようになったら，ささやき声で/ga/と産出させ，/ka/と産出できるよう訓練する．
5. 単音レベルの訓練が終了したら，単語レベルの訓練に移行する．

障害の訓練法については岡崎ら[17]を参照するとよい．

　機器を用いた訓練法としては，パラトグラムを用いた訓練法が Sugishita et al[18]，紺野ら[19]により紹介されている．杉下らの研究ではエレクトロ・パラトグラフィを用いて視覚的にフィードバックを与えることによって構音訓練をした．

　単音の発話は可能だが，音の連続を発話することが困難な患者もいる．そのような場合は，患者のレベルに合わせ無意味語を用いてドリルのように発話訓練を行うとよい．訓練の例を**テクニック3**に示す．

2) ディスプロソディに対する訓練法

　MIT（Melodic Intonation Therapy）は Sparks et al[20]によって開発された訓練法である．右

テクニック3　連続音を発話する訓練法

適応：単音は発話可能だが，音の連続は発話不可能な中等度の発語失行患者
目的：連続音の発話ができるようになること
手順：
　　1．50音（清音）を擬似ランダムに並べた表を用意する（下表）．
　　2．右端1行目を1音ずつ上から下へ読んでいく．
応用：無意味語1拍が可能になったら，表を用いて無意味語2拍，3拍へと段階を進める．同じ拍数の有意味語の訓練を並行して行ってもよい．

連続音の訓練：清音（擬似ランダム）

さ	ま	こ	ら	て	い	た	や	か	ゆ	は	す
ほ	え	む	う	ふ	り	し	け	る	つ	の	に
へ	ね	ち	く	ひ	を	ろ	せ	も	き	め	
れ	そ	ん	ぬ	わ	な	み	よ	あ	と	お	

半球が音楽に関連する機能に関与しているという立場から，左半球を損傷された失語症患者でも，音楽を用いることによって発話の改善をはかるために開発された訓練法である．表出できない語に音程をつけ，訓練する．日本語への応用例としては関ら[21]がその効果を検証している．

また，ヴェルボトナル法（全体構造法）[22,23]に基づく訓練法は，本邦ではまず第2外国語の学習に際し，各言語特有のイントネーションを獲得するための指導法として実績を示した．近年では失語症を始めとする言語訓練でも用いられるようになってきており，その効果については研究発表がなされている．

3) ジェスチャーを用いる訓練法

ジェスチャーを用いることによって発話行為にアプローチしようとする訓練法がある．四肢と同時に発話することによって，発話を促進させるという訓練法がいくつか開発されている．Simmons[24]によって開発された指折り法は，本邦においても臨床場面で用いられることが多い．これは目標語（例：「あめ」）を発話する際，1拍ずつ指を折りながら発話する（例：指をおりながら「あ」「め」と発話）という訓練法である．Luria[10]の機能間の再編成という理論やヴェルボトナル法（全体構造法）[22,23]の理論の応用として筆者が行っているジェスチャーを用いた訓練法を**テクニック4**に紹介する．口腔顔面失行が重度で訓練者の口形を模倣させる訓練法では母音の発話や復唱にいたらないような重度の発語失行患者にもこの訓練法は，有効であり，重度発語失行患者の初期の訓練として推奨したい．

テクニック4　ジェスチャーを用いた訓練

適応：口形模倣，復唱などでは，音の産出が不可能な患者

目標：「あ，い，う，え，お」の復唱が可能になること

手順：図6参照（図に描かれているジェスチャーは筆者が行っている例であり，患者によってはその他のジェスチャーでも産出可能なこともあるので訓練者が検討するとよい．）

1. 「あ」のジェスチャーをしながら，訓練者が「あ」を発声する．
2. 患者に訓練者の動作を模倣してもらいながら「あ」と言ってもらう．
3. 患者が訓練者の動作を模倣することが困難な場合は，手を取ってジェスチャーを助けるとよい．

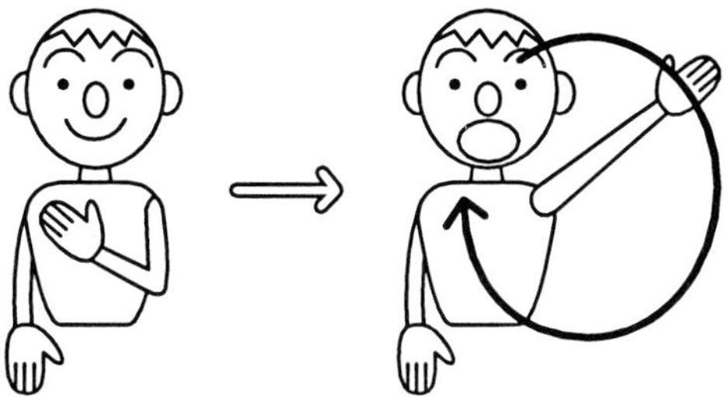

● 「あ」のジェスチャー
左上肢で大きく円を描くようにする．

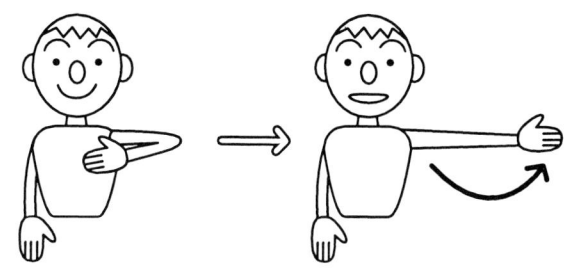

● 「い」のジェスチャー
左上肢を水平にゆっくりのばしていく．

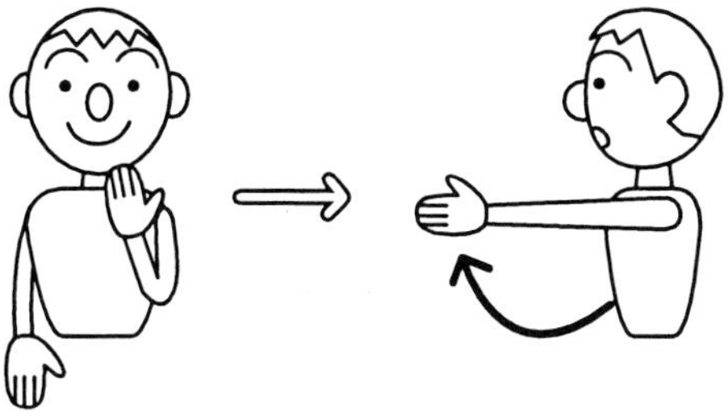

● 「う」のジェスチャー
左上肢を前にのばしていく．日本語の「う」にあたる/w/ではなく，/u/として記入する際にこのジェスチャーを用いるとよい．

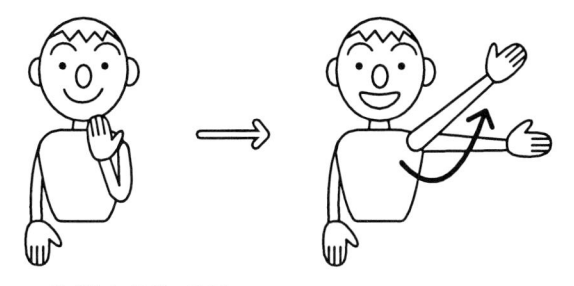

● 「え」のジェスチャー
「い」のジェスチャーをしてから，斜め上方に動かしていく．

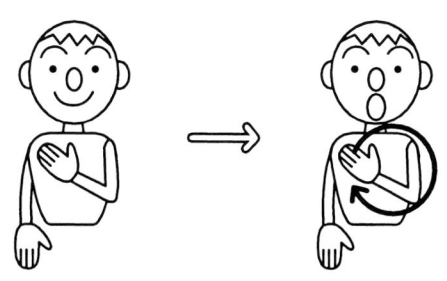

● 「お」のジェスチャー
左上肢でやや小さめの円を描く．

図6　テクニック4のジェスチャー

コメント：
1. 「あ」，「い」，「ぱ」，「た」が比較的産出しやすい印象があるが，患者によってどの音から練習するか検討する．
2. 重度の発語失行患者に同じ音の練習ばかりを継続していると，その音以外の音へ展開していかないことがあるので注意が必要である．
3. 母音の他，/p，t/の音も練習可能である（図7参照）．
4. 母音の訓練では動作開始から終了するまで「あ——」「い——」というように発声しつづけると，産出しやすい．動作はゆっくりする．
5. /p，t/はそれに対し，瞬間的な発声で「ぱっ」「たっ」と，動作もすばやくする．
6. この訓練によりある程度随意的に言語音が産出できるようになったところで，他の発語失行の訓練法を検討し，他の音，単語レベルなどへ展開していくとよい．他の音や単語レベルへ展開が図れない場合には，一定期間発語失行へのアプローチを中止し，経過観察へと切り替え，その後再開すると有効な場合もある．これにより2.のような事態を回避することができる．

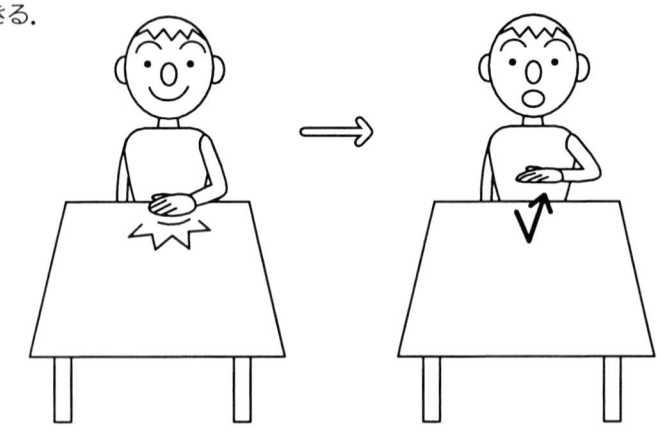

● 「ぱっ」「たっ」のジェスチャー
左の手の平で机をすばやく強く叩く．

図7

注：右片マヒ患者に，左上肢のジェスチャーを説明するための図である．片マヒの認められない患者の場合は右上肢でジェスチャーをする．

4）口腔顔面失行を伴う重度の発語失行患者に対する訓練法

　口腔顔面失行のため，訓練者の口形模倣による訓練や，復唱による訓練が不可能な患者には**テクニック3**で紹介したジェスチャーを用いた訓練も有効である．その他にも口腔顔面失行を伴う発語失行患者に対する訓練法がいくつかある．系列語をいうと発話できる場合がある．たとえば，「あいうえお...」，「月火水木金土日」，「1, 2, 3, 4, 5...」といってもらう．数字の場合には指折り法もあわせて行うとさらにスムーズに発話できることもある．歌唱が可能な場合はMITを導入する場合もある．また訓練者の口形を直視していると発話が困難な患者でも，鏡を使用し，鏡に映った自身の口形を見ながらだと発話できることがある．

　このように，口腔顔面失行を伴う重度の発語失行患者の場合は，まず言語音の産出を目的と

し，有効な訓練法を見つけだすよう努める．これは，発語失行・口腔顔面失行に対する訓練であるというだけでなく，言語音が産出できないため「言語を失ってしまった」と落ち込む患者の心理的なサポートにもなる．発語失行が重度であればあるほど，できる限り早急にアプローチしたい側面である．ただし，言語音の産出に成功すれば問題ないが，訓練者の技量が未熟であったり，訓練法が不適切であるために，患者が言語音を産出できずに，言語訓練が失敗体験となり，かえって落ち込んでしまうという事態はさけなければならない．また，口腔顔面失行を伴う重度の発語失行患者の場合には，訓練が適切に行われても時期尚早であるために効果が出ないという場合もある．

いずれにせよ，重度の失語症患者であれば，悲痛な心理状態の表出さえ困難であることをよく考慮に入れ，過剰な訓練は謹むべきである．また，重度の発語失行患者に同じ系列語の訓練だけを継続していた結果，学習した系列語（例：常にあいうえおの「あ，い」とだけ産出）だけ産出するようになり，それ以降の言語訓練を阻害することになるという場合もある．重度の発語失行の訓練では「訓練のしすぎ」に特に注意したい．

3．復唱

復唱が保たれている患者に復唱を用いて訓練すると，他の言語モダリティが改善することがある．復唱が障害されているという場合，復唱だけにアプローチすることは少なく，むしろその障害を引き起こしている原因が何であるかをまず考察し，その問題点にアプローチするのが一般的である．復唱能力の低下の原因は語音の認知が悪い，音の選択に誤りがある，音の配列に障害がある，発話のプログラミングに問題がある（発語失行），聴覚的把持力が低下している，あるいはそれらが重複しているということが考えられる．語音認知，聴覚的把持力の低下については「聞く訓練」（125ページ参照），発語失行については「発語失行」（108ページ参照）で説明している．

復唱訓練の難易度は一般に音節数が長くなるほど困難になり，有意味語より無意味語のほうが困難である．語音認知が悪い場合は，文脈の手がかりのある短文の復唱の方が，語の復唱より成績がよい．復唱訓練の補助器具としてランゲージマスターやICレコーダなど録音した刺激（音，語，文など）を再生できる器具を使用すると自習できる．

4．実用的なコミュニケーション能力を改善させる訓練

実用的なコミュニケーション能力とは，患者に残存する言語的・非言語的コミュニケーション能力をコミュニケーションの場で活用する能力である．実用的なコミュニケーション能力を改善させるためには，前述した音声言語に対する訓練やその他の言語モダリティに対する訓練だけではなく，言語的・非言語的コミュニケーション能力を実践・応用するための訓練が必要となる．訓練を開始するにあたっては，実用的なコミュニケーション能力について分析する必要がある．標準化された言語検査や掘り下げ検査の結果，および自由会話場面でどのようなコミュニケーシ

ョン手段を患者が用いているかを分析するとよい．具体的な分析例については「情報伝達促進法」（117 ページ参照）で説明する．

1) 非言語的なコミュニケーション手段を用いる

　残念ながら音声言語だけで十分なコミュニケーションが図れない場合には，音声言語以外の手段も併用することによってコミュニケーション能力を向上させようとする訓練法がある．描画で伝えたい情報を伝達する訓練は，臨床でも用いられている．ジェスチャー（パントマイム）で意思を伝達する．たとえば「はみがき」という単語が想起できない場合は，歯を磨くジェスチャーをする．

　その他の代償手段としてコミュニケーションボード，コミュニケーションノートを活用することもある．コミュニケーションノートとは，患者が伝達したいであろう事柄（例：水が飲みたい，窓を開けてほしいなど）をあらかじめ訓練者がノートに羅列しておき，必要なときに患者はその項目を指さすことにより自分の意思を伝達するというものである．

　それぞれの手法を用いた研究報告では，談話レベルまで伝達可能になったような症例が報告されることがあるが，「話せない」「書けない」ので絵やジェスチャーなどの代替手段を用いればよいといった発想は短絡的である．むしろ，失語症が重度であるということは損傷部位が広範に及んでいることが多く，他の高次脳機能が影響を受けている可能性もある．結果的に失語症だけでなく，その他のコミュニケーションを支える機能にも影響を与えていることがあるので注意したい．大切なのは，言語的・非言語的手段をとわずその患者にとって実用可能なコミュニケーション手段を見つけ出すということである．

2) PACE (Promoting Aphasics' Communicative Effectiveness)

　上記のような問題点を解決するためにも，Davis & Wilcox[25]によって開発された PACE は大変有効な訓練法である．PACE の効果としては，残存するコミュニケーション能力の改善だけではなく，コミュニケーションが本来持っている，他者とのやり取りの喜びを患者に与えることも見逃せない．PACE の 4 原則はよく知られているところだが，若干の説明を加えまとめた．

① 新情報を交換する

　写真，絵，文字で書かれた単語などを材料として用いるのが一般的である．数枚の写真を 1 セットにし，患者と訓練者がそれぞれ 1 セットずつ見ながら，ある写真について説明するという方法も提案されている[26]．要は，聞く側にとっての新情報（new information, referent）を交換することが原則である．患者が話し手である場合，患者からの情報が聞き手である訓練者に蓄積されていった結果，目標語が何であるかを訓練者が同定するというプロセスが PACE では重要視されている．そのためには，材料となる写真や絵カードなどをかなりの枚数用意しておくことが必要である．何人もの患者と同じ材料を用いて訓練していると，患者からのわずかなヒントでも，しかもそれがコミュニケーションとして誤っている場合でさえ，訓練者は容易に何の絵であ

るか想像がついてしまい，PACEが本来目指している新情報の交換という目的が達成されないという経験をしている訓練者も多いのではないだろうか．

② 会話では患者と訓練者が同等の役割を担う

患者も訓練者も交互に話し手になったり，聞き手になったりする．伝統的な訓練法では，常に訓練者が話し手，患者が聞き手という設定になりがちである．しかし，PACEでは患者も訓練者も，話し手，聞き手になるという点が新しいとされている．

③ コミュニケーション手段を自由に選択する

PACEでは患者も訓練者もコミュニケーション手段を自由に選択することができる．つまり，言語的・非言語的コミュニケーション手段を用いることができる．たとえば，言語による表現だけでなく，擬態音（例：目標語「犬」に対し「ワンワン」と鳴き声をまねる），パントマイム，ジェスチャー（例：目標語「かなづち」に対し，打つ真似），描画などを用いる．訓練者の役割は，話し手であるときには，患者が用いると効果的な手段を提示すること，聞き手であるときにはそれらの手段を用いた結果，コミュニケーションが効果的であったことを患者に示すことである．

④ コミュニケーションが成功しているかどうか，それに応じてフィードバックする

患者からの情報が不足していて，何を言いたいか推測できない場合には，訓練者は患者に新情報を要求する．たとえば「洗濯している女性」という情報を伝える場合，患者が「女の人」とだけ表出し，言いよどんだ場合には，情報は確かに伝わったが，情報の量が不十分だということを患者に示しながら，「何をしているのですか？」，「その女性はどのような服装をしているのですか？」，「ジェスチャーでまねできますか？」などと患者が表出しやすいように質問する．

3）情報伝達促進法（"Promoting Information Transmission" therapy；PIT）

伝統的な言語訓練やPACEなどの訓練を通し，何らかのコミュニケーション手段が確立した患者には，さらに実践的な訓練をする．情報伝達促進法（PIT）は，患者本人のコミュニケーション能力の改善を目的とするだけでなく，コミュニケーション・パートナーがコミュニケーション・スキルを習得する目的で考案された[27,28]．失語症患者の場合，訓練を通して比較的安定した言語的，非言語的コミュニケーション手段が再獲得できた場合でも，それを使い切れないということがよく見受けられる．また，臨床の場では「失語症の主人（妻）が何をいっているのか分からない」「何をいいたいのか分からない」との家族からの訴えをしばしば耳にする．この訓練法の目的は，患者本人のコミュニケーション能力の改善を目的とするだけでなく，コミュニケーション・パートナーがコミュニケーション・スキルを習得することである．

情報伝達促進法の原則は4点である．

① 患者は比較的保たれている言語機能，非言語機能を用いて情報を送信する

情報伝達促進法では，患者が情報を発信する話し手である．訓練の開始にあたって，訓練者はどのような言語機能，非言語機能がその患者にとって有効なコミュニケーション手段であるかを患者およびその家族に説明する．訓練者は言語検査，自由会話場面の分析に加え，PACEなど

表3　情報送信正答率および情報伝達成功率の採点例

送信すべき項目	症例の反応	家族の反応	情報送信	情報伝達
クリちゃんが	発話なし		なし	無反応のため失敗
縁の下に	発話なし		なし	無反応のため失敗
もぐって	発話なし		なし	無反応のため失敗
アリ地獄を	「アリ地獄を」	症例の発話を復唱するが，違っていると誤解	正答	家族が納得せず，失敗
見ている	「見ている」	症例の発話を復唱	正答	成功

注：上記の採点例で，
　　情報送信正答率は，5項目中2項目正答で40％と算定される．
　　情報伝達成功率は，5項目中1項目成功で20％と算定される．
（文献28より引用）

の訓練をあらかじめ実施し，患者の比較的保たれた言語機能，非言語機能が何であるかを同定するとともに，患者がその機能を活用できるようにしておくと情報伝達促進法の導入が容易になる．

② **コミュニケーション・パートナーとして家族は，患者からのメッセージに対しできる限り敏感に反応し，受信した情報が正確かどうかを患者に確認する．また情報の発信が中断された場合には，発信を促す**

患者から発信される情報は不正確であったり（例：錯語），不十分であったり（例：喚語困難による言いよどみ）するものである．患者から発信された情報が，確かに患者が発信したい情報であるかどうかをコミュニケーション・パートナーが的確に確認し，コミュニケーションを進めていくことが大切である．広実[27]で紹介したウェルニッケ失語患者とその家族を例に取る．

家族は患者が発信した情報について確認しようと，「それは犬なのね」と聞いても患者は「うん」と答え，「猫なの？」と聞いても「うん」と答え，結局どちらなのか家族には分からないという状態であった．しかし，家族がまず自分に患者の注意を向けてから，「それは犬なのね」といいながら，「犬」という文字を書き，確認するという方法に代えることにより情報伝達成功率（表3参照）は改善した．

患者の言語能力にあった確認方法を見出し，家族に指導することにより，情報が正確に伝わるようになる場合がある．家族によっては，このような確認をすることを怠りがちな場合もあり，結果的に正確に情報が伝達されない場合がある．また，日本では一家の長である男性が失語症になった場合，家族が確認作業や促し作業を実施しようとしても，「家族が自分をバカにしている」と患者が感じたり，「妻には指導されたくはない」といった理由から拒否する場合が多々ある．そのような場合でも，情報伝達促進法を導入することにより「訓練者が指導していることなので，患者も家族も従おう」と納得してもらえる場合も多く経験している．

患者が何かを言おうとしたり，文字や絵にかいて伝えようとしたときに，家族は患者の反応が終了するまで待つべきだと誤解している家族も多い．患者の反応の一部を見ただけで家族が何であるか分かってくれるのであれば，患者は自分の言いたいことをよく分かってくれる「勘のよい人間」であると喜ぶものである．また逆に，患者が言いたいとき，書きたいときに先走って，「これはああなの，こうなの」と聞き返してばかりいる家族もいる．そのような家族にはもう少

し待ってあげるよう指導する．「患者からのメッセージに対しできる限り敏感に反応」できるようになるためには，訓練者の指導が必要な場合もある．

③ 訓練者の役割は情報の送信者である患者と受信者である家族への指導である

訓練者が課題に参加しない利点は，患者と家族のやりとりを観察できることである．情報送信の仕方が受信相手（訓練者なのか，家族なのか）によって異なる患者もいる．家族のほうも，患者の言語能力を現実以上に良いものと誤解しているため，実際には訓練者の指導通りにはコミュニケーションを行っていない家族もいる．それとは逆に家族が患者のコミュニケーション能力を過小に評価している場合もある．

訓練者が課題に参加しないもう1つの利点は，患者と家族との情報伝達における問題点を具体的に，かつ事実に忠実にフィードバックできることである．広実[27]の失行を伴うウェルニッケ失語患者の例をあげると，患者がある情報（例：耳）を伝達しようとしてある行動（例：自分のほほのあたりをなでる）を起こす．それに対し，家族がどのような反応を示し（例：患者がなんらかの反応をしているとは気づかず，見落とす），その結果，どのような情報伝達がなされたか（例：情報伝達は失敗する）を訓練者が観察することができる．この患者の場合，顔の一部について情報を伝達しようとするときはいつでもほほのあたりをなでるという行動が観察された．

「耳」という情報を送信しようとして「ほほをなでる」というこの情報伝達方法は正答とはいえず，むしろ誤反応とも受け取れる反応であるが，ある一定の誤反応がもつ意味を家族が理解することにより情報伝達はより円滑になる．この家族の場合は，患者がほほをなでるという行動を起こすと，「（伝達したい情報は）顔に関係あるのね？」と患者に確認するようになった．誤反応であっても，情報伝達しようとする患者の行動を正当に評価し，家族に説明することにより，患者はコミュニケーション能力を家族からも正当に評価してもらえるようになる．患者が情報の送信を失敗してしまうことはもちろんあるが，患者が情報送信を正しく実行していても，家族がそれを見落としたり，誤解しているため，情報伝達が成功しないこともある．

このように訓練を通し，家族は自分のコミュニケーション・スキルの未熟さを謙虚に受け止めることができるようになる．患者も情報が伝わらないことが必ずしも自身の言語能力によるのではないと経験することが，患者の自信回復にもつながる．また，自分の誤反応に対してでさえ真剣に受け止めようとしてくれる家族がいることを患者が感じ取ることは，患者の心理的支えとなる．このように患者と家族が同一の経験を積み重ねることによって，「コミュニケーションとは失語症患者と家族との相互のやりとりである[29]」ということに対する双方の認識と理解をもたらすのである．「患者と家族とがコミュニケーションにおいて対等であるということ，またそれを双方がそれを認識・理解しないことにはコミュニケーションが円滑に行われない」ということは，発症直後から訓練者が家族に説明していることであり，もっとも理解してほしい点であろう．しかしそれは，このような経験なくしてはなかなか理解されない点である．

④ 実用的な情報伝達を目標に，訓練材料は患者の能力によって選択する

情報伝達促進法を開始するまでの言語症状から，課題を設定する．たとえば，単語レベルの課題といっても，どのようなコミュニケーション手段が患者にとって有効なのか，またどのようなコミュニケーション手段を選択できるようになることを目標としているのかを考慮に入れ，課題

表4 促し作業の種類

種類	症例と家族のやりとりの例
確認	症例「鬼ごっこじゃない，かくれんぼだな」 家族「鬼ごっこじゃなくて，かくれんぼね」
補足	症例「おとう…」 家族「おとうさん？」
整理	症例「鬼ごっこを…するためにじゃんけんをして」 　　「鬼に，鬼ごっこじゃない，かくれんぼだな」 　　「鬼になって…」 家族「じゃんけんをしてクリちゃんが鬼になって…」
質問	症例「お友達4人　男の子と女の子と」 家族「何人ずつ？」
他の手段	症例「…」 家族「描いてね，わからなかったら」
激励	症例「…」 家族「大丈夫，調子良かったから」

(文献28より引用，一部改変)

に用いる絵カードを選択する．

　漢字による伝達が比較的保たれている患者には，漢字で表記できるような絵カード（例：犬，川など）を用いる．選択する材料は多ければ，多いほど望ましい．たとえば，「犬」という目標語でも，絵で描かれたもの，写真と異なるカードが用意されている方が望ましい．

　具体的な訓練の導入，訓練方法を説明する．

　1) 訓練材料を決定する．患者の言語症状を考慮に入れて，単語レベル，文レベル，談話レベルいずれのレベルが適しているか決定する．

　2) 訓練開始にあたっては，患者のコミュニケーション能力，実用的なコミュニケーション手段に加え，コミュニケーション・スキルの指導・訓練対象となるコミュニケーション・パートナー（家族）が，患者のどのような問題点をどの程度まで理解できているかについても分析する（図1）．患者のコミュニケーション能力分析表に（図1）基づき，パートナーには患者の言語症状および有効なコミュニケーション手段を説明する．同時に，パートナーが用いるとよいコミュニケーション手段についても説明する．訓練者は患者の言語症状および有効なコミュニケーション手段（確認作業，促し作業）を口頭で説明するだけではなく，コミュニケーション能力分析表などの書面も活用しながら説明すると良い．家族が失語症患者の言語症状を分析的に理解することはかなり困難であるうえに，仮に家族は頭で分かっていても，実際の会話場面，訓練場面ではその知識を活用できないことが多いことを訓練者は十分認識しておく必要がある．

　3) 訓練を実施する．課題は患者のレベルに合わせ選択する．単語レベル（名詞の絵カード）・文レベル（動作の絵カード）の訓練する場合は，訓練者は擬似ランダムに抽出した絵カードをふせておく．患者は自由にコミュニケーション手段を選択し，絵カードに何が描かれているかを家族に説明する（情報送信）．談話レベルの課題（4コマ漫画）では，家族には漫画を見せずに，患者はコミュニケーション手段を自由に選択し，1コマずつ家族に説明し，最後に漫画のオチが何であったか説明する（情報送信）．家族は訓練者が指導した通りの確認作業，促し作業を実施する．訓練結果は，患者の情報送信正答率，家族の確認作業実行率，家族の促し作業の種類と頻

患者のコミュニケーション能力			家族の理解
言語的側面	語性錯語	有　無	有　無
	意味性錯語	有　無	有　無
	喚語困難	有　無	有　無
	呼称能力	有　無	有　無
	書字（漢字）	有　無	有　無
	書字（仮名）	有　無	有　無
パラ言語的側面	ディスプロソディ	有　無	有　無
	発語失行	有　無	有　無
非言語的側面	描画能力	実用性　有　無	有　無
	ジェスチャー	実用性　有　無	有　無

実用的なコミュニケーション手段（患者→対話者）

	訓練者と	家族と
口頭言語（単語レベル）	使用可　使用不可	使用可　使用不可
口頭言語（文レベル）	使用可　使用不可	使用可　使用不可
書字（漢字）実用性	使用可　使用不可	使用可　使用不可
書字（仮名）実用性	使用可　使用不可	使用可　使用不可
描画能力	使用可　使用不可	使用可　使用不可
ジェスチャー	使用可　使用不可	使用可　使用不可
コミュニケーション・ボード	使用可　使用不可	使用可　使用不可

パートナーのコミュニケーション・スキル（家族→患者）

確認作業	手順：
促し作業	確認：
	補足：
	整理：
	質問：
	他の手段：
	激励：

図1　実用的コミュニケーション能力分析表

患者：　　　　　　　　　　　　　　　　　　　　　　　　　　訓練日：　　年　　月　　日

手段 課題	呼称	書称 （漢字）	書称 （仮名）	描画	指さし	ジェス チャー	コミュニケー ションノート	複数の 手段	無反応	特記
1.										
2.										
3.										
4.										
5.										
6.										
7.										
8.										
9.										
10.										

◆情報送信正答率＝（情報送信正答数）÷（試行数）×100＝（　　　　　）÷（　　　　　）×100＝　　　％
　確認作業実行率＝（確認作業実行数）÷（試行数）×100＝（　　　　　）÷（　　　　　）×100＝　　　％
　情報伝達成功率＝（情報伝達成功数）÷（試行数）×100＝（　　　　　）÷（　　　　　）×100＝　　　％

◆促し作業

頻度	
種類	
確認	
補足	
整理	
質問	
他の手段	
激励	

図2　情報伝達促進法記録用紙

度，患者から家族への情報伝達成功率について分析する（図2）．情報送信正答率とは，患者が何らかのコミュニケーション手段を用いて正しく情報を送信できた項目数を，送信すべき項目総数で割り，算定する．家族の確認作業実行率とは，訓練者が指導した方法で家族が確認した回数を，確認すべき試行数で割り，算定する．家族が実施した促し作業の種類と頻度を測定する．情報送信正答率および情報伝達成功率の成功率の採点例を表3に，促し作業の種類とその例を表4に示す．また，単語レベルの課題を用いた場合の訓練結果のマネジメントシートを図2に示した．

4）情報伝達促進法では，毎回の訓練終了時にコミュニケーション方法について患者と家族に確認する．つまり，患者に対しては有効なコミュニケーション手段を確認し，家族に対しては確認作業，促し作業について確認する．訓練の際，どのような場面で患者が成功していたか，あるいは失敗していたか，また家族もどのような場面で確認作業や促し作業が遂行できていたか，あるいは不十分であったかを訓練者は具体例をあげながら確認する．情報伝達成功率が目標の値まで改善したところで訓練を終了する．

広実[27]は情報伝達促進法をウェルニッケ失語患者とその家族に実施し，広実[28]ではブローカ失語患者とその家族に実施したところ，それぞれ効果が認められた．この訓練の対象は失語症患者と多くの場合は患者家族である．しかし介護保険が始まり，今まで以上にさまざまな人々が患者をと接するようになった．訓練者は医療・介護スタッフなどをも情報伝達促進法を始めとする実用的なコミュニケーション訓練の対象とし，失語症患者のコミュニケーションを確立していくことが急務であると考える．

文　献

1) Weigl E：On the problem of cortical syndromes：Experimental studies. *The reach of the mind：essays in memory of Kurt Glodstein (ed. by Simmel M L)*. Springer, New York 1968.
2) Pease D, Goodglass H：The effect of cueing on picturenaming in aphasia. *Cortex* **14**：178-189, 1978.
3) Kohn SE, Goodglass H：Picture naming in aphasia. *Brain Lang* **24**：266-283, 1985.
4) Li E, Canter G：An investigation of Luria's hypothesis on prompting in aphasic naming disturbances. *J Commun Disord* **20**：469-475, 1987.
5) Miceli G, Amitrano A, Capasso R, Caramazza A：The treatment of anomia resulting from output lexical damage：Analysis of two cases. *Brain Lang* **52**：150-174, 1996.
6) 広実真弓，藤本　彰，杉下守弘：語頭音をヒントにする呼称訓練の効果について．失語症研究，1995.
7) Hirozane M, Hemmi I, Fujimoto A, Sugishita M：The efficacy of the phonemic cueing technique in the treatment of Aphasia in the acute phase. *Sophia Linquistica* **53**：77-86, 2005.
8) Li E, Williams S：The effects of grammatic class and cue type on cueing responsivness in aphasia. *Brain Lang* **38**：48-60, 1990.
9) Roberts J A, Wertz R T：TACS：A contrastive language treatment for aphasic adults. *Clinical Aphasiology (ed. by Brookshire, R H)* **16**：207-212, 1986.
10) Luria A R：*Traumatic aphasia*, Mouton, The Hague, 1970.
11) 阪本一郎：新教育基本語彙，学芸図書，1978.
12) Harris Z S：Discourse analysis. *Lg* **28**：1-30, 1952.
13) 亀山恵：談話分析：整合性と結束性．談話と文脈（大津由紀雄他，編）．岩波書店，1999, pp.93-

122.
14) Halliday M A K, Hasan R：*Cohesion in English*, Longman, 1976.
15) Van Riper C, Irwin J.：Voice and articulation. Prentice-Hall，NJ, 1958．
16) 広実真弓，田中宇一郎：音の派生法を用いた発語失行訓練で効果が認められた1症例．上智大学言語障害研究センター紀要 **3**：21-28，1999．
17) 岡崎惠子，相野田紀子，加藤正子：口蓋裂の言語臨床．医学書院，1997．
18) Sugishita M, Konnno K, Kabe S et al：Electropalatographic analysis of apraxia of speech in a left hander and in a right hander. *Brain* **110**：1393-1417, 1987.
19) 紺野加奈江，杉下守弘：発語失行の言語治療．失語症研究，**8**：131-137，1988．
20) Sparks R, Helm N, Albert M：Aphasia rehabilitation resulting from melodic intonation therapy. *Cortex* **10**：303-316, 1974.
21) 関啓子，杉下守弘：メロデフィックイントネーション療法によって改善のみられたBroca失語の一例．脳神経 **35**：1031-1037，1983．
22) グロード・ロベルジュ監：ヴェルボトナル法入門―ことばへのアプローチ―．第三書房，1994．
23) 道関京子：失語症のリハビリテーション：全体構造のすべて．医歯薬出版，1997．
24) Simmons N：Finger counting as an intersystemic reorganizer in apraxia of speech. *Clinical aphasiology (ed by Brookshire R)*, BRK Publishers, Minneapolis, 1978.
25) Davis G, Wilcox J.：Incorporating parameters of natural conversation in aphasia treatment. *Language intervention strategies in adult aphasia (ed by Chapey R)*. Williams & Wilkins, Baltimore, 1981, pp.169-194.
26) Clérebaut N, Coyette F, Feyereysen P, Seron X：Une méthode de rééducation fonctionnelle des aphasiques：la P.A.C.E. *Rééducation orthophonique* **22**：329-345, 1984.
27) 広実真弓：ウェルニッケ失語患者とその家族に情報伝達促進法を用いて行った訓練．聴能言語学研究 **16**：159-163，1999．
28) 広実真弓：ブローカ失語患者とその家族に情報伝達促進法を用いて行った訓練．聴能言語学研究 **17**：145-149，2000．
29) Wepman J M：Aphasia therapy：a new look. *J speech Hear Disord* **37**：203-214, 1972.

2 聞く訓練

　本章では音声言語を聞いて理解する力（聴覚理解）の訓練法を，音レベル，単語レベル，文レベル，談話レベルの節にわけて説明する．しかし，これは訓練を音レベルから始めて談話レベルで終了するという訓練の順序や階層を意味しているのではない．単語を聞いて理解する能力が低下している患者でも，文を聞いて理解することができるということは臨床の場ではしばしば見られることである．たとえば，「本」とだけいわれて本の絵を指さすより，「あなたが読んでいる本」と言われた方が失語症患者は理解しやすい[4]ことがある．また，どのような因子が聴覚理解に影響を及ぼすかを理解しておくことも大切である．たとえば，統語についていえば，失語症患者は，「子どもがドアを押す」という非可逆文よりも「子どもが母を押す」という可逆文を理解することの方が困難である[9]．私たち訓練者がこれら2つの側面を考慮に入れて訓練していくことにより，より効果的な訓練が可能となるであろう．

1. 音レベルの訓練

　語音の認知が低下しているかどうかは，「2．言語治療業務の流れ 3)検査・評価をする」（89ページ参照）で説明したとおり失語症患者用の語音弁別検査を用いて評価する．難易度は弁別素性が遠い2語の弁別の方がやさしく，弁別素性が近い2語の弁別の方が難しい．訓練法としては，訓練者が聴覚的に2つの刺激を提示し，2つの刺激の同異を答えさせる，ある単語を聴覚的に提示し，そこに特定の音が含まれているかどうか答えさせる，などがある．具体例を**テクニック5**にまとめた．失語症患者の中には，失語症が重度のため上記の課題の説明が理解できないこともある．聴覚的な刺激の提示だけでは課題遂行が困難な場合は，回答用に絵を用いたり，文字

テクニック5　語音弁別能力を改善する訓練法：刺激の同異を答える

対象：語音弁別能力が低下している患者
材料：同異を答えさせるためのカード．○×，同じ 違うなどと書いたカード．訓練する単
　　　語のリストを用意しておく．
手順：
　1．患者に弁別素性が異なる2単語を提示する．
　　　例：/k//s/の弁別の場合，「かき，かき」「かき，さき」
　2．「同じだったら○，違っていたら×をさしてください」と教示する．
　3．成功したら，次に進む．
コメント：提示する刺激のペアは必ずしも有意味語である必要はないが，有意味語から開始した
　　　　　方が課題の理解はしやすいし，実用的ではある．単語のリストは表1を用いることも
　　　　　可能である．

テクニック6　語音弁別能力を改善する訓練法：絵カードを用いて訓練する

対象：語音弁別能力が低下している患者

材料：表1に示されている目標語，およびそれに対応する絵カード

手順：
1. 絵カードの中から，患者に絵を2枚提示する．例：「パン」と「缶」の絵
2. 訓練者は目標語を発音する．例：「パン」
3. 患者はそれに対応する絵をポインティングする．
4. 成功したら，次の絵カードに進む．

応用：
1. 上記の訓練が易しすぎる場合には，同一のグループの中から4枚を取り出し訓練するとよい．
2. 上記の訓練が難しすぎる場合には，目標語を聴覚的に提示する際，漢字あるいは仮名で（あるいは両方）書かれたカードを同時に提示すると理解しやすい場合がある．
3. 表1に示された単語に対応する絵カードは，語音弁別検査として用いることができる（89ページ参照）．

表1　語音弁別に用いることのできる単語のリスト

単語のリスト	対立している音素	単語のリスト	対立している音素
〈母音〉		竹，酒，崖，刷毛	t, s, g, h
息，駅，秋，雨季	i, e, a, u	縄，沢，川	n, s, k
浮き，沖	u, o	ブナ，鮒，ツナ	b, Φ, ts
石，牛，足	i, u, a	砂，綱	s, ts
寺，虎	e, o	瓶，芯，金，銀	b, ʃ, k, g
〈子音〉		柵，額，枠，	s, g, w
血，火，木	tʃ, ç, k	蕎麦，空	b, r
目，根，手，毛	m, n, t, k	闇，紙	j, k
シャリ，砂利，ガリ	ʃ, dʒ, g	バネ，種，屋根	b, t, j
綿，ペン，弁，点，線，弦	m, p, b, t, s, g	パン，蘭，湾，缶，雁	p, r, w, k, g
熱，鉄，列	n, t, ɾ	棚，花	t, h
猿，春	s, h	蕗，月，茎	Φ, ts, k
丸，樽	m, t	するめ，スズメ	r, dz
玉，山，釜，浜	t, j, k, h	坦坦麺，ワンタン麺	t, w
梨，だし，鷲，橋	n, d, w, h	ママ，パパ	m, p

注：同じグループの語は，モーラ数，アクセントが統制されており，弁別素性だけが異なる語である．アクセントパターンは東京方言を基準とした．

カードを用いるとよい．語音弁別に用いることのできる単語のリストを**表1**にまとめ，訓練法を**テクニック6**に紹介する．語音の認知能力を改善させるための訓練法として，復唱能力が保たれている場合は，復唱させて訓練する方法もある．この場合，課題の難易度はモーラ数が増えるほど増し，無意味語の方が有意味語より難かしい．しかし，これらの訓練法の訓練効果については

| テクニック7 | 音韻抽出能力を改善させる：特定の音を探す |

対象：語音弁別能力が低下している患者．
材料：弁別するべき音（例：弁別すべき音「か」）が含まれる単語のリストを用意しておく．
手順
1. 単語のリストの中から1語選び発音する．例：「『さかな』には『か』の音が入っていますか？」と訓練者はたずねる．
2. 患者は「か」が入っているかどうか答える．
3. 成功したら，次の絵カードに進む．

応用：上記の訓練が終了した段階で，目標の音が語のどの位置に含まれているか答える訓練に移行する．訓練に用いる単語の拍数分の○が書かれたカードを用意する．
　　例：「『さかな』のどこの位置に『か』の音が入っていましたか？」とたずねる．患者が ○○○ と書かれたカードの真中の丸を回答できたら，次に進む．
コメント：単語のリスト作成には『構音訓練のためのドリルブック』[22]を用いると便利である．

検証されているわけではなく，臨床的な経験に基づいて行われている．このような場合は，どのような患者にどのような訓練が適しているのか，どのぐらいの期間訓練するべきなのかなど不明の点も多いので，データの収集と分析を定期的に行い，患者の語音認知が改善しているかどうかチェックしていくことが大切である．音韻抽出能力が低下している場合には，特定の音韻を語の中から抽出する訓練を行うとよい．この訓練は音韻処理能力が必要な仮名の書字訓練とも密接に関係している（139ページ参照）．具体例をテクニック7に紹介する．

2．単語レベルの訓練

　言語音を聞いてその意味を理解できるようになる訓練としては，訓練者が絵（あるいは実物）の名前を言い，患者がそれに対応する絵（あるいは実物）をポインティングするという訓練方法が広く用いられている．訓練をする際にはやさしい課題からむずかしい課題へとプログラムを立てていく．

　出現頻度（frequency of occurence）が高い語（例：犬）の理解の方が低い語（例：靴ベラ）の理解よりやさしいことが知られている[26]．Goldstein[13]は具象名詞の方が抽象名詞より理解しやすいと報告している．ただし，出現頻度よりも既知度（familiality）の方が，重度の失語症患者の聴覚理解にとっては重要であるという研究がある[32,33]．失語症患者が名前を聞いてそれに対応する絵をポインティングするという課題で誤答するとき，しばしば同一カテゴリーの他の単語と誤ることが指摘されている[3,10]．選択肢となる語を同一カテゴリーから構成した課題の成績は，異なるカテゴリーの単語から選ぶ課題の成績より劣ることが報告されている[3,23]．つまり，「犬」の絵を「犬，馬，鹿，猿」の絵から選ぶより，「犬，りんご，鉛筆，階段」から選ぶ方が簡単だということである．

表2 聞く訓練：単語レベルの難易度

課題の難易度	低い	高い	例
出現頻度	高い単語	低い単語	「犬」の方が，「靴べら」よりやさしい．
	具象名詞	抽象名詞	「犬」の方が，「辛い」よりやさしい．
既知度	高い単語	低い単語	重度の失語症患者では影響大．既知度は個人によって異なる．
選択肢	異なるカテゴリー	同一カテゴリー	「犬」を「犬，馬，鹿，猿」の絵から選ぶより，「犬，りんご，鉛筆，階段」から選ぶ方がやさしい．
選択肢の数	2つ，4つ	6つ，8つ	8枚の絵から正答を選ぶより4枚の絵から正答を選ぶ方がやさしい．

　また選択肢の数が多くなるほど聴覚理解が困難になることも報告されている[23]．Pierce et al[23]は，選択肢が同一カテゴリーの絵で構成されている課題と，それぞれ異なるカテゴリーの絵から構成されている課題を用いて，選択肢の数が失語症患者の聴覚理解に影響を及ぼしているかどうか調べた．選択肢となる絵の枚数が6枚あるいは8枚の絵だった場合，同一カテゴリーの絵で構成されている課題の成績の方が，異なるカテゴリーの絵から構成されている課題の成績より有意に悪かった．一方，選択肢の絵の枚数が2枚あるいは4枚の場合には両者の成績に有意な差が認められなかった．このことから，彼らは選択肢の数が聴覚理解に影響を及ぼしていると結論づけた．

　訓練では以上のような因子を考慮に入れながら，患者の障害にあわせ課題の難易度を設定するとよい．単語レベルの聴覚理解が改善されると文レベル，談話レベルの訓練へと課題を移行させていくことが多い．しかし，文レベルや談話レベルの聴覚理解は後述するように意味知識（semantic knowledge）や文脈理解に助けられていることを考慮に入れ，むしろより難易度の高い語を用いたポインティング課題を継続することを薦める研究者もいる[25]．

　国際的には出現頻度，具象性，既知度などについての基礎研究がなされている国もあるが，日本では十分研究されてきているとはいえない．そのため，神経心理学的な研究を訓練者がする場合には，健常者を用いた統制実験を加えるなど研究手法に工夫を加える必要がある．臨床のうえでも，聴覚理解に影響を与えると思われるさまざまな因子を統制した材料を用いることが理想的ではあるが，海外ほどには厳密に統制できないこともある．本書ではワークシートに単語レベルの聴覚理解課題を紹介している．選択肢となる語を教育基本語彙（小学校低学年で学習することを薦められている単語）[27]から抽出し，異なるカテゴリーの5単語から正答1単語を選ぶ課題を作成した．重度失語症患者を対象とした難易度の低い課題となっている．

3．文レベルの訓練

　文レベルの聴覚理解に影響を及ぼす因子としてさまざまなことが考えられる（**表3**）．単語レベルの聴覚理解に影響を与えていると考えられたさまざまな因子は，文レベルの聴覚理解にも同

表3 文レベルの聴覚理解に影響を与えると思われる因子

影響を与える因子	
単語レベルの聴覚理解に影響を与える因子	出現頻度，既知度など（127ページ参照）
刺激の提示速度	遅いと聴覚理解がよくなる．
休止	統語が明確になる位置に休止を挿入すると聴覚理解がよくなる．
文の長さ，情報量，短期記憶	相互に関係．文の長さが長くなっても冗長的な文の理解はやさしいが，新情報の多い文の理解はむずかしい．
統語	統語は聴覚理解に影響を与える．
知識・文脈	知識・文脈によって聴覚理解がよくなる．

様に影響していると考えられる．文を構成する語の出現頻度が文レベルの聴覚理解にも影響を及ぼしており，出現頻度が低い語を用いている文の理解ほど成績が悪いことがShewan & Canter[29]によって報告されている．Van Lancker & Kempler[31]は，出現頻度，文の長さ，および統語の複雑さを統制した文の場合には，慣用表現の理解の方がよいと述べている．文レベルの聴覚理解においては，刺激の提示速度や休止の位置も聴覚理解に影響を与えると考えられる．刺激提示の速度を低下すると聴覚理解がよくなること[19]は，臨床の場で訓練者がよく実感することである．速度だけでなく，統語関係が明確になるような位置に休止を入れることにより聴覚理解は改善するという報告がある[34]．

文の長さ，情報量，短期記憶は互いに関係しあいながら文レベルの聴覚理解に影響を与えている．失語症患者は言語性の短期記憶が障害されていることが知られている[1]．冗長性のない文の場合は，長いほど聴覚理解が困難になる[12]．しかし短期記憶が障害されることにより理解が困難になるのは，トークンテストに用いられているような冗長性のない文（例：赤い四角で青い丸にさわってください）の場合であり[20]，文の長さが長くなるからといって必ずしも聴覚理解が悪くなるわけではない．新情報は加えずに冗長的な語がつらなることによって文が長くなっているような場合は，むしろ理解しやすい．文の長さが同じならば，冗長性のある文の方が冗長性のない文よりも理解しやすい[12]．

統語の理解が障害されることによっても聴覚理解は障害される．生成文法の理論に基づき日本人の失語症患者の聴覚理解障害を分析した研究に，萩原[14,15]のものなどがある．生成文法では統語障害をどのように説明するのか，その一端を紹介する．

萩原[15]は失語症患者を対象に以下の文の聴取実験を行った．

1-a　お母さんが　男の子を　押した．　　　　　（動作動詞能動文）
　b　夫が　妻に　寝込まれた．　　　　　　　　（間接自動詞受動文）
　c　お母さんが　息子に　事故を　起こされた．（間接他動詞受動文）
2-a　男の子が　お母さんに　t　押された．　　　（動作動詞受動文）
　b　兄が　妹に　t　足を　踏まれた．　　　　　（所有付加分離受動文）
　c　お父さんが　娘に　t　本を　汚された．　　（所有可分離受動文）

その結果，ブローカ失語患者4例は1の文を100％正しく理解したが，2の文についてはチャンスレベルの正答率であった．どうしてこのようなことが起こるのか．生成文法では次のように説明する．一番長い文1-cと2-cを比較すると，名詞や動詞の配列，助詞の順序は同じであるが，名詞句が移動した後に残る痕跡tとその連鎖があるかどうかが異なっている．生成文法では移動した名詞句への意味役割の付与は痕跡tとそれを関係づける連鎖によってなされると考える．萩原[15]は次のような仮説を立てて，ブローカ失語の統語障害について説明した．
(i)隣接する名詞句を動詞の対象とせよ．ついでそれ以外の名詞句を動作主または経験者とせよ．
(ii)主格の助詞がのつく名詞句を動作主または経験者とせよ．

たとえば，1-cでは，(i)により，動詞「起こす」にもっとも近い名詞句「事故」に対象を付与し，次に近い「息子」に動作主を与える．残った「お母さん」には，受動形態素ラレによって被害経験者という役割が与えられ，正確に理解できるという．一方，2-cでは，(i)により動詞「汚す」にもっとも近い名詞句「本」に対象を付与し，次に近い「娘」に動作主を与える．「お父さん」という名詞句には(ii)により動作主が与えられる．その結果，2つの名詞句が動作主となり，患者はどちらが動作主か推測するしかなくなりチャンスレベルの正答しか得られないという．

藤田ら[6,7,8]は，格文法の理論に基づき，助詞の理解が悪くなった失語症患者の構文の理解力には階層があることを報告している．藤田らによると，失語症患者の文の理解には，意味ストラテジー，語順ストラテジー，助詞ストラテジーという階層があると説明している．たとえば助詞を解読し，意味格を把握する助詞ストラテジーが働かない場合には，名詞や動詞の意味を手がかりとした意味ストラテジーを用いて理解しようとする．その結果，非可逆文（例：子どもがドアを押す）は正しく理解できる．しかし，可逆文（例：子どもが母を押す）の理解では，文頭の名詞（例：子供）を動作主格とするという語順ストラテジーを用いて理解しようとする．そのため，「子どもが母を押す」は正しく理解するが，「母を子どもが押す」は「母」を動作格として理解してしまうため，文の理解を誤ってしまう．

統語の障害の訓練法としては，マッピングセラピーがある．基になる理論が生成文法であれ，格文法であれ，統語範疇とその意味役割をマッチングできるように訓練する方法をマッピングセラピーとよぶ．日本人を対象としたマッピングセラピーの効果についての報告は決して多くはなく，訓練材料・訓練方法が今後開発されていくことが期待される．

さて，統語の障害によってコミュニケーションの理解が著しく障害されることはないとする立場もある．Sherman & Schweickert[28]によると，統語が障害された失語症患者は意味的・語用論的なストラテジーを用いて文を理解しようとするという．たとえば，「太郎が犬にかまれた」という文では，統語が障害されていて，受動態の理解が障害されているとしても，常識（world knowledge）的に「犬」が動作主で「太郎」が対象であることが明白なので，文の理解が容易なのである．Gallaher & Canter[11]は，実生活で文を理解するという場合には，統語関係だけで理解するのではなく，冗長的な情報を提供するような常識（realworld knowledge）や語彙の理解もあるので，統語の障害は実際の生活にあまり影響を及ぼさないとしている．

統語能力を検査する場合，聞かされた文とそれに対応する絵をマッチングさせるという手法が一般的に用いられる．しかし，この手法は統語能力の低下を過剰に検出しているのではないか．

例をあげて説明すると次のようになる．失語症患者に「太郎が花子にぶたれた」という文だけを聞かせると，患者はまず語彙（「太郎」「花子」「ぶつ」）の意味を理解しようとするだけでなく，同時に文法関係（「花子が動作主」で「太郎が対象」）も理解しようとする．患者の能力では，語彙の意味の理解と文法関係の理解の両方を同時に処理することが不可能な場合，統語の障害となり，患者は花子が太郎をぶっている絵をポインティングできなくなる．しかし，「太郎が花子にぶたれた」という同じ文が談話の中で出てくると，患者はその文を聞いた段階ですでに登場人物を同定できていたり，どんなことが起こり得るか予想がついているので，統語を正確に理解できるようになる．つまり語彙の意味や予測されるできごとにあまり注意を払わずにすむので，統語の理解がよくなるというのである．一文がすべて新情報の要素で構成されているというのは構文検査の場合だけで，実際のコミュニケーションでは旧情報として太郎や花子がけんかをしていることは知っているというわけである．

　以上のように，文レベルの聴覚理解が障害されている場合，どのような側面が障害されているのかを分析することが大切である．文の提示速度や休止で聴覚理解はよくなるのか，文を構成する語の出現頻度によって聴覚理解は変わるのか，あるいは統語の障害はあるのかなどの観点から，どのような文をどのように提示したときに理解障害が認められるのかをまず把握して，問題点ごとにアプローチする．本書では重度失語症患者を対象とした訓練法をワークシート（199ページ参照）に紹介した．この訓練法は，教育基本語彙[27]の中から小学校低学年に学習することを薦められている名詞と動詞を抽出し，統語が単純で，意味的なてがかりも多いと思われる文を教材とした訓練法である．

4. 談話レベルの訓練

　談話レベルの聴覚理解には，これまで説明してきた語レベルや文レベルの聴覚理解に影響を与えるさまざまな因子が影響を及ぼしていると考えられる．材料の提示速度は談話レベルの聴覚理解にも影響を与えるという報告がある．Nicholas & Brookshire[2]は提示速度を遅くし，文と文の間に休止を挿入すると失語症患者の理解がよいことを報告している．しかし，この効果は被験者によって，試行によって効果が一定でなかったようである．日本語の刺激の提示速度と休止については，健常者を対象とした広実[17]の研究がある[17]．広実[17]によると，材料となる談話を提示する時間とそこに挿入される休止の長さの合計を一定にした場合，休止の数が多くなるほど，被験者は朗読の速度を遅く感じたという．Nicholas & Brookshire[21]および広実[17]の結果から，日本人の失語症患者においても，休止が多く挿入されるほど，失語症患者の談話理解が改善されることが推測される．

　単語レベル，文レベルの聴覚理解では問題にならなかった点も，談話では問題となる場合がある．談話では結束性（cohesion）と整合性（一貫性，coherence）という概念が重要になる．結束性とは，さまざまな言語手段を使っての談話の言語的つながりをさす[16]．一方，整合性とは，textbaseを構成する命題（proposition）と命題との関係性をさす．これらの関係性の分析は研究者によって異なり，原因，ゴール，プラン，行動などに分析される．ある命題と命題との関係

が明白である場合もあれば，聞き手が推測をしないとその関係がわからない場合もある．失語症患者にとって，命題の関係性の種類によって，たとえば関係性が原因とゴールでは推論の難易度に違いがあるかどうかという点については，今のところ研究されていない．しかし，Brookshire & Nicholas[2]によると，推論が最小であれば，失語症患者は直接述べられた情報と同様十分に理解できたという．しかし推論の量が多くなると，直接述べられた情報に比べ理解力は有意に低下していた[21]．

私たちが所有する常識的な情報や個人の記憶といった知識，常識（world knowledge, domain knowledge, mental model, situation model）が談話の理解を助けることは前述した．この知識のおかげで，私たちはtextbaseを作成するための枠組みをもつことになる．また，この知識のおかげで命題の関係性（整合性）の推論が容易になる．この知識の助けにより，ある特定の意味体系や統語に障害がある失語症患者でも，文を正確に理解できることは先にも説明したとおりである．

textbaseが作成されると，私たちは談話の主題を見つけようとする．Pierce[25]は，失語症患者が主題について知識がある場合とない場合では，知識がある主題についての方がより正確に理解できたと報告している．Hough[18]は主題が出てくる位置に関係なく，つまり談話の始めに出現しても談話の終わりに出現しても，失語症患者は主題を理解することで談話の理解がしやすくなると報告している．また失語症患者は，談話の主題と子細を区別する能力が保たれているという研究がある[5,30]．

談話レベルの聴覚的理解の訓練でもやさしい課題から徐々に難しい課題へと移行させていくことが望ましい．訓練では，なじみのある話題を用いて訓練することから始めて，あまりなじみのないような話題についても理解できるようにプログラムを立てるとよい．談話についての質問は，まず主題について質問し，徐々に主題以外の詳細について質問するようにする．また，談話の明意（直接言及されていることがら）についての質問はやさしいが，聞き手が推理（inference）する必要のあることがら（推意）についての質問は難しい．患者が質問に窮した場合には，患者の推論を助けるような形で質問をしたり，ヒントを与えると，患者は回答しやすくなる．また談話が長くなり，なじみのない語彙が多く用いられた談話の理解は難しい．

本書では，談話レベルの課題をワークシート（218ページ参照）に紹介した．このワークシートでは20の談話を扱っている．談話はすべてほぼ同じ長さである．一般的によく知られている行事，出来事などを主題とした比較的やさしい課題と，一般的には知られていないような内容を取り上げ，比較的難しい課題で構成した．また設問も主題について質問と，主題とは直接関係のない子細についての質問，隠喩されている部分への質問などから構成することにより難易度を変えた．

文 献

1) Albert ML：Short-term memory and aphasia. *Brain Lang* **3**：28-33, 1976.
2) Brookshire RH, Nicholas LE：Comprehension of directly and indirectly stated main ideas and details in discourse by brain-damaged and nonbrain-damaged listeners. *Brain Lang* **21**：21-36,

1984.
3) Butterworth B, et al : The semantic deficit in aphasia : The relationship between semantic errors in auditory comprehension and picture naming. *Neuropsychologia* **22** : 409-429, 1984.
4) Clark AE, Flowers CR : The effect of semantic redundancy on auditory comprehension in aphasia. In Brookshire RK (ed) : *Clinical Aphasiology*, BRK Publishers, 1983.
5) Ernest-Baron CR, et al : Story structure and retelling of narratives by aphasic and nonbrain-damaged adults. *J Speech Hear Res* **30** : 44-49, 1987.
6) 藤田郁代，他：失語症者の構文の理解．音声言語医学 **18**：6-13，1977．
7) 藤田郁代，他：失語症者における構文の理解の構造．聴能言語障害 **6**：151-161，1977．
8) 藤田郁代，他：失語症者の可逆文の理解過程．音声言語医学 **23**：249-256，1982．
9) 藤田郁代：失語症患者の構文治療―構文処理方式に基づくアプローチ．失語症研究 **8**：121-130，1988．
10) Gainotti G, et al : The relationship between type of naming error and semantic-lexical discrimination in aphasic patients. *Cortex* **17** : 401-410, 1981.
11) Gallaher AJ, Canter GJ : Reading and listening comprehension in Broca's aphasia : Lexical versus syntactical errors. *Brain Lang* **17** : 183-192, 1982.
12) Gardner H, et al : Comprehending a word : The influence of speed and redundancy on auditory comprehension in aphasia. *Cortex* **11** : 155-162, 1975.
13) Goldstein K : *Language and language disturbances*. Grune & Stratton, New York, 1948.
14) 萩原裕子：文法の障害．認知心理学 3；言語．東京大学出版会，pp.107-125，1995．
15) 萩原裕子：脳にいどむ言語学．岩波書店，東京，1998．
16) Halliday M A K, Hasan R : *Cohesion in English*. Longman, London, 1976.
17) 広実義人：知覚上の発話速度に及ぼすポーズ数の影響．音声学会 **205**：63-65，1994．
18) Hough MS : Narrative comprehension in adults with right and left hemisphere brain-damage : Theme organaization. *Brain Lang* **38** : 253-277, 1990.
19) Lasky E, et al : Influence of linguistic complexity, rate of presentatio, and ineerphrase pause time on auditory-verbal comprehension of adult aphasic patients. *Brain Lang* **3** : 386-395, 1976.
20) Martin R, Feher E : The consequences of reduced memory span for the comprehension of semantic versus syntactic information. *Brain Lang* **38** : 1-20, 1990.
21) Nicholas LE, Brookshire RH : Consistency of the effedts of rate of speech on brain-damaged adults' comprehension of narrative discourse. *J Speech Hear Res* **29** : 462-470, 1986.
22) 日本音声言語医学会：構音訓練のためのドリルブック．協同医書出版社，1995．
23) Pierce R, et al : Single word comprehensionin aphasia : Influence of array size, picture relatedness and situational context. *Aphasiology* **4** : 155-165, 1990.
24) Pierce R : Comprehension. In Muller DJ (ed) : *Treatment of aphasia : From theory to practice*, Whurr Publishers, London, 1995, pp.173-186.
25) Pierce RS, Patteson JP : *Treatment of auditory comprehension impairment. In Wallace GL (ed)* : *Adult aphasia rehabilitation*, Butterworth-Hinemann, Boston, 1996, pp.175-192.
26) Schuell HM, et al : Relationships between auditory comprehension and word frequency in aphasia. *J Speech Hear Res* **4** : 30-36, 1961.
27) 阪本一郎：新教育基本語彙．学芸図書，1974．
28) Sherman J, Schweickert J : Syntactic and semantic contributions to sentence comprehension in agrammatism. *Brain Lang* **37** : 419-439, 1989.
29) Shewan CM, Canter GJ : Effects of vocabulary, syntax, and sentence length on auditory comprehension in aphasic adults. *Cortex* **7** : 209-226, 1971.
30) Ulatowska HK, et al : Narrative and procedural disourse in aphasia. In Joanette Y & Brownell H (eds) : *Discourse ability and brain damage : Theoretical and empirical perspectives*, Springer-Verlag, New York, 1990.
31) Van Lancker DR, Kempler D : Comprehension of familiar phrases by left-but not by right-hemisphere damaged patients. *Brain Lang* **32** : 265-277, 1987.
32) Van Lancker DR, Klein K : Preserved recognition of familiar personal names in global aphasia.

Brain Lang **39**：511-529, 1990.
33) Wallace G, Canter G：Effects of personally relevant language materials on the performance of severely aphasic individuals. *J Speech Hear Disord* **50**：385-390, 1983.
34) Weidner W, Lasky E：The interaction of rate and complexity of stimulus on the performance of adult aphasic subjects. *Brain Lang* **3**：34-40, 1976.

4 文字言語の訓練

　失語症患者の治療には文字言語の訓練が有効である．訓練の内容としては，①読む訓練，②書く訓練，③仮名の書字訓練，〈付〉漢字・仮名の音読および書取テストがあり，本節ではこれらの訓練法，検査法，合併症のある患者へのアプローチについて述べる．

1　読む訓練

　失語症患者に認められる読むことの障害は，読んで理解する能力（読解）と声に出し読み上げる能力（音読）について検討する必要がある．また，失語症に視覚障害などが合併して読むことの障害となっている場合もある．本項では，読解力，音読，失語症に合併する可能性のある読みの障害に分けて説明する．

1. 読解力の検査と訓練

1）単語レベルの検査と訓練

　WAB 失語症検査[1]のように標準化された失語症検査には，絵カードと漢字や仮名をマッチングさせる下位検査が含まれている．本書では，単語レベルの読解力の訓練として「ワークシート3　教育基本語彙〈単語レベル〉」（166 ページ参照）を紹介した．この訓練は絵カードに対応する漢字あるいは仮名を3単語から選ぶという課題で，重度の失語症患者用に難易度の低い課題とした．他には，絵カードと文字カードのマッチングをする訓練がある．仮名と漢字の読解力に差が認められる場合には，より読解力が高い方をヒントとして用いる．たとえば，漢字の読解力の方

が仮名の読解力に比べ保たれているという場合には，目標語となる仮名とヒントとなる漢字を併記した文字カードを準備し，訓練が進むにつれ，ヒントである漢字を除いていくという方法である．単語レベルの読解力が保たれていると，実用的なコミュニケーションがスムーズになる．また，聴覚的理解が低下しているウェルニッケ失語の患者でも，対話者が要点を漢字あるいは仮名で書くなどの工夫によりコミュニケーションが円滑になる．

2）文レベルの検査と訓練

　検査法としては，WAB失語症検査のように標準化された失語症検査の下位検査を用いるのが一般的である．文レベルの読解力の障害は，仮名の障害，統語能力の低下，把持力の低下によって引き起こされる．文レベルの訓練をするためには，機能語を担う仮名の認知が保たれていることが前提となる．仮名に障害が認められない場合でも，統語能力や把持力に障害が認められると，文を正確に理解できなくなる．訓練は問題点が何であるのかを見きわめて，その問題点にアプローチするようにする．

　たとえば，形容詞の理解に問題があるため，「長い鉛筆を取って下さい．」という指示にもかかわらず短い鉛筆を取ってしまうという場合には，形容詞の理解を促す訓練をする．本書の「ワークシート5 教育基本語彙：文レベル」（199ページ参照）の動作絵を用いて動作絵と文のマッチング訓練を実施することもできる．

3）談話レベルの検査と訓練

　標準化された検査としてはWAB失語症検査の下位検査「読む」を用いて検査することができる．その他に，市販の国語の読解ドリルを用いて検査する場合もある．訓練法として，本書では「ワークシート6 談話レベル」（218ページ参照）に談話レベルの読解力の訓練を紹介した．聴覚的理解と同様，談話レベルの読解力の訓練でも，主題を知っているかどうか，質問が推論を要するものであるかどうか，などによって課題の難易度が変わる．

2．音読の検査と訓練

1）音レベル，単語レベルの検査と訓練

　仮名の音読能力，漢字の音読能力に解離が認められる場合と，両者がともに認められる患者がいる．両者の能力に解離があるのかどうかは，WAB失語症検査の下位検査「読む」や，「付 漢字・仮名の音読および書取テスト」（148ページ参照）を用いて検査するとよい．

　訓練法としては，キーワード法[3]を応用した訓練，本書ワークシート❸-1，❸-4（167ページ参照）などがある．

2）文レベルの検査と訓練

　WAB失語症検査[1]の下位検査「Ⅴ．読み」を用いて検査することができる．文レベルの訓練に進むためには，仮名の音読が保たれていることが前提条件となる．訓練法としては，市販の漢字ドリルを音読する方法がある．教材が小学生用であるということで拒否的な患者には，本書「ワークシート4　新聞高頻度語」（183ページ参照）を用いるとよい．その他にも，カルタやことわざを音読するという訓練もある．

3）発語失行により音読に障害が認められる場合

　発語失行患者では，読解力に比べ音読に障害が認められる．その場合は，まず発語失行の訓練（108ページ参照）を実施する．文字言語を用いた発語失行の訓練法（音読の訓練法）としては，目標語として1，2モーラからなる訓練語から始め，徐々にモーラ数を増やしていく．

3．失語症に合併しやすい視覚失認，視野障害による読みの障害

　視覚失認が重度の場合は絵カードや実物などの認知が困難な場合もある．視覚失認を合併した場合には，形態が似ている文字を読み誤ることもある．このような場合は，簡単な図形の認知の訓練から開始するとよい．たとえば単純な形の図形，○，△，☆などがページ一面に描かれた中から，特定の図形だけを選び出すなどの課題である．あるいは平仮名をページ一面に擬似ランダムに並べ，その中から特定の仮名，あるいは間違いやすい仮名を選ぶという課題などもある．「ぬ」と「め」を誤る傾向がある患者には，「ぬ」の文字に○をつけていくなどの課題が考えられる．

　半側空間無視というと左半側空間無視が一般的であるが，失語症患者には右側の半側空間無視を合併する患者がいる．そのような患者は，ページの右半分に注意がいかず，単語や行を飛ばして読んでしまうということが起こる．このような患者には，患者が今音読している行を指でなぞりながら，読み進めるという訓練法を実施する．音読している単語の位置より先に指が移動してしまったり，あるいは遅れてしまったりせずに，今音読している単語の位置に指が正確に動かせるようになると，正確に音読できるようになることが多い．縦書きされたページの1行目に注意がいかない患者の場合には，1行目の最初に大きく赤いカギかっこを付けることによって注意を促すとよい．それでは不十分な場合には1行目から最終行の上部に赤い直線を引き，あやまって行を飛ばした場合でも，その赤い線を右にたどることにより，1行目に注意を向けることができるようにする訓練法もある．

文　献

1) WAB失語症検査作成委員会（杉下守弘代表）：WAB失語症検査（日本語版）．医学書院，1986．
2) 広実真弓：ウェルニッケ失語患者とその家族に情報伝達促進法を用いて行った訓練．聴能言語学研究　16：159-163, 1999．
3) 鈴木勉：失語症の仮名書字訓練導入の適応と訓練方法．失語症研究　16：246-249, 1996．

2 書く訓練

　失語症患者は一般に話すことの障害に比べ，書くことの障害の方が重度である．本節では失語症患者に認められる書字障害だけでなく，失語症に合併しやすい書字障害についても若干の説明を加えることとした．たとえば，失行性失書は利き手と反体側の優位半球の損傷によって起こるため，結果として失語症を合併することが多い．そのため失語症患者に認められる書字障害に限定した訓練法だけを説明しても臨床的には不十分な場合がある．

　訓練を開始するにあたって，まず書くことの障害の原因となっている問題点が何なのかを知ることが大切である．失語症患者には，構成障害などが合併することがある．つまり書字障害が認められる失語症患者の場合には，失語症に起因する言語性の要素と，失語症に合併する可能性のある運動性の要素・視空間性の要素とを評価する必要がある．それらを見きわめるために書字能力についての検査は，自発書字，書取，写字の3種類の検査を実施する．

　書く訓練の開始時期については，書字障害の程度，患者や家族の障害受容の程度，患者の意欲などを考慮に入れ，慎重に検討することが望ましい．たとえば，訓練者から何の説明もないままに，50音を書く（あるいは写す），または絵をみてそれが何であるか仮名あるいは漢字で書くという課題を実施してしまうと，「『あいうえお』も書けなくなった」と本人が落ち込んでしまったり，「主人の能力は小学生以下になってしまった」といったように家族が誤解してしまうこともある．

1. 言語性の要素に関連する障害と訓練

1) 自発書字に障害が認められる場合

　失語症患者の書く障害は，話す障害とは一般に対応しており，しかも重症なことが多い．音声言語で喚語困難や錯語が認められる患者では，文字言語でも，書称が困難になったり，錯書になったりする．失語症患者は一般に写字能力は保たれており，自発書字や書取に困難を示すことが多い．

① 音レベルの検査と訓練

　仮名を1文字ずつ書くことができるかどうかを検査する場合には，50音表をア行から順に書いてもらうという方法がある．同様の検査がWAB失語症検査「Ⅵ．書字」[1]にも採用されている．訓練法としては50音図を手がかりにする，「3仮名の書字訓練」（143ページ参照）がある．また，仮名の書字訓練法として鈴木[2]は「キーワード法」を紹介している．これはある音を聞いた時（例：/a/），まずキーワードの音を想起し（例：/ame/），キーワードの意味を想起し（例：「空から降ってくる物」），キーワードの文字を想起させる（例：「あめ」あるいは「雨」）ことにより，目標の仮名（例：「あ」）を想起できるようにさせるという訓練法である．

② 単語レベルの検査と訓練

仮名と漢字の書字能力に解離が認められるのか，あるいは両者に障害が認められるのかを検討し，訓練することが大切である．検査法にはWAB失語症検査「Ⅵ．書字」[1]や，「〈付〉漢字・仮名の音読および書取テスト」（148ページ参照）などがある．

訓練法としては，絵（例：犬の絵カード）を見て漢字で「犬」，あるいは仮名で「いぬ」と書くという訓練がある．難易度は「話す訓練」の場合と同様，高頻度語を訓練語とするほうが易しい課題となる．絵を見て書称できない場合には，ヒントを与えるという訓練法がある．たとえば犬の絵を提示したが，「犬」という漢字が書けない場合には，最初の1，2画をヒントとして与える（例：「ナ」）．「いぬ」と仮名で書けない場合には，語頭の1文字（例：「い」）をヒントとして与える．あるいは，目標語の「犬」あるいは「いぬ」と書称できない場合には，まず写字をしてもらい，お手本を隠して，書いてもらうという訓練法もある．これらの訓練を，本書「ワークシート3　教育基本語彙」（166ページ参照）の絵カードを用いて訓練することができる．

失語症が軽度の患者でも，発症後，漢字の書字能力が低下している患者が散見される．その場合，小学生用の漢字ドリルを用いて訓練するのが一般的である．しかし失語症患者によっては，訓練に小学生レベルの教材を用いることに拒否反応を示す場合がある．また，小学校の漢字ドリルを終了したので，より実生活に即した実用的な教材が必要になるという場合もある．そこで，本書では「ワークシート4　新聞高頻度語」（183ページ参照）として，新聞に用いられる高頻度語を教材とした漢字の書字訓練を作成した．

仮名1文字の書字は可能であるが，単語レベルになると漢字の書字能力に比べ仮名の書字能力の低下が著しく，書取の検査でも障害が認められるという場合には，音韻抽出能力の障害が疑われる．そのような患者の場合には，後述するように，まずモーラ数の少ない書取の訓練から開始する．

③ 文レベルの検査と訓練

喚語困難，統語規則の障害，把持力の低下などにより，文レベルの書字障害は起こる．日本語の文字言語では機能語はおもに仮名によって書き表わされるため，文レベルの訓練に進むためには，仮名書字がある程度保たれていることが前提条件となる．標準化された失語症検査としてはWAB失語症検査[1]にも下位検査「Ⅵ．書く」が含まれている．ほかにも，動作絵を見て何が描かれているか書く，名詞の絵カード（例：「りんご」）を見て，それを使った文（例：「りんごを食べる」）を書いてもらうなどの方法がある．

失語症患者においては話すときと書くときとで同様の問題点が認められることが多い．自発話で統語の障害が認められる患者では，書字でも統語の障害が認められる．訓練は，高頻度語を用いて，短い文を産出することから開始すると良い．本書では「ワークシート5　教育基本語彙：文レベル」（199ページ参照）に訓練法を紹介した．

④ 談話レベルの検査と訓練

文レベルの書字が可能となった患者には，さらに長い文（談話レベル）を書いてもらう訓練が必要である．標準化された検査では，WAB失語症検査[1]の下位検査「Ⅵ．書く」などがある．あるいは，以下に説明する訓練法を実施し，患者が書いたものを検査結果として問題点をさぐる

こともできる.

　訓練法は課題により何種類かに分けられる. 1枚の情景画を見て何が描かれているか書いてもらう方法がある. 手順はWAB失語症検査「Ⅶ. 書字」[1]と同様で, 1枚の絵を患者に提示し, 何が描かれているか書いてもらうというものである. 名詞, 動詞の喚語能力を高める目的で実施したり, 統語能力を高めるという目的で実施する.

　「クリちゃん」[3]などの4コマ漫画を用いて, それぞれのコマで何が起こっているのか, 漫画のオチがわかるように書いてもらうという訓練法がある. 喚語能力を高める, 統語能力を高めるという目的に加え, 談話としての整合性・一貫性を訓練するためにも有効である. 把持力が低下している患者では, たとえば, 重文や従文の構造を持つ文では, 文と文との関係が複雑になり, また文が長くなるので統語的な誤りなどが目立つようになる.

　訓練法としては正確に表出できるよう, なるべく短い文, 簡単な構造の文で談話を構成するよう指導する. また, 訓練がある程度進んだ段階では自己修正できるよう指導する. まず, 患者は自分が書いた文を読み直し, 誤りの有無を確認する. 最初は誤りを修正できなくとも構わない. 徐々に自己修正できるよう訓練する. 文字言語による談話の訓練は, 誤りについてフィード・バックしやすく, 患者も誤りに気がつきやすい. そのため, 文字言語の談話の訓練と同一の課題を用いて, 音声言語の談話レベルの表出訓練をすると効果が得られやすい場合がある.

　訓練者がテーマを提示し, 手順について説明してもらうという訓練もある. たとえば,「みそ汁の作り方」についてどのような材料が必要か手順を書いてもらう. この訓練法は既知の情報や記憶を再生させながら表出するという点で, 表出すべき内容を視覚的に提示する情景画や, 4コマ漫画の訓練とは異なる. 既知の情報や, 記憶を用いる訓練法としては, 日記を書く, 昔話について書くという訓練もある. これらの訓練も, 喚語能力を高める, 統語能力を高めるという目的に加え, 談話としての整合性・一貫性を訓練するためにも有効である.

2) 書取に障害が認められる場合

① 音レベルの検査と訓練

　まず仮名を1文字ずつ書取ることができるかどうかを検査する. それが可能な場合には単語の書取をする. WAB失語症検査「Ⅵ. 書字」[1]の下位検査にもある. 訓練法としては「キーワード法」[2]などがある.

② 単語レベルの検査と訓練

　たとえば/inu/と訓練者が言い, 漢字および仮名で書取ってもらう. 同様の検査がWAB失語症検査「Ⅵ. 書字」[1]に採用されている. 単語音の分解能力や音韻抽出能力が低下している患者は, 50音を正確に書けるにもかかわらず, 音レベルや単語レベルの書取ができない. たとえば「い」「ぬ」と書けるが,/inu/という音を聞いて「いぬ」と書取れない. あるいは,「犬」という漢字を見て/inu//と音読できるが,「いぬ」とふり仮名をふれないということがある. 本書「ワークシート3 教育基本語彙」(166ページ参照) を用いてふり仮名をふる訓練をすることができる.

臨床によく用いられる教材は小学校レベルの教材が多いことから，失語症患者によっては教材に対する拒否反応を示す場合がある．そこで，本書「ワークシート4 新聞高頻度語」(183ページ参照)では，新聞に用いられる高頻度語を教材としたワークシートを紹介した．これは患者の拒否に配慮したというだけでなくまた，実際の新聞に使われている語を対象とすることにより，より実用的な教材とすることを意図した教材である．

③ 文レベル・談話レベルの検査と訓練

文レベルの検査としてはWAB失語症検査「Ⅵ．書字」[1]などがある．把持力が低下している患者は，単語レベルの書取には問題がないにもかかわらず，文が長くなると書取が困難になる．文レベルの書取の訓練は，おもに把持力の向上を目的として実施される．実用的なコミュニケーションあるいは復職・復学という視点からすると，文レベル・談話レベルの書取は大変重要な能力となる．たとえば，電話でメモをとる，会議でメモを取る，授業のノートをとるなど，日常生活に密接に関係した能力といえる．

2. 失語症に合併しやすい書字障害（運動性の要素，視空間能力に関連する障害と訓練）

書字障害が認められる場合には，失語だけでなく，失行，同名半盲，半側空間無視などが認められないかどうか検査する（90ページ参照）．

1）運動性の要素の検査と訓練

書くという行為には運動性の要素が重要である．行為に障害が認められる（失行）ことにより書字障害が認められることがある．失行についてはWAB失語症検査「Ⅶ．行為」[1]（90ページ参照）などによって検査が可能である．失行は，通常利き手と反対側の優位半球の損傷によって引き起こされる．その結果，失語症と合併して起こることが多い．このような患者は自発書字でも，書取でも判読しがたい文字を書くが，写字では改善したり，文字チップを用いることができる場合がある．

訓練法としては，写字により改善を図る．失行性失書患者には実用的なコミュニケーションという視点から，代替え手段として文字チップの活用や，コミュニケーション・ノートの活用も検討されるべきである．失行性失書に失語症が合併した場合には，代替え手段の活用が困難な場合もある．

2）視空間能力の検査と訓練

視空間能力は，正しい形態で文字や単語を書くために重要である．視空間能力が障害されると構成失書を呈する．そのため写字に障害が認められる．①線を反復する，②水平にまっすぐ書けない，③文字の間に空白を挿入してしまうという特徴がある．検査は，WAB失語症検査「Ⅷ．

構成行為」[1]などがある（90ページ参照）．

　このタイプの失書は，劣位半球の頭頂葉の損傷によって起こるため，左半側空間無視を伴うことが多い．しかし，失語症と合併して認められることもある．視空間能力の障害により，文字の写字が困難となった重度の患者でも，図形の模写から訓練を開始することにより，写字が可能となる場合がある．本書では，ワークシート7にドリルを掲載した（231ページ参照）．

文　献

1) WAB失語症検査作成委員会（杉下守弘代表）：WAB失語症検査（日本語版），医学書院，1986．
2) 鈴木勉：失語症の仮名書字訓練導入の適応と訓練方法．失語症研究　**16**：246-249, 1996．
3) 根本進：クリちゃん．さえら書房，1978．

3 仮名の書字訓練

　日本語は漢字と仮名の2種類の書字体系があり，これらが互いに補いあって能率的な書字や漢字を可能にしている．漢字は意味を担っている文字という特徴のため，外国人から興味を持たれることが多いが，仮名が注目されることはそれほど多くない．しかし，考えてみると，仮名は1つの文字が1つの音を表わすという，ほかの外国語ではみられない特徴を持っている．日本語の"ku"という音は「く」という文字で表わし，ほかの文字は使用されない．一方，英語の"k"という音は，kickのように「k」で表わすこともあるが，musicのように「c」で表わすこともあり，一定でない．しかも，日本語の音節が100前後—基本的なものは50前後—とほかの言語と比較して著しく少ないので，仮名だけで日本語を書き表わせるという長所がある（なお，英語では音節数は3000から4000といわれている）．このように仮名を修得すれば，日本語を一応は書き表わすことができる．仮名の数は清音に限れば50前後に過ぎないので，仮名を修得するのは容易である．これが幼児の文字修得では仮名の修得を始めに行う理由であろう．

　失語症の書字障害の治療でも，通常の文字修得と同様に仮名の修得から始めるのが適切な症例が多い．仮名の書字を訓練する方法として効果があることが示された，1993年に発表されたわれわれの方法[1]の改訂版を次に述べる．なお，この訓練法は仮名の書字と同時に呼称も訓練できる．また，訓練で訓練効果があったのかないのか判定することができる．さらに訓練には第1訓練と第2訓練があるので，第1訓練で訓練効果があった場合，それが一定期間保持されるかどうか測定できる．

　仮名には平仮名と片仮名があるが，ここでは平仮名書字の訓練法を述べる．

1. 用いる文字

　基本的教育語として小学3年生までに習う2570から，1文字あるいは2文字の仮名からなる高頻出単語で，絵で表わすことができ，単語の語頭が50音図のラ行を除くすべての清音仮名を含むように39文字を選んだ．39文字を50音図の奇数行に属する20文字と50音図の偶数行に属する19文字の2つの群に分ける（**表1**）．50音図に関連づけて書字訓練を行うと，失語症患者のモチベーションを高めることができる．日本人は文字を習得するとき，50音図を頼りにして学習するのが普通である．失語症患者はそのことを憶えており，自分が文字を書けない状態にあるので，50音図から始めるというとなるほどと納得するのである．

2. 訓練前の書字テスト

　訓練は第1訓練と第2訓練からなる．第1訓練の始めに書字テストを行い，どの程度平仮名の書字ができるか調べる．39の単語を表わす絵を1枚ずつ患者に提示し，患者はその絵が表わしている単語を言い，そして，そのあとその単語を平仮名で書くことが求められる．たとえば，

表1 用いる言語材料

50音図の奇数行
- 「ア」行　あり　い　うし　え　お
- 「サ」行　さる　しろ　す　せみ　そり

- 「ナ」行　なし　にく　ぬる　ね　のり
- 「マ」行　まり　みち　むし　め　もん

偶数行
- 「カ」行　か　き　くり　け　こま
- 「タ」行　たこ　ち　つき　て　とら
- 「ハ」行　は　ひ　ふね　へい　ほし
- 「ヤ・ワ」行　や　ゆり　よる　わに

(付)（ラ行　らくだ　りす　るーれっと　れつ
　　　ろうそく）

"あり"と言い，「あり」と書くことが求められる．

3．第1訓練の方法

　第1訓練では50音図奇数行（ア行，サ行，ナ行，マ行）の20文字を訓練する．偶数行の19文字は奇数行20文字の訓練のコントロールとして，訓練しないでおく．

1) 第1訓練第1段階（ワークシート1．154ページ参照）

　第1訓練第1段階では，ア行の5単語の「あり」「い（胃）」「うし」「え（絵）」「お（尾）」のうちの，「あり」と「い」を表わす2枚の絵カードを用いる．「あり」の絵と「い」の絵をほぼ擬似ランダムに各単語10回，合計20回提示する．3回以上同じ単語の提示が続かないようにする．各提示ごとに，患者はその絵に表わされている物の名前を言うことが求められる．そして，言えない場合は訓練者が正答を教え，それを患者に復唱するように求める．それから，その単語を書くように患者に求める．書けなければ，その単語を写字するように求める．2枚の絵を合計20回の提示の後に，どのくらいできたかをみる．90％以上仮名の書字が正答の場合，第1訓練第2段階に進む．90％以上の正答率に達しない場合は，もう一度20回の提示を行い，訓練する．3回（すなわち60回提示）繰り返して正答率90％にならない場合は原則として訓練を中止する（先に進むこともある）．

2) 第1訓練第2段階（ワークシート1．154ページ参照）

　次はア行の「うし」の絵と「え」の絵を用いて，第1訓練第1段階と同様の訓練を行う．仮名の書字の正答率が90％以上になるまで訓練をする．3回（すなわち60回提示）繰り返して正答率90％にならない場合は訓練を中止する．

第1訓練第2段階で「うし」「え」の2文字が90％以上の正答率になった場合，次の第3段階に進む．

3) 第1訓練第3段階（ワークシート1．154ページ参照）

ア行の「あり」「い」「うし」「え」の4文字を表わす絵をほぼ擬似ランダムに各語が5回出るように20回提示を行う．各提示において，絵に表わされている物の名前を言うことが求められる．言えない場合は，訓練者が正答を教え，それを患者に復唱するように求める．それから，その単語を書くように患者は求められる．書けなければその単語を写字するように求められる．4文字を20回提示するのを4回すなわち80回提示を行っても正答率90％に達しない場合は訓練を中止する．4文字が80回提示以前に正答率90％になった場合は，次の第4段階に進む．

4) 第1訓練第4段階（ワークシート1．154ページ参照）

学習された「あり」「い」「うし」「え」に「お」を加えたア行の5文字を表わす絵をおのおのが4回提示されるように擬似ランダムに20回提示する．80回提示しても正答率が90％に達しない場合は中止する．正答率が90％に達したら次に進む．

次はカ行（50音図の偶数行）を飛ばし，サ行（奇数行）の5文字のうちの2文字，すなわち「さる」と「しろ」について訓練する．正答率が90％となれば「す（巣）」「せみ」を訓練し，次に「さる」「しろ」「す」「せみ」を訓練する．さらに「さる」「しろ」「す」「せみ」「そり」を訓練する．中止規準は上述した基準に従う．このあと他の奇数行すなわちナ行とマ行を行う．訓練は1日20～40分行い，できれば日曜以外週6日行うことが望ましい．

4．第1訓練の訓練効果の測定

第1訓練の訓練効果をみるために，訓練前に行ったテストと同じテストを訓練後に行う．39文字を表わす絵を見せ，書字を行わせ，その正答率をみる．

1) 単語レベルの分析

訓練前のテストで訓練語の正答率が非訓練語（コントロール語）の正答率と同じ症例の場合（たとえば，訓練語の正答が24文字中1字で正答率4％，非訓練語の正答が19文字中0字で正答率0％とする）は，訓練後のテストで訓練語の正答率が非訓練語の正答率より有意に高ければ（たとえば，訓練語が正答率50％，非訓練語が11％），訓練効果があったことになる．有意に高くなければ訓練効果はなかったことになる．

訓練前のテストで訓練語よりも非訓練語の正答率が高い症例では，訓練後のテストで訓練語と非訓練語の間で正答率に差がないか，あるいは訓練語の方が非訓練語より正答率が高い場合に訓

練効果があったことになる．

　検定としては，フィッシャーの直接確率計算法を用いる（第1章4を参照）．この場合，マクネマーの検定も可能であるが，マクネマー検定は2つの群すなわち訓練語と非訓練語の字数が等しくないときは不適切である．その理由は語数の多い群が有意にでやすいからである．

2) 文字レベルの分析

　訓練の測定効果をみるために単語レベルだけでなく，文字レベルの分析を行う．訓練語の奇数行4行（ア行，サ行，ナ行，マ行）の20単語に含まれる仮名は語頭の20文字，語尾の6文字の26字である．非訓練語すなわち偶数行は19単語で，これには語頭17文字と語尾1字の合計18文字がある．訓練語に含まれる26文字の正答率とコントロールの17文字の正答率を訓練前と，第1訓練後に比較して，フィッシャーの直接確率計算法で訓練効果を評価する．

　第1訓練では39文字のうち，50音図奇数行の20文字を訓練した．第1訓練の効果を判定したあと，残りの19文字を訓練する．これが第2訓練である．この場合，第1訓練語で訓練した24文字がコントロールとなる．

5．第2訓練の方法

　第2訓練では50音図偶数行の19文字を訓練する．カ行5文字，タ行5文字，ハ行5文字，ヤ・ワ行4文字（ヤ行3文字，ワ行1文字）の19文字である．

1) 第2訓練第1段階

　カ行の5単語「か（蚊）」「き（木）」「くり」「け（毛）」「こま」を表わす絵のうち，「か」と「き」を用い，各単語10回ずつ合計20回ほぼ擬似ランダムに提示する．患者はその絵に表わされている物の名前を言うことが求められる．言えない場合は，訓練者が正答を教え，それを患者に復唱させる．それからその単語を書くように患者に求める．書けなければその単語を写字するように求める．90％以上の正答率になるまで，20回提示を3回すなわち60回提示する．

2) 第2訓練第2段階

　カ行の「くり」の"く"と「け」の2文字の訓練を行う．

3) 第2訓練第3段階

　カ行の「か」「き」「くり」「け」の4文字を訓練する．

4) 第2訓練第4段階

カ行の「か」「き」「くり」「け」「こま」の5文字を訓練する．このあと他の偶数行，すなわちタ行，ハ行およびヤ・ワ行を訓練する．

6. 第2訓練の訓練効果の測定

第2訓練の訓練効果をみるために，第1訓練前および第1訓練後（すなわち第2訓練前）に用いたのと同じ39文字について書字テストを行う．第2訓練前に行った書字テストの結果，訓練語偶数行（19文字）の正答率が非訓練語奇数行（20文字）の正答率と同じ症例については，第2訓練後に訓練語の正答率が非訓練語の正答率より有意に高い場合は，訓練効果ありとする．統計はフィッシャーの直接確率計算法を用いる．第2訓練前の書字テストの結果，訓練語の正答率が非訓練語の正答率より高い症例では，第2訓練後の書字テストで，訓練語の正答率と非訓練語の正答率で差がなければ，訓練効果があると判定する．

第2訓練の訓練効果も単語レベルだけではなく文字レベルの分析を行う．第2訓練で訓練した19文字に含まれる18文字の正答率と，訓練しなかった20文字に含まれる26文字の正答率を第2訓練前と後で比較する．検定はフィッシャーの直接確率計算法を用いて，訓練効果があるかどうか決めるのである．

7. 第1訓練の訓練効果の保持の測定

第1訓練で訓練効果を示した症例で，第1訓練で訓練した字の正答率が，第1訓練後より第2訓練後で下がっていなければ，第1訓練の効果が保持されていることになる．この評価では，単語レベルではできないので文字レベルで行う．

第1訓練で訓練した語20文字に含まれる26文字のうち，第2訓練で訓練した語19文字の中に含まれている「く」と「ち」を除いた24文字を分析する．①第1訓練後も第2訓練後も正答であった字数，②第1訓練後は正答で第2訓練後に誤答であった字数，③第1訓練後は誤答で，第2訓練後は正答であった字数，④第2訓練後も第2訓練後も誤答であった字数を調べ，マクネマー検定で検定する．

文　献

1) Sugishita M, Seki K, Kabe S, Yunoki K : A material-control single-case study of the efficacy of treatment for written and oral naming difficulties. *Neuropsychologia* **31**：559-569, 1993．

〈付〉漢字・仮名の音読および書取テスト

　日本語において仮名と漢字の読み書き能力に差があるかどうかを調べることは大変重要な意味を持つ．表音文字である仮名と表意文字である漢字のおのおのの能力の解離についての報告は，神経心理学的観点からも国際的に注目を集めてきた．検査材料を統制した仮名と漢字の検査法が本邦で公開されることはなかったため，臨床の場面では WAB 失語症検査のように標準化された検査の下位検査を用いて検討していた．あるいは下位検査を用いるだけでは検討に十分な課題数が確保できないこともあるため，独自の検査を開発することを余儀なくされてきた．

　漢字・仮名問題は，日本語使用者の失語症がほかの言語使用者の失語と異なるのかということや，日本人の脳の機能は他の民族の脳の機能と異なるのかという問題に関連し，重要な課題である．また，日本人がもっとも精通しやすいテーマでもある．この問題を解決するにはどうしたらよいかを討論すべく，1992年，失読における漢字・仮名問題に関する批判的総説[1]を試みた．そして，従来の漢字・仮名問題に関する研究の大部分から信頼できる結論を引き出せない理由として3点をあげた．

　その第1として，漢字・仮名の検査の不備をあげた．具体的にいうと，検査の素材に関しては，刺激となる単語や文字がなにを用いたか述べられていなかったり，あるいは，検査に用いられる文字数が少なすぎる．たとえば，漢字と仮名をそれぞれ10単語しか調べていないなどである．2000近くの漢字が日常使われているが，基本的仮名はわずか46文字である．多くの漢字は，読書や書字に習熟していない人には難しいので，漢字を読んだり書いたりする成績は，検査に使用された文字に依存することになる．たとえば，検査文字の中に頻度の低い漢字を入れることは，漢字の成績を下げ，結果として仮名と漢字の成績の解離が生じたかのように見せかけてしまう．それゆえ，やさしい漢字がテストの際に選択されなければならない．さらに，検査される文字あるいは単語の数が多く，漢字の公正な抽出を可能にするほどでなければならない．

1．漢字と仮名の適切な検査語について

1) 単一漢字単語と単一仮名

　日本語で一般に使われている漢字は約2000もある．一方，仮名は基本的な仮名である清音の仮名に限れば46文字にすぎない．仮名と同じように，すべての漢字を音読や書取の正確さを試すために使った場合，漢字は仮名よりも難しいのは明白である．なぜなら，仮名は小学1年生あるいはそれ以前に学習され，日常生活で繰り返し，繰り返し使用されるのに，漢字は小学1年生だけでは学習できず，高校になっても学習が続けられるものであり，しかも仮名ほど頻繁に使用されないものが多いからである．そこで，妥当な比較をするために，われわれは一番やさしい46の漢字を選び出した（表1）．漢字を46文字に限定したのは，仮名は清音仮名すべてで46文字であるからである．

4. 文字言語の訓練

表1 やさしい漢字 46 文字（1992年では88～53歳，2003年では99～64歳）

- 第二期から第五期の一年生共通21字から「天」「米」「太」を除いた18字：下，火，月，犬，口，山，子，小，上，人，水，川，大，中，土，日，木，目
- 第二期から第五期と，第十一期の一，二年生共通97字から上記18字を除いた79字よりランダムに選んだ28字：右，雨，雲，花，牛，光，左，耳，手，女，色，生，青，石，赤，雪，足，村，竹，朝，鳥，白，麦，風，米，本，毛，夜

表2 第二期から第五期の1年生および2年生共通の漢字106文字（1992年では88～53歳，2003年では99～64歳）

引，右，羽，雨，雲，下，何，火，花，海，外，学，弓，牛，兄，月，犬，見，光，口，校，行，
高，合，今，左，西，作，山，子，思，枝，私，矢，字，時，耳，手，舟，出，所，女，小，少，
松，上，色，心，申，神，人，水，正，生，青，石，赤，夕，雪，川，早，足，村，多，太，大，
男，知，竹，中，朝，長，鳥，弟，天，土，刀，島，東，答，内，南，日，入，年，買，売，白，
麦，風，物，米，方，北，本，毎，名，毛，木，目，夜，友，来，立，力，郎

なお，過去の漢字・仮名の研究の中には複数の文字からなる漢字単語を用いているものもある．しかし，小学校低学年レベルで学習する漢字では，単一漢字単語（たとえば，山）は複数漢字単語（たとえば，時計）より初歩的であり，複数漢字単語よりも早い教育段階で教えられている．実際，150前後の単一漢字単語が小学校のはじめの2年間で教えられている．したがって，複数漢字単語よりも単一漢字単語46文字を選ぶことが妥当と考えられる．

2) やさしい漢字46文字（単一漢字単語）の選択の手続き(88～53歳 1992年現在，99～64歳 2003年現在)

国定教科書第二期の教科書を使用した人は1992年には88～81歳（2003年では99～92歳）であり，第五期の教科書を使用した人は，1992年には57～53歳（2003年では68～64歳）であった（**表9**）．88～53歳は失語症の好発年齢なので，1992年[1]に第二期から第五期の教科書からやさしい漢字46文字を選ぶことにした．

国定教科書の第二期（1910～1917）から第五期（1941～1945）までの1年生の教科書に共通して載っている漢字は，第二期の24文字から第四期にない「本」と第五期にない「白」「耳」を除いた21文字である（下，火，月，犬，口，山，子，小，上，人，水，川，太，大，中，天，土，日，米，木，目．なお，数字一二三四五六七八九十はぬいてある）．このうち基本語彙2000[2]に入っていない「天」と平成元年の改訂に従った教科書（第十一期にあたる．1993～2003現在）で使用されていない「米」，「太郎」と複数単語として使用されている「太」をぬくと，次の18文字となる（下，火，月，犬，口，山，子，小，上，人，水，川，大，中，土，日，木，目）．

次に第二期から第五期の教科書で1年生と2年生に共通して載っている漢字を調べてみると106文字である（**表2**）．この106文字のうち，第十一期でも1年生と2年生の教科書に載っている漢字は，「舟」，「松」，「枝」，「神」，「申」，「物」，「私」，「所」，「郎」の9字を除いた97文字である．それら97文字のうち，先に述べた1年生用の18文字の漢字を除くと79文字になる（引，右，羽，雨，雲，何，花，海，外，学，弓，牛，兄，見，光，校，行，高，合，今，左，西，作，思，矢，字，時，耳，手，出，女，少，色，心，正，生，青，石，赤，夕，雪，早，足，

表3　第二期から第七期（第二期から第十一期も同じ）の1年生に共通の漢字13文字（99〜48歳あるいは99〜8歳　2003年現在）

下，月，口，山，小，上，人，水，川，大，日，木，目

表4　第二期から第七期の1，2年生に共通の漢字63文字（99〜48歳　2003年現在）

右，雨，下，火，花，海，学，月，光，口，校，高，左，作，山，子，思，字，手，出，女，小，上，色，心，人，水，正，生，西，青，石，赤，雪，川，早，足，村，大，男，知，竹，中，長，鳥，弟，天，島，東，日，年，白，米，方，北，木，本，名，目，夜，友，立，力

表5　第二期から第八期（第二期から第十一期も同じ）の1，2年生に共通の漢字61文字（99〜38歳あるいは99〜8歳　2003年現在）

右，雨，下，火，花，海，学，月，光，口，校，高，左，作，山，子，思，字，手，出，女，小，上，色，心，人，水，正，生，西，青，石，赤，雪，川，早，足，村，大，男，知，竹，中，長，鳥，天，東，日，年，白，米，方，北，木，本，名，目，夜，友，立，力

村，多，太，男，知，竹，朝，長，鳥，弟，天，刀，島，東，答，内，南，入，年，買，売，白，麦，風，米，方，北，本，毎，名，毛，夜，友，来，立，力）．この79文字の漢字の中から28文字の漢字を擬似ランダムに選んだ．28文字の漢字とは，右，雨，雲，花，牛，光，左，耳，手，女，色，生，青，石，赤，雪，足，村，竹，朝，鳥，白，麦，風，米，本，毛，夜である．このような方法で選ばれた漢字28文字と先に述べた1年生用の18文字の合計が，やさしい漢字46文字（表1）である．

さらに，上記の46文字の漢字は，国立国語研究所[2]による6000の基本日本語単語にすべて含まれており，1つ「竹」を除いて上述の6000語のなかのもっとも一般的な2000語に含まれている．これらの漢字は明解な意味と結びついていて，仮名46文字に対応する「やさしい漢字46文字」として認められると考えられる[1]．

3) 99〜38歳および99〜8歳（2003年現在）の人に適用可能なやさしい漢字61文字

上に述べた漢字46文字は10年前に選ばれたものなので[1]，もう少し，若年層をカバーするように，第二期（1910〜1917）から昭和26年の改訂に従った教科書を使用した年代（1955〜1961）（第七期にあたる．新しい教科書が使用されるのは学習指導要領が改訂後5年目なので，改訂の年に5年加えてある）について調べてみると，2003年現在，99〜48歳の人をカバーすることになる．彼らが第二期から第七期の教科書で1年生の時に教わった共通漢字は13文字（数字一二三四五六七八九十は省いてある）（表3）であり，1年生もしくは2年生で教わった漢字は63文字である（表4）．

また，昭和33年の改訂に従った教科書（第八期にあたる．1962〜1971）を使った人は現在46〜37歳で，彼らが1年生で教わった漢字は第二期から第七期の教科書で1年生に共通な漢字13文字と共通である．また，1年生と2年生で教わった漢字は上述の63文字から「弟」と「島」を除いた61文字である（表5）．したがって，第二期から第八期（現在99〜38歳）の1年生と

表6 第三期から第七期（第三期から第十一期も同じ）の1年生に共通の漢字14文字（91〜48歳あるいは91〜8歳 2003年現在）

下, 花, 月, 口, 山, 小, 上, 人, 水, 川, 大, 日, 木, 目

表7 第三期から第七期の1, 2年生に共通の漢字74文字（91〜48歳 2003年現在）

右, 雨, 音, 下, 家, 火, 花, 海, 学, 気, 空, 月, 光, 口, 校, 高, 国, 黒, 左, 西, 作, 山, 子, 思, 字, 車, 手, 出, 春, 女, 小, 上, 色, 心, 人, 水, 正, 生, 青, 石, 赤, 雪, 先, 川, 早, 足, 村, 大, 男, 知, 竹, 中, 長, 鳥, 弟, 天, 島, 東, 道, 日, 年, 白, 米, 方, 北, 本, 名, 木, 目, 夜, 友, 立, 力, 話

表8 第三期から第八期（第三期から第十一期も同じ）の1, 2年生に共通の漢字72文字（91〜38歳あるいは91〜8歳 2003年現在）

右, 雨, 音, 下, 家, 火, 花, 海, 学, 気, 空, 月, 光, 口, 校, 高, 国, 黒, 左, 西, 作, 山, 子, 思, 字, 車, 手, 出, 春, 女, 小, 上, 色, 心, 人, 水, 正, 生, 青, 石, 赤, 雪, 先, 川, 早, 足, 村, 大, 男, 知, 竹, 中, 長, 鳥, 天, 東, 道, 日, 年, 白, 米, 方, 北, 本, 名, 木, 目, 夜, 友, 立, 力, 話

2年生で教わった共通漢字は61文字ということになる．

さらに，昭和43年の改訂に従った教科書（第九期にあたる．1972〜1980，現在36〜28歳），昭和52年の改訂に従った教科書（第十期にあたる．1981〜1992，現在27〜16歳），および平成元年の改訂に従った教科書（第十一期にあたる．1993〜2001，現在15〜7歳），すなわち第二期から第十一期（現在99〜8歳），に共通なものを調べても，第二期から第八期までの教科書に共通の漢字と同じであり，1年生共通漢字は13文字，1年生と2年生で教わった共通漢字は61文字である．

なお，第二期を除き第三期から第七期に共通の漢字（91〜48歳 2003年現在）は，1年生では14文字（**表6**）であり，1〜2年生では74文字（**表7**）である．また，第三期から第八期まででは，1年生の共通漢字14文字は同じであり，1〜2年生では上述の74文字から「弟」と「島」を除いた72字である．第九期，第十期，第十一期を加えても第三期から第八期までと同じである．

また，第一期から第十一期の1〜2年生の共通漢字は，雨, 下, 花, 月, 口, 高, 山, 子, 字, 手, 出, 女, 小, 上, 色, 水, 生, 西, 青, 石, 赤, 雪, 川, 足, 村, 大, 男, 中, 天, 東, 日, 白, 米, 木, 本, 名, 目, 力の38文字である．

4) 単一漢字単語と仮名単語

仮名と漢字の長さを同じ1文字に合わせるために，漢字も仮名も1文字に限定した．この手続きは仮名刺激と漢字刺激の長さの違いが結果を混乱させる可能性を排除している．

漢字と長さを合わせるため単一の仮名を使用すれば漢字と仮名の刺激の長さは等しくできる．しかし，漢字のもっている意味と，仮名のもっている意味が同じではなくなる．そこで，選ばれた46文字の漢字は46文字の漢字単語なので，それらを仮名単語で表わしたものを用いるという案がでる．この場合は，長さは仮名単語の方が漢字単語より長くなるのが欠点である．

46文字の漢字単語をおもに訓読みで仮名単語に表記すると，使用される仮名は41文字である（あいうえおかきぎくけこさししょずただちつてとなぬはひほまみむめもやゆよらりるろわん）．（重複や送り仮名は数えない，小は「しょう」，大は「だい」，中は「ちゅう」，生は「う（まれる）」，本は「ほん」と読んだ）．なお，筆者らの経験では，46文字の単一漢字単語と46文字の清音仮名を用いた場合と，46文字の単一漢字単語とそれらに相当する仮名単語を用いた場合とで，両者の成績にかわりはない．また，同様に今回選んだやさしい漢字61文字を仮名単語で表わすと43文字の仮名を使用することになる（あいうえおかがきぎくけこしじししょずただちつってでとなにはひほまみむめもやゆよらりるろわん）（方は「ほう」と読んだ）．これらを漢字と仮名の検査として用いるのも一法である．

文　献

1) Sugishita M, Otomo K, Kabe S, Yunoki K：A critical appraisal of neuropsychological correlates of Japanese ideogram (Kanji) and phonogram (Kana) reading. *Brain*　**115**：1563-1585, 1992（杉下守弘監訳：漢字と仮名の読みと脳との関係に関する批判的総説．*Imago*（イマーゴ）　**9**：260-283, 1995）．
2) 国立国語研究所：日本語教育のための基本語彙調査．秀英出版，1984．

第3章
言語訓練ワークシート

ワークシート❶ 仮 名

〈文字レベル〉書字訓練

　第2章4節3項（143ページ参照）および〈付〉項（148ページ参照）では，仮名の書字訓練について論じた．日本での言語訓練で重要な位置をしめる「仮名の書字訓練」について，ここでは具体的にその手続きを記述してある．

　表1は書字訓練および書字能力をテストするために用いる例をまとめたものである．**表2-a**は第1訓練の第1〜第4段階ア行の訓練を具体的に表わしたものである．奇数の他の行であるサ行，ナ行，マ行，ラ行は，**表2-b**を参考に表を作成していただきたい．

1. 訓練の前の書字テスト

　訓練を始める前に書字テストを行い，どの程度平仮名が書けるか調べる．39の単語を表わす絵を1枚ずつ患者に提示して，その絵が表わしている単語を言い，そのあとその単語を平仮名で書くことが求められる．呼称の成績は黒，書字の成績は赤で**表1**に記録していただきたい．

2. 第1訓練（表2-a）

　第1訓練では50音図奇数行の20単語を訓練する．偶数行の19単語は奇数行20単語の訓練のコントロールとして訓練しないでおく．

　第1訓練の第1段階は「あり」と「い」を表わす絵を用い，絵の呼称と書字を患者に求める．呼称ができなければ復唱を行わせる．訓練時の絵の順序を示し，正答率を記すために**表2-a**を使用していただきたい．第2〜第4段階までのワークシートが用意されている．サ行，ナ行，マ行についてはア行を参考にワークシートを作成していただきたい．

3. 第2訓練（表2-b）

　第2訓練は50音図偶数行の19単語を訓練する．カ行5文字，タ行5文字，ハ行5文字，ヤ・ワ行4文字（ヤ行3文字，ワ行1文字）の19文字である．本項ではカ行の訓練の第1段階から第4段階までの文字の提示順序と正答率を記入する（**表2-b**）．タ行，ハ行，ヤ・ワ行は**表2-b**を参考にし各自作製していただきたい（訓練の詳細は，143〜147ページ参照）．

表1　訓練に用いる仮名

[ア]行	あり	い	うし	え	お
[カ]行	か	き	くり	け	こま
[サ]行	さる	しろ	す	せみ	そり
[タ]行	たこ	ち	つき	て	とら
[ナ]行	なし	にく	ぬる	ね	のり
[ハ]行	は	ひ	ふね	へい	ほし
[マ]行	まり	みち	むし	め	もん
[ヤ・ワ]行	や	ゆり	よる	わに	
[ラ]行	らくだ	りす	るーれっと	れつ	ろうそく

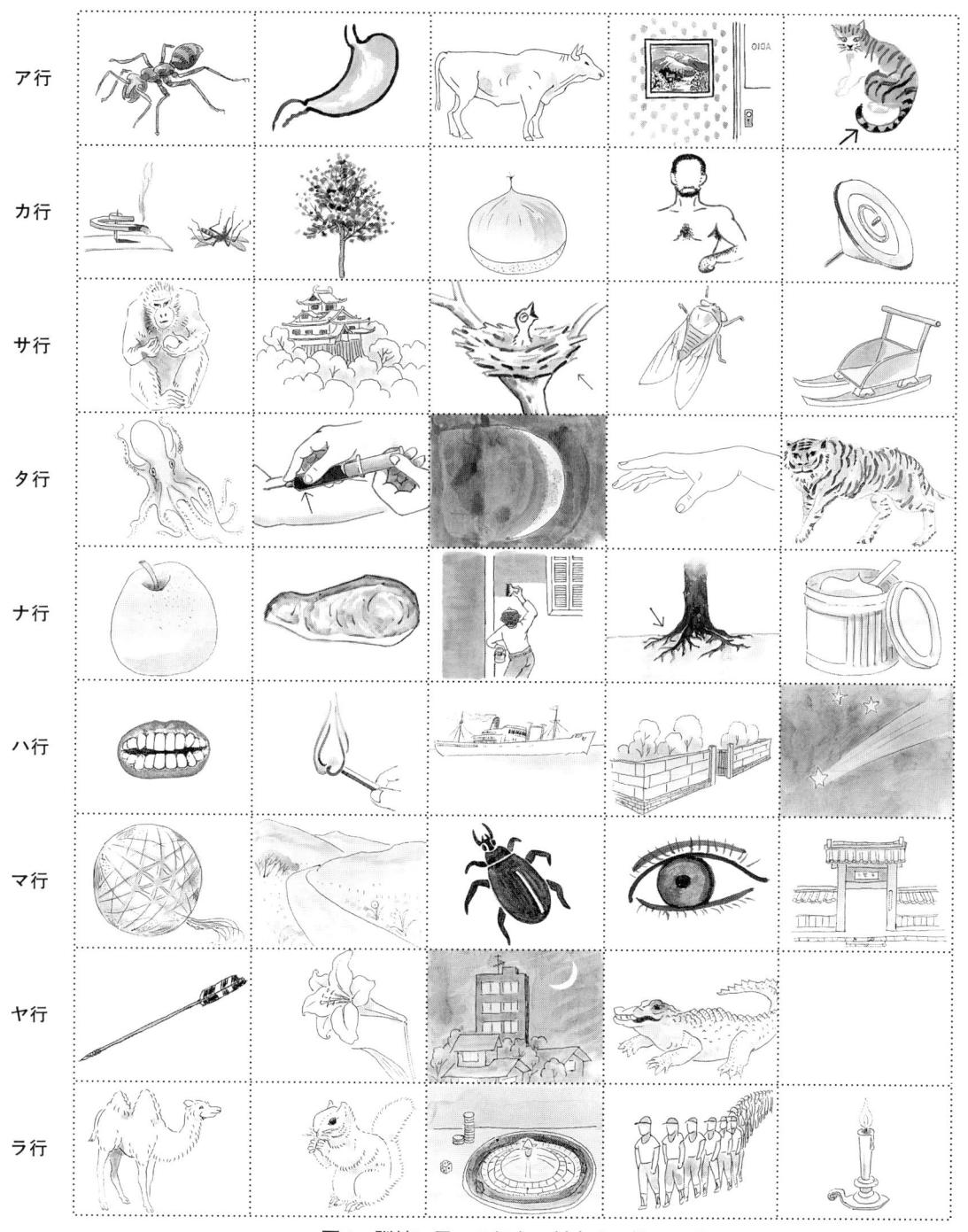

図1 訓練に用いる仮名に対応する絵カード

＊この絵カードを拡大したものを付録として付けましたので，それを実際には，タテ 80 ミリ，ヨコ 100 ミリを目安に拡大コピーをして使ってください．

[第1訓練（奇数行：ア行）]

第1段階

	1	2	3	4	5	6	7	8	9	10	11	12	13	14	15	16	17	18	19	20	正答率
ア行単語	あり	あり	い	い	あり	い	あり	い	い	あり	い	あり	あり	い	い	い	あり	い	あり	あり	
呼称																					％
書取																					％

第2段階

	1	2	3	4	5	6	7	8	9	10	11	12	13	14	15	16	17	18	19	20	正答率
ア行単語	うし	え	え	うし	え	うし	うし	え	え	え	うし	え	え	うし	うし	うし	え	うし	え	うし	
呼称																					％
書取																					％

第3段階

	1	2	3	4	5	6	7	8	9	10	11	12	13	14	15	16	17	18	19	20	正答率
ア行単語	い	あり	うし	あり	あり	え	い	うし	え	い	うし	あり	うし	い	え	あり	え	い	あり	うし	
呼称																					％
書取																					％

第4段階

	1	2	3	4	5	6	7	8	9	10	11	12	13	14	15	16	17	18	19	20	正答率
ア行単語	あり	え	うし	お	い	うし	あり	い	お	え	い	うし	お	あり	え	お	い	あり	え	うし	
呼称																					％
書取																					％

表2-a　第1訓練

[第 2 訓練（偶数行：カ行）]

第 1 段階

カ行単語	1	2	3	4	5	6	7	8	9	10	11	12	13	14	15	16	17	18	19	20	正答率
	か	か	き	き	か	き	か	き	き	か	か	か	き	か	き	き	か	き	か	き	
呼称																					％
書取																					％

第 2 段階

カ行単語	1	2	3	4	5	6	7	8	9	10	11	12	13	14	15	16	17	18	19	20	正答率
	くり	け	け	くり	け	け	くり	くり	け	くり	け	くり	くり	け	け	くり	くり	け	くり	け	
呼称																					％
書取																					％

第 3 段階

カ行単語	1	2	3	4	5	6	7	8	9	10	11	12	13	14	15	16	17	18	19	20	正答率
	か	き	き	き	き	き	か	くり	き	くり	か	け	くり	き	け	か	き	け	か	くり	
呼称																					％
書取																					％

第 4 段階

カ行単語	1	2	3	4	5	6	7	8	9	10	11	12	13	14	15	16	17	18	19	20	正答率
	か	け	くり	こま	き	くり	か	き	こま	け	か	くり	こま	き	け	こま	か	き	け	くり	
呼称																					％
書取																					％

表 2-b　第 2 訓練

ワークシート❷ 漢字・仮名

〈文字・単語レベル〉音読訓練・書取訓練

　第2章の「〈付〉漢字・仮名の音読および書取テスト」において，3種類の漢字・仮名テストを推奨した．これらのテストで使用されている漢字と仮名は日常使用される基本的な文字なので，音読訓練や書取訓練に用いることができる．はじめに音読テストおよび書取テストとしての使用法を述べ，次に訓練でどのように使用するかを述べる．

1．漢字・仮名の音読テストの手順

①カードを用意する（漢字・仮名の書取テストと共用）．
　本書で推奨している漢字・仮名の音読テストは3種類ある（148ページ参照）．
　セット1：漢字46文字（159～160ページ参照）と仮名46文字
　セット2：漢字61文字（162～163ページ参照）とそれに対応する仮名単語61語
②2種類の中から目的にあったセットを選択し，文字カード（ワークシート❷）を拡大コピーし，厚紙に貼る．
　コメント セット1の漢字46文字と仮名46文字を使用する方法以外に，セット1の漢字46文字とそれに対応する仮名単語46語を用いる方法もある．この場合，漢字と仮名単語は意味上同じにすることができるけれども，仮名単語のほうは文字数が多くなる．
③カードを検査用紙（161, 165ページ参照）に書かれた順番に提示し，患者は音読する．
④反応を検査用紙（161, 165ページ参照）に記入する．
⑤漢字と仮名の正答数を比較する．

2．漢字・仮名の書取テストの手順

①カードを用意する（漢字・仮名の音読テストと共用）．
　本書で推奨している漢字・仮名の音読テストは3種類ある（148ページ参照）．
　セット1：漢字46文字（159～160ページ参照）と仮名46文字
　セット2：漢字61文字（162～163ページ参照）とそれに対応する仮名単語61語
②2種類の中から目的にあったセットを選択し，文字カード（ワークシート❷）を拡大コピーし，厚紙に貼る．
③カードを検査用紙（161, 165ページ参照）に書かれた順番に提示し，患者は音読する．
④反応を検査用紙（161, 165ページ参照）記入する．
⑤漢字と仮名の正答数を比較する．

3．漢字・仮名の音読テストおよび漢字・仮名の書取テストの訓練への応用

　音読テストを行い，患者の成績を調べた後，正答を得られなかった文字単語を音読し，できない場合は正答を教えて訓練する．書取の場合も同様である．

セット1：「やさしい漢字46文字」とそれに対応する仮名単語46語の音読テストおよび書取テストの場合の提示順序の1例（左→右へ進む）(149ページの表1)

め	上	花	下	い	け	目	生	夜
た	ひ	こ	犬	あ	風	も	右	土
ゆ	麦	う	ろ	火	か	木	わ	牛
す	女	雪	て	ほ	ま	耳	本	鳥
り	赤	よ	大	と	ぬ	人	ん	雲
口	に	米	ふ	ち	さ	小	日	を
そ	雨	の	石	れ	左	毛	む	足
字	る	白	中	お	は	せ	き	月
川	朝	ら	光	し	水	く	え	色

セット1

や	み	手	へ	山	ね	村	青	な
つ	竹							

| | 記録用紙 | 氏名 | | | 検査日 | 年 | 月 | 日 |

	文字	反応		文字	反応		文字	反応
1	め		32	ほ		63	足	
2	上		33	ま		64	子	
3	花		34	耳		65	る	
4	下		35	本		66	白	
5	い		36	鳥		67	中	
6	け		37	り		68	お	
7	目		38	赤		69	は	
8	生		39	よ		70	せ	
9	夜		40	大		71	き	
10	た		41	と		72	月	
11	ひ		42	ぬ		73	川	
12	こ		43	人		74	朝	
13	犬		44	ん		75	ら	
14	あ		45	雲		76	光	
15	風		46	口		77	し	
16	も		47	に		78	水	
17	右		48	米		79	く	
18	土		49	ふ		80	え	
19	ゆ		50	ち		81	色	
20	麦		51	さ		82	や	
21	う		52	小		83	み	
22	ろ		53	日		84	手	
23	火		54	を		85	へ	
24	か		55	そ		86	山	
25	木		56	雨		87	ね	
26	わ		57	の		88	村	
27	牛		58	石		89	青	
28	す		59	れ		90	な	
29	女		60	左		91	つ	
30	雪		61	毛		92	竹	
31	て		62	む				
小計	漢字正答 /16 文字 仮名正答 /15 文字		小計	漢字正答 /15 文字 仮名正答 /16 文字		小計	漢字正答 /15 文字 仮名正答 /15 文字	
合計	漢字正答 ＋ ＋ ＝ /46 文字 仮名正答 ＋ ＋ ＝ /46 文字							

セット2：「第二期から第八期の1, 2年生に共通な漢字とそれに対応する仮名単語61語」の音読テストおよび書取テストの提示順序の1例（左→右へ進む）（150ページの表5）

目	しろ	こころ	西	色	ながい	でる	赤	たけ
あか	海	心	思	ひ(日)	とし	光	あし	川
め	下	き	出	字	早	おおきい	口	むら
こめ	こ	左	ちから	山	白	とり	ほん	した
右	花	うみ	大	天	おんな	生	つき	こう
年	うえ	知	おもう	中	月	立	ひと	つくる
手	とも	木	ゆき	正	高	いし	友	よる
いろ	ひかり	石	しる	雨	東	たつ	雪	てん
火	くち	みぎ	名	ほう	ただしい	村	ひがし	小

セット2

青	日	やま	男	まなぶ	足	ひだり	女	夜
たかい	て	ひ(火)	上	あめ	作	校	方	な
はやい	うまれる	水	おとこ	本	子	きた	人	はな
鳥	ちいさい	米	みず	あお	北	じ	長	なか
学	力	にし	かわ	竹				

	記録用紙	氏名			検査日　年　月　日	
	文字	反応			文字	反応
1	目			36	した	
2	しろ			37	右	
3	こころ			38	花	
4	西			39	うみ	
5	色			40	大	
6	ながい			41	天	
7	でる			42	おんな	
8	赤			43	生	
9	たけ			44	つき	
10	あか			45	こう	
11	海			46	年	
12	心			47	うえ	
13	思			48	知	
14	ひ（日）			49	おもう	
15	とし			50	中	
16	光			51	月	
17	あし			52	立	
18	川			53	ひと	
19	め			54	つくる	
20	下			55	手	
21	き			56	とも	
22	出			57	木	
23	字			58	ゆき	
24	早			59	正	
25	おおきい			60	高	
26	口			61	いし	
27	むら			62	友	
28	こめ			63	よる	
29	こ			64	いろ	
30	左			65	ひかり	
31	ちから			66	石	
32	山			67	しる	
33	白			68	雨	
34	とり			69	東	
35	ほん			70	たつ	
小計	漢字正答　　　　　　　/17 文字 仮名正答　　　　　　　/18 文字			小計	漢字正答　　　　　　　/18 文字 仮名正答　　　　　　　/17 文字	

	記録用紙	氏名		検査日　年　月　日	

	文字	反応		文字	反応
71	雪		106	きた	
72	てん		107	人	
73	火		108	はな	
74	くち		109	鳥	
75	みぎ		110	ちいさい	
76	名		111	米	
77	ほう		112	みず	
78	ただしい		113	あお	
79	村		114	北	
80	ひがし		115	じ	
81	小		116	長	
82	青		117	なか	
83	日		118	学	
84	やま		119	力	
85	男		120	にし	
86	まなぶ		121	かわ	
87	足		122	竹	
88	ひだり		小計	漢字正答	/8 文字
89	女			仮名正答	/9 文字
90	夜		合計	漢字正答　＋　＋　＝	/61 文字
91	たかい		合計	仮名正答　＋　＋　＝	/61 文字
92	て				
93	ひ（火）				
94	上				
95	あめ				
96	作				
97	校				
98	方				
99	な				
100	はやい				
101	うまれる				
102	水				
103	おとこ				
104	本				
105	子				
小計	漢字正答	/18 文字			
	仮名正答	/17 文字			

ワークシート❸ 教育基本語彙

〈単語レベル〉音読訓練，呼称訓練，話し言葉の理解訓練，読む訓練，読解訓練，書称訓練

　ワークシート❸は重度の失語症患者用に作成されている．重度の患者の訓練にあたっては，障害されている能力に注目するよりも，むしろ残存能力としてどのような機能が保たれているかを見つけだし，それをコミュニケーションに最大限に役立てていくことが大切である．また，患者の訓練に対するモティベーションを高めるためには，障害が重度であればあるほど，コミュニケーションの喜びや，言語訓練での成功感を味わうことが重要である．そのため，本ワークシートでは，既知度の高い語を抽出した．既知度の基準としては坂本（1974）にしたがい，小学校低学年で学習することが推奨されている単語を教材とした．

　課題をやさしくするために，選択肢は3つとした（128ページ参照）．また，同様の理由から，選択肢は正答，正答と意味的に関連した単語，正答と意味的に無関係の単語から構成されている．

　ワークシート❸は，読解訓練（漢字，仮名の読解）として作成されているが，以下で紹介する方法によって，話す訓練，話し言葉の理解訓練，音読訓練（音読，ふり仮名），書く訓練に応用が可能である．なお，記録用紙もそれぞれの訓練で用いることができるよう工夫されている．また，ワークシート❸に用いられている絵を別のカードに貼り付け絵カードを作成すれば，PACEや情報伝達促進法などの実用的なコミュニケーションの訓練の教材として利用することもできる（115ページ参照）．

ワークシート❸-1　音読訓練：漢字/仮名

対象：失語症患者（重度）
目的：漢字/仮名の音読（単語レベル）の改善をはかる．
教材：ワークシート❸ ①〜⑳
手順：① 絵に対応する文字を選び，○をつけるよう患者に指示をする．
　　　　② 答えを音読するよう指示をする．

ワークシート❸-2　呼称訓練

対象：失語症患者（重度〜中等度）．喚語困難が認められる患者．
目的：喚語能力の改善をはかる．
教材：ワークシート❸ ①〜⑳
手順：漢字，仮名の部分を隠し，なんの絵であるか口頭で答えてもらう．
補足：① 呼称が困難な場合，あるいは誤答してしまう場合は，各種のヒントを試みる（105〜107ページ参照）．
　　　　② 絵の部分をコピーし，別のカードに貼り付け（図1）絵カードを作成することにより，呼称検査（88ページ参照），PACE，情報伝達促進法（117〜123ページ参照）に用いることができる．

①左半分に絵のコピーを貼り付ける．
②右上1/4に仮名，右下1/4に漢字で書く．
③聞く訓練の成績が(A)では十分得られない場合，(B)を作成する．右上1/4，あるいは右下1/4を切りとっていき，課題の難易度を上げていくことも可能．

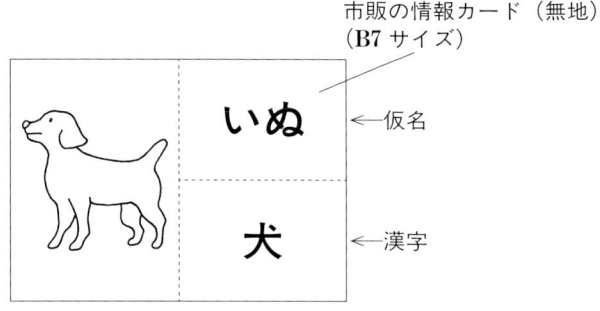

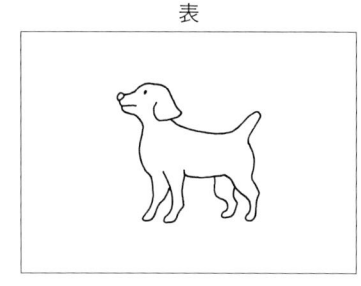

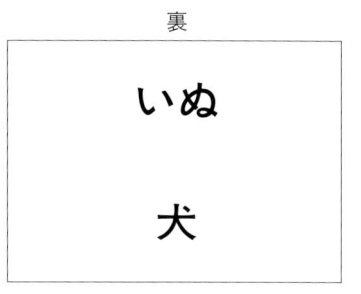

図1　絵カードの作成法(A)

①表に絵のコピーを貼り付け，裏に仮名，漢字で書く．
②呼称訓練，書称訓練，話し言葉の理解訓練，PACE，情報伝達促進法に用いることが可能．

図2　絵カードの作成法(B)

ワークシート❸-3　話し言葉の理解訓練

対象：失語症患者（重度〜中等度）
目的：聞いて理解する能力の改善をはかる．
教材：ワークシート❸①〜⑳
手順：① 漢字，仮名の部分を隠し，訓練者は5枚の絵の中から擬似ランダムに1つの絵の名前を言う．
　　　② 患者は対応する絵を指さす．
補足：この課題が困難な場合，あるいは誤答してしまう場合は，各種のヒントを試みる（本書 px 参照）．

ワークシート❸-4　読む訓練：ふり仮名

対象：失語症患者（重度〜中等度）．音読が可能で，仮名も1文字ずつならば書けるが，音韻分解能力の低下が疑われる患者．
例：魚の漢字を見て「さかな」と音読可能．50音の1文字ずつの書字は可能だが，「さかな」と書くことは不可能，あるいは困難な患者（138ページ参照）．
目的：ふり仮名により，音韻分解能力の改善をはかる．
教材：ワークシート❸
手順：① 絵に対応する文字を選び，○をつけるよう患者に指示をする．
　　　② 答えを音読するよう指示をする．
　　　③ 答えにふり仮名をふる．

ワークシート 3-5 読解訓練(絵と漢字/仮名のマッチング)

対象:失語症患者(重度)
目的:漢字/仮名の読解能力(単語レベル)の改善をはかる.
教材:ワークシート 3 ①〜⑳
手順:絵に対応する文字を選び,○をつけるよう患者に指示をする.
補足:意味的なおとりへの誤りが顕著な場合は,カテゴリー分けの訓練を実施するなど意味体系にアプローチする訓練を追加するとよい.

ワークシート 3-6 書称訓練

対象:失語症患者(重度〜中等度)
目的:物や絵をみて,漢字や仮名で名称を書く(書称)能力の改善をはかる.漢字/仮名の書字能力に差があるかどうか検討する.
教材:ワークシート 3 ①〜⑳
手順:漢字,仮名の部分を隠し,その名称を漢字(あるいは仮名)で書いてもらう.
補足:書字が困難な場合,あるいは誤答してしまう場合は,各種のヒントを試みる.(139ページ参照).

②

(梅 ・ 橋 ・ 松)
(風 ・ 首 ・ 耳)
(牛 ・ 犬 ・ 松)
(川 ・ 豆 ・ 池)
(雨 ・ 米 ・ 風)

①

(足 ・ 口 ・ 紙)
(鼻 ・ 雨 ・ 雪)
(犬 ・ 豆 ・ 米)
(貝 ・ 海 ・ 柳)
(家 ・ 足 ・ 門)

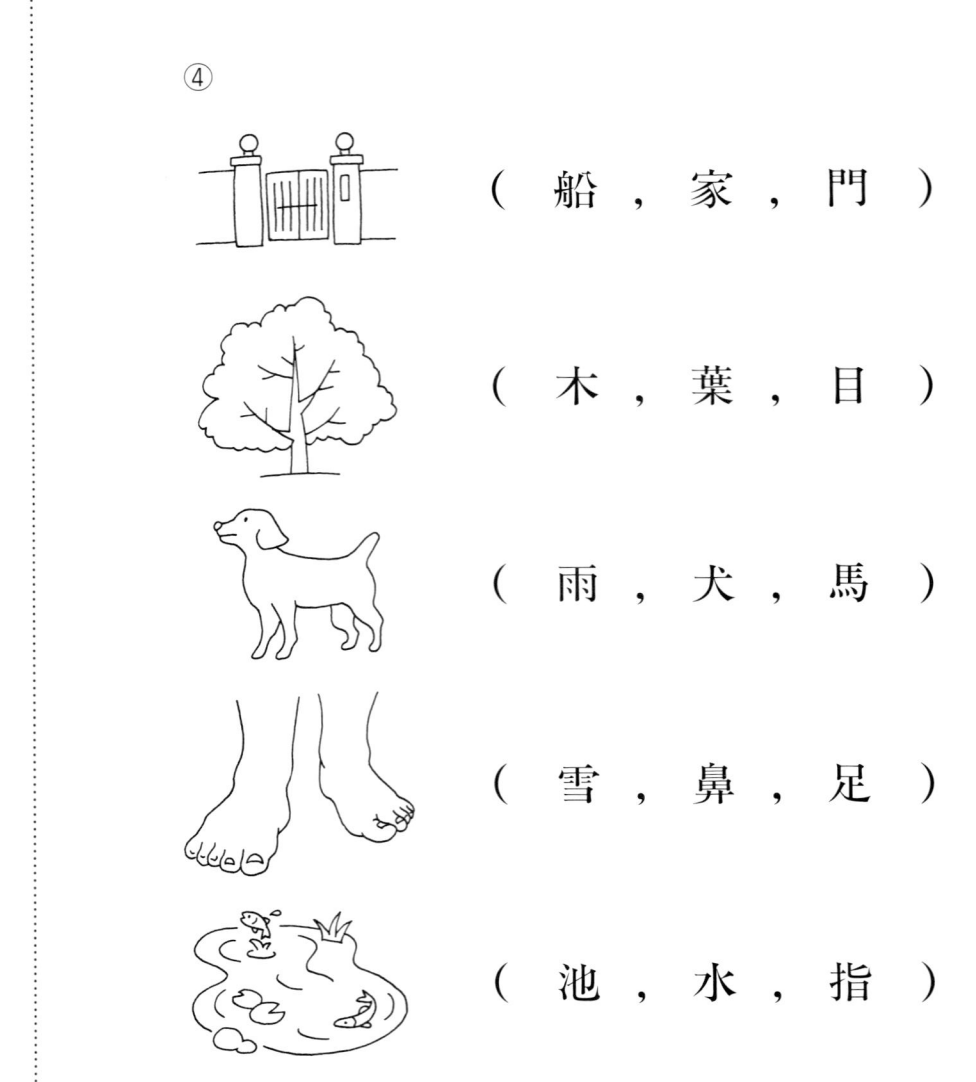

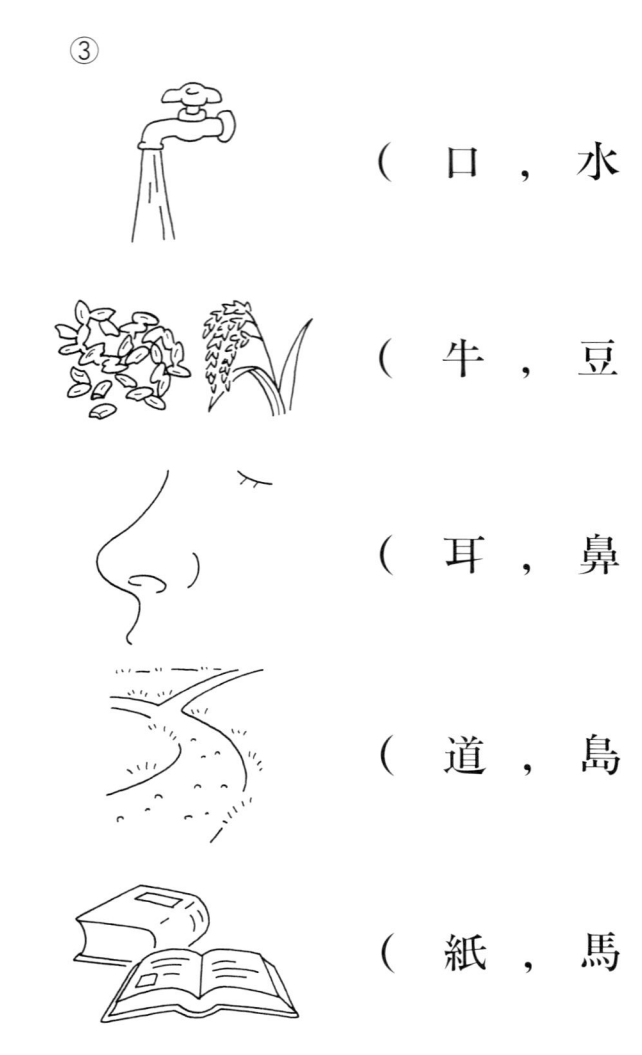

④
（　指　,　水　,　池　）
（　足　,　鼻　,　雪　）
（　馬　,　犬　,　雨　）
（　日　,　葉　,　木　）
（　門　,　家　,　船　）

③
（　本　,　馬　,　紙　）
（　橋　,　島　,　道　）
（　耳　,　鼻　,　星　）
（　牛　,　豆　,　米　）
（　口　,　水　,　川　）

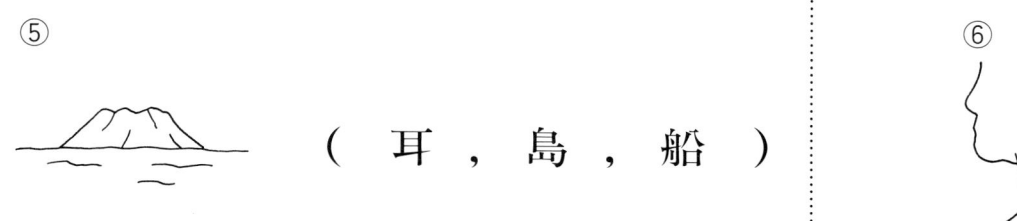

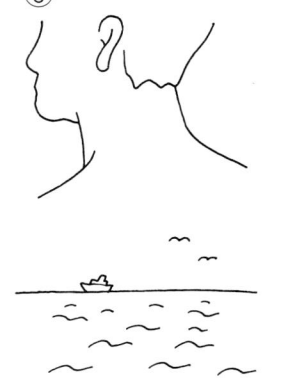

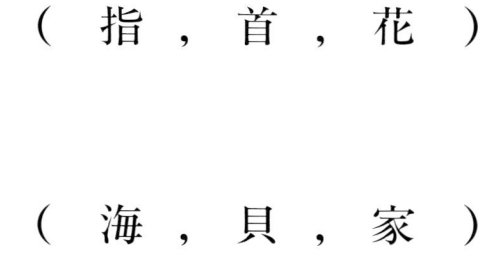

⑤
- (耳 、 鳥 、 船)
- (木 、 海 、 紙)
- (馬 、 川 、 牛) 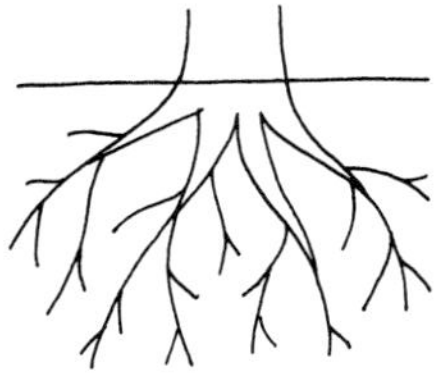
- (木 、 根 、 歯)
- (指 、 貝 、 口)

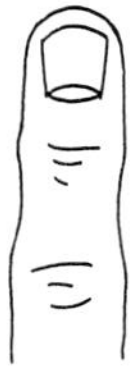

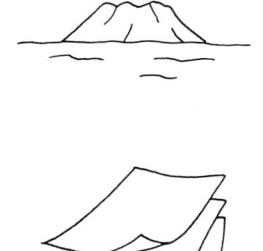

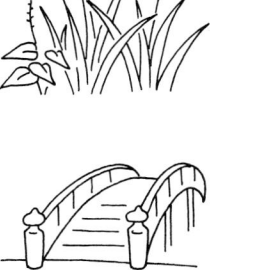

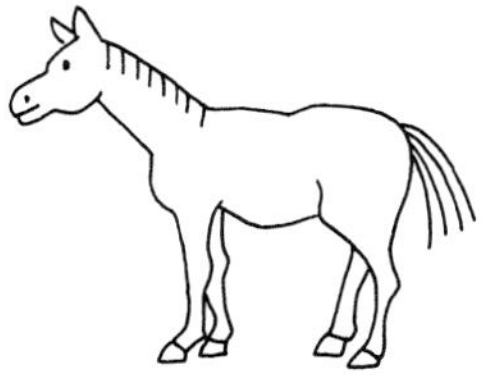

⑥ 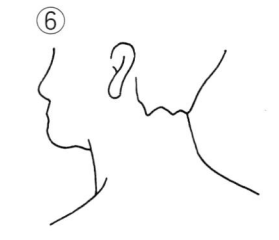
- (指 、 首 、 花)
- (海 、 貝 、 家) 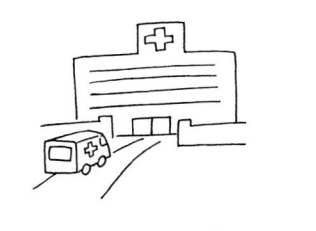
- (銀行 、 夕立 、 病院)
- (池 、 草 、 花)
- (草 、 道 、 橋)

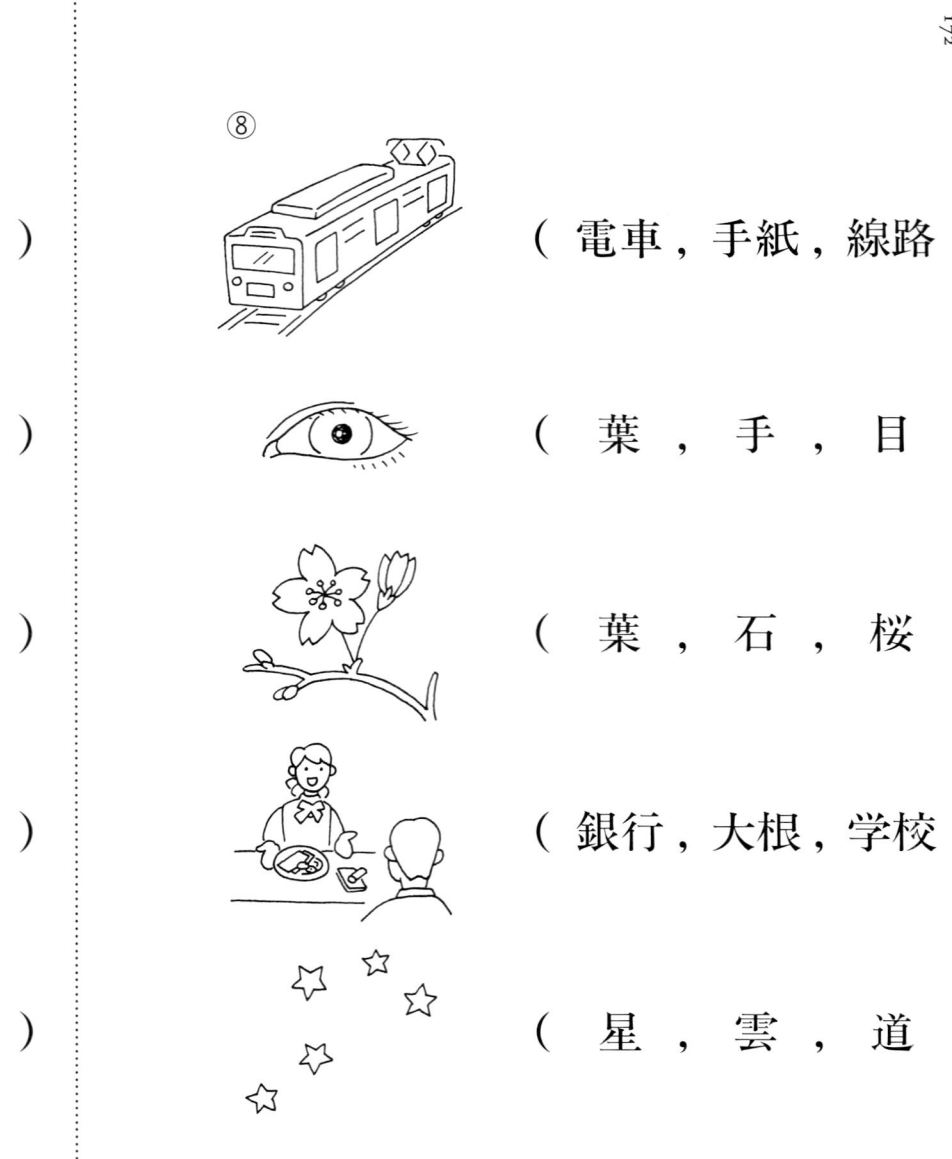

⑧ （ 電車 、 手紙 、 線路 ）
（ 葉 、 手 、 目 ）
（ 葉 、 石 、 桜 ）
（ 銀行 、 大根 、 学校 ）
（ 星 、 雲 、 道 ）

⑦ （ 首 、 竹 、 松 ）
（ 木 、 歯 、 手 ）
（ 夕立 、 銀行 、 太陽 ）
（ 風 、 雪 、 竹 ）
（ 切手 、 葉書 、 線路 ）

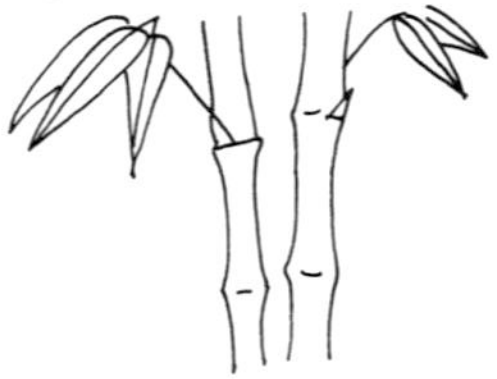

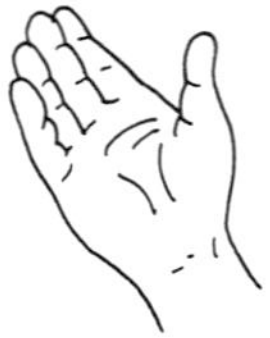

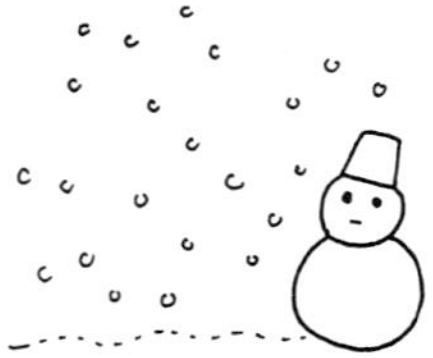

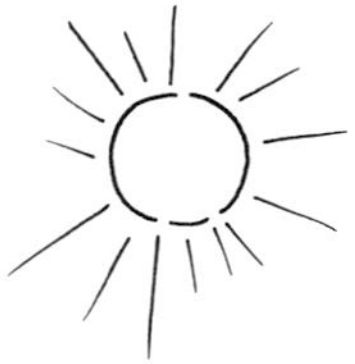

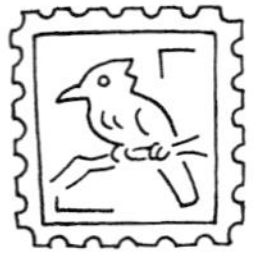

⑩
（学校、太陽、病院）
（切手、手紙、電車）
（本、竹、梅）
（島、梅、船）
（石、桜、岩）

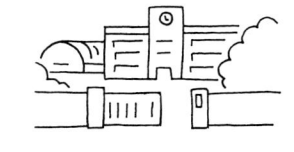

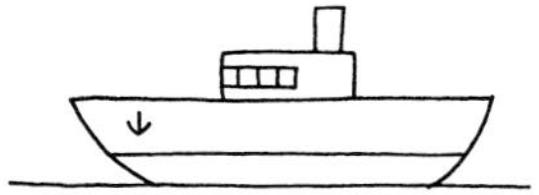

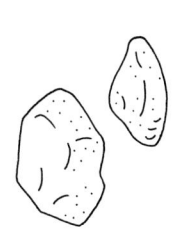

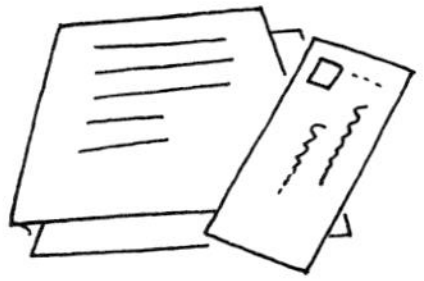

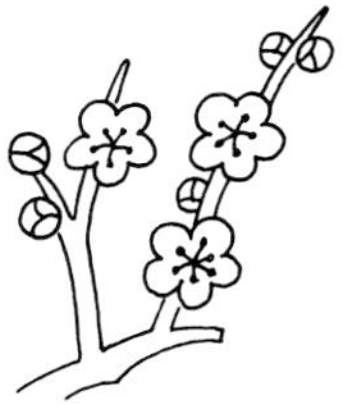

⑨ 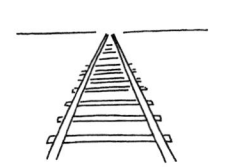
（電車、葉書、線路）
（草、花、門）
（太陽、夕立、学校） 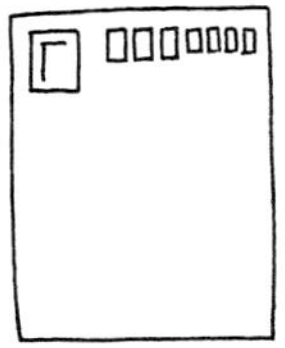
（手紙、病院、葉書）
（歯、目、根）

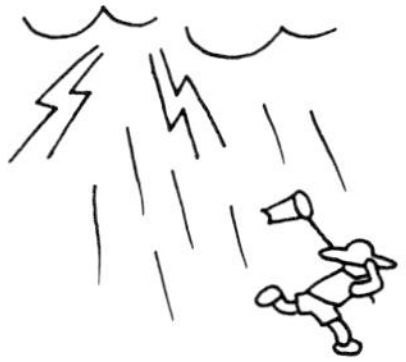

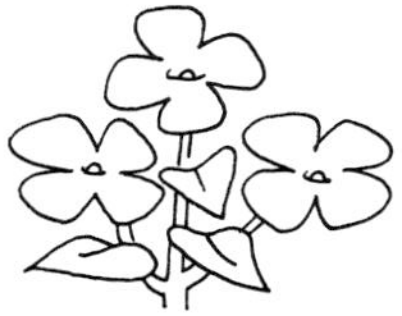

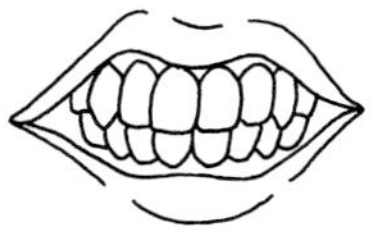

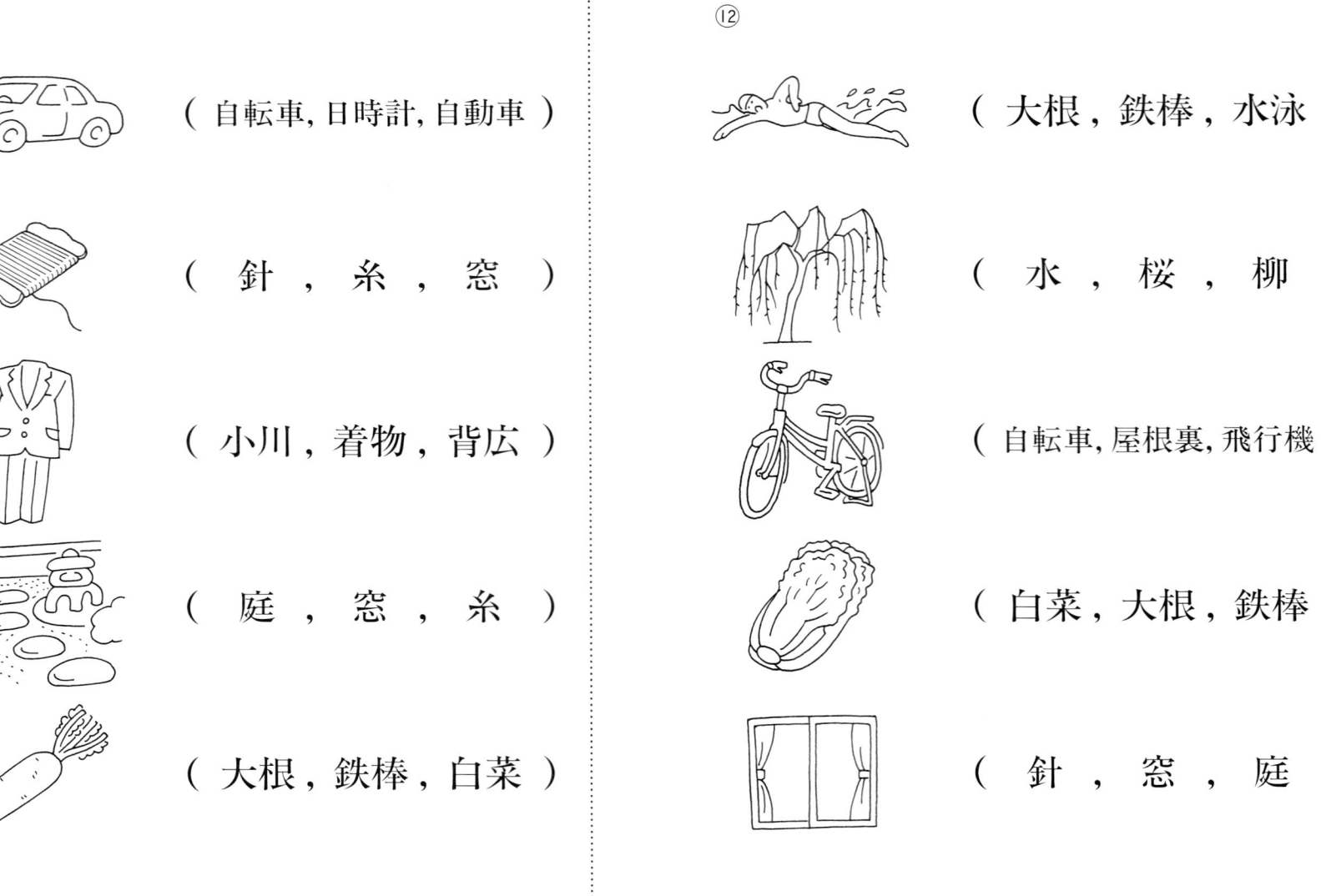

⑫
- （大根、鉄棒、水泳）
- （水、桜、柳）
- （自転車、屋根裏、飛行機）
- （白菜、大根、鉄棒）
- （針、窓、庭）

⑪
- （自転車、日時計、自動車）
- （針、糸、窓）
- （小川、着物、背広）
- （庭、窓、糸）
- （大根、鉄棒、白菜）

⑭
(イチゴ, メガネ, ブドウ)
(キツネ, ラジオ, テレビ)
(うどん, ふとん, まくら)
(そば, かね, すし)
(ハト, ツル, ナス)

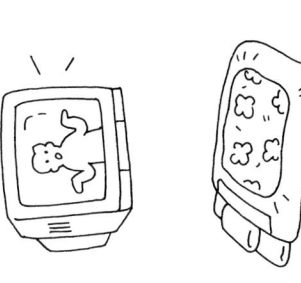

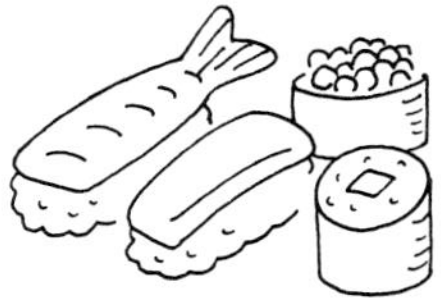

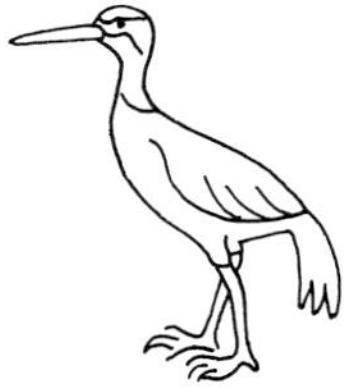

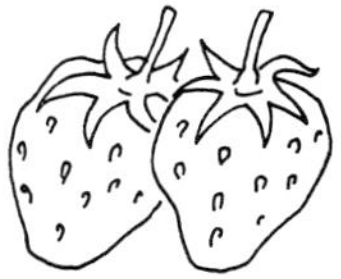

⑬
(水泳, 鉄棒, 白菜)
(糸, 庭, 針)
(自動車, 飛行機, 注射器)
(背広, 切手, 着物)
(手, 葉, 柳)

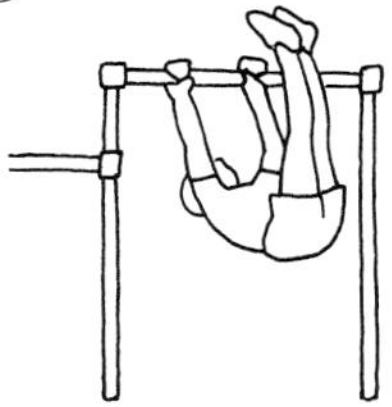

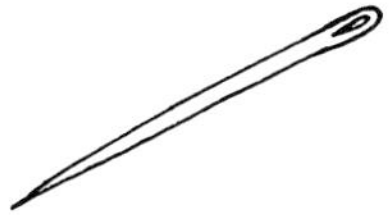

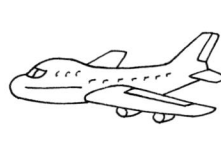

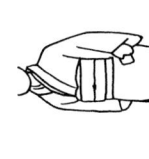

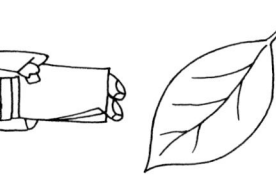

⑯
(キジ、ハト、ネギ)
(ヒツジ、テレビ、タヌキ)
(さしみ、まくら、ふとん)
(リンゴ、キツネ、スイカ)
(ネギ、ナス、ツル)

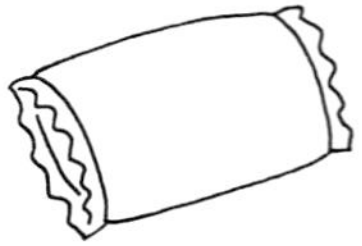

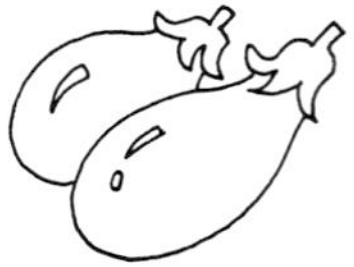

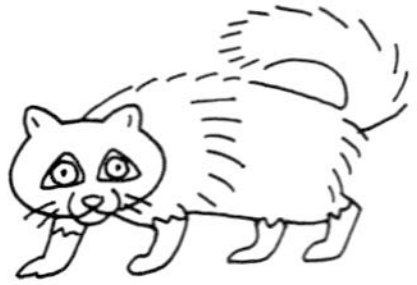

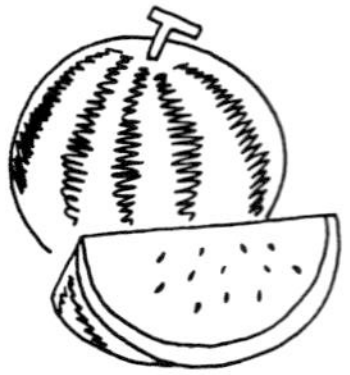

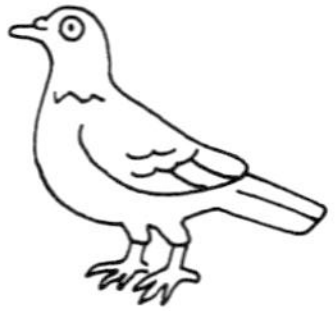

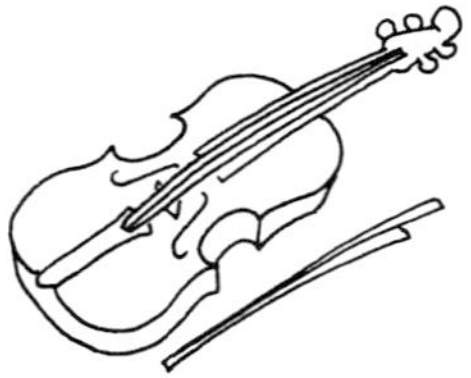

⑮
(ウサギ、タヌキ、ズボン) 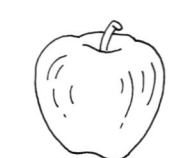
(モグラ、リンゴ、ミカン)
(アマガエル、ハーモニカ、バイオリン)
(ラジオ、ブドウ、テレビ) 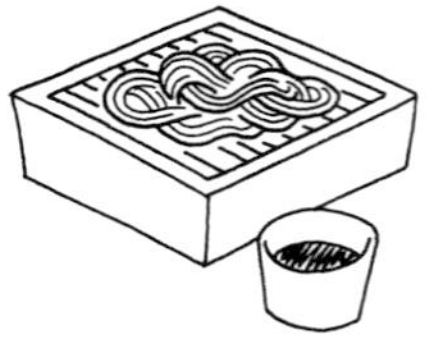
(そば、すし、かめ)

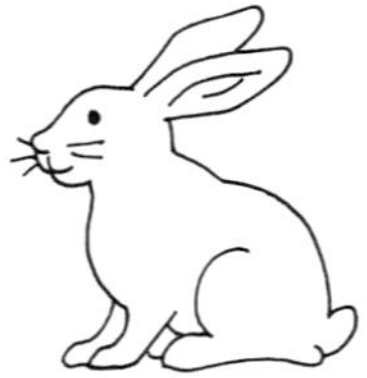

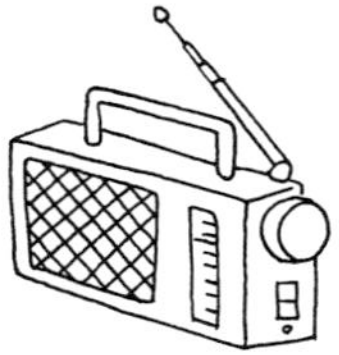

⑱
(モグラ, ヒツジ, イチゴ)
(スキヤキ, サンダル, ラーメン)
(ハト, ネギ, ナス)
(モッキン, オルガン, トランプ)
(ナシ, モモ, アメ)

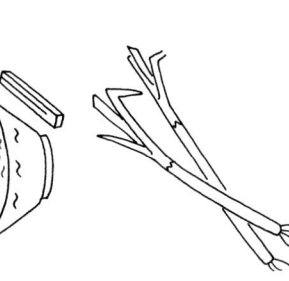

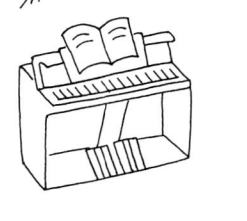

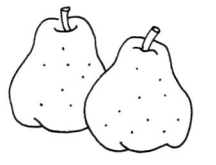

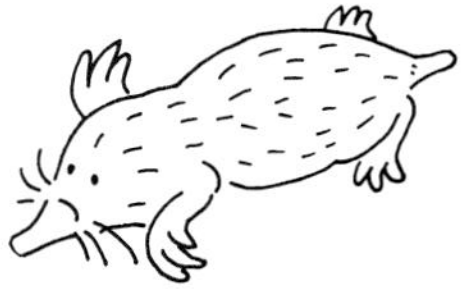

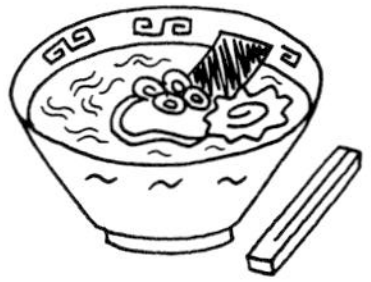

⑰ 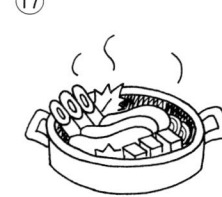
(スキヤキ, テンプラ, ブランコ) 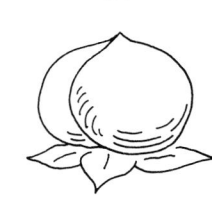
(モモ, キジ, カキ) 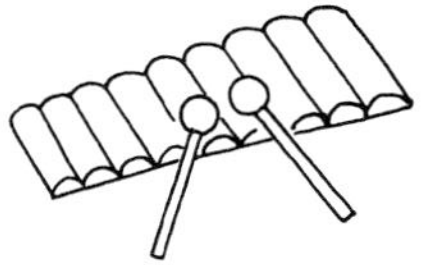
(ブラウス, オルガン, モッキン)
(メガネ, スイカ, コート) 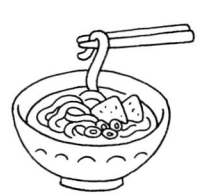
(まくら, さしみ, うどん)

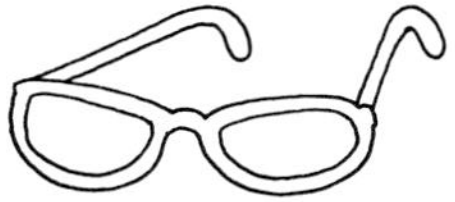

⑳
(ネコ, カキ, ナシ)

(ラーメン, テンプラ, コンパス)

(タヌキ, ズボン, コート)

(キジ, ツル, モモ)

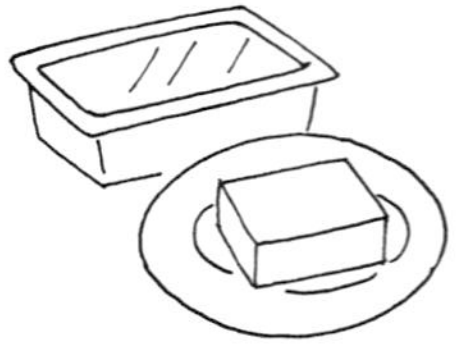

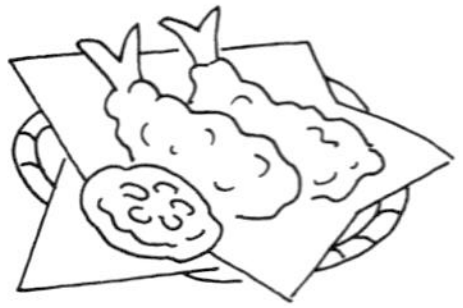

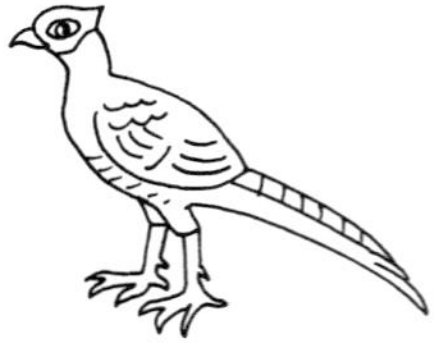

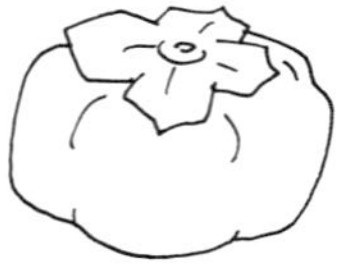

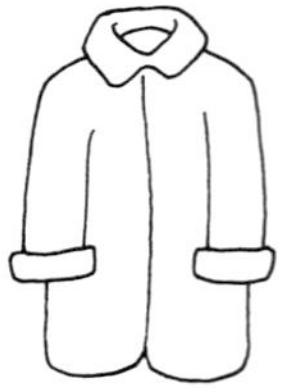

(うどん, かるた, とうふ)

⑲ 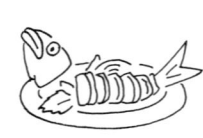
(とうふ, さしみ, ふとん)

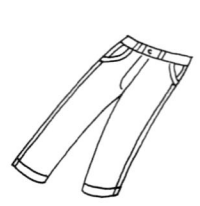

(リンゴ, ズボン, メガネ)

(ウサギ, ボタン, キツネ)

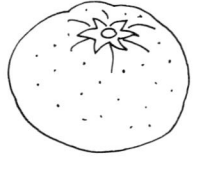

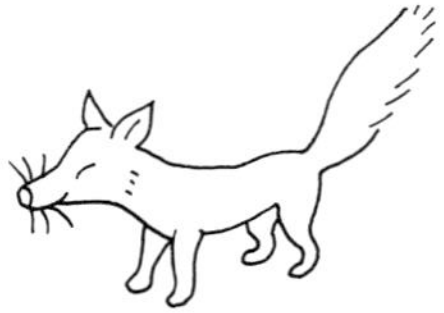

(ミカン, イチゴ, コート)

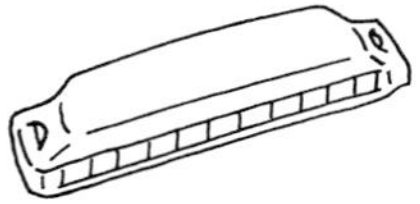

(バレリーナ, バイオリン, ハーモニカ)

記録用紙		課題				氏名			

ページ	正答	意味的に関係がある選択肢	意味的に無関係な選択肢	第　回　/　/	第　回　/　/	第　回　/　/	第　回　/　/	第　回　/　/
①	口	足	紙					
	雨	雪	鼻					
	豆	米	犬					
	貝	海	柳					
	家	門	足					
②	松	梅	橋					
	耳	首	風					
	牛	犬	松					
	川	池	豆					
	風	雨	米					
③	水	川	口					
	米	豆	牛					
	鼻	耳	星					
	道	橋	島					
	本	紙	馬					
④	門	家	船					
	木	葉	目					
	犬	馬	雨					
	足	鼻	雪					
	池	水	指					
⑤	島	船	耳					
	紙	本	海					
	馬	牛	川					
	根	木	歯					
	指	口	貝					
小計								

記録用紙	課題			氏名				
ページ	正答	意味的に関係がある選択肢	意味的に無関係な選択肢	第　回 　/　/	第　回 　/　/	第　回 　/　/	第　回 　/　/	第　回 　/　/
⑥	首 海 病院 草 橋	指 貝 銀行 花 道	花 家 夕立 池 草					
⑦	竹 手 太陽 雪 切手	松 歯 夕立 風 葉書	首 木 銀行 竹 線路					
⑧	電車 目 桜 銀行 星	線路 手 葉 学校 雲	手紙 葉 石 大根 道					
⑨	線路 花 夕立 葉書 歯	電車 草 太陽 手紙 目	葉書 門 学校 病院 根					
⑩	学校 手紙 梅 船 石	病院 切手 竹 島 岩	太陽 電車 本 梅 桜					
	小計							

記録用紙 | 課題　　　　　　　　　　氏名

ページ	正答	意味的に関係がある選択肢	意味的に無関係な選択肢	第　回　/　/	第　回　/　/	第　回　/　/	第　回　/　/	第　回　/　/
⑪	自動車	自転車	日時計					
	糸	針	窓					
	背広	着物	小川					
	庭	窓	糸					
	大根	白菜	鉄棒					
⑫	水泳	鉄棒	大根					
	柳	桜	水					
	自転車	飛行機	屋根裏					
	白菜	大根	鉄棒					
	窓	庭	針					
⑬	鉄棒	水泳	白菜					
	針	糸	庭					
	飛行機	自転車	注射器					
	着物	背広	切手					
	葉	柳	手					
⑭	イチゴ	ブドウ	メガネ					
	テレビ	ラジオ	キツネ					
	ふとん	まくら	うどん					
	すし	そば	かね					
	ツル	ハト	ナス					
⑮	ウサギ	タヌキ	ズボン					
	リンゴ	ミカン	モグラ					
	バイオリン	ハーモニカ	アマガエル					
	ラジオ	テレビ	ブドウ					
	そば	すし	かめ					
	小計							

記録用紙	課題			氏名					

ページ	正答	意味的に関係がある選択肢	意味的に無関係な選択肢	第　回　/　/	第　回　/　/	第　回　/　/	第　回　/　/	第　回　/　/
⑯	ハト	キジ	ネギ					
	タヌキ	ヒツジ	テレビ					
	まくら	ふとん	さしみ					
	スイカ	リンゴ	キツネ					
	ナス	ネギ	ツル					
⑰	スキヤキ	テンプラ	ブランコ					
	モモ	カキ	キジ					
	モッキン	オルガン	ブラウス					
	メガネ	コート	スイカ					
	うどん	さしみ	まくら					
⑱	モグラ	ヒツジ	イチゴ					
	ラーメン	スキヤキ	サンダル					
	ネギ	ナス	ハト					
	オルガン	モッキン	トランプ					
	ナシ	モモ	アブ					
⑲	さしみ	とうふ	ふとん					
	ズボン	メガネ	リンゴ					
	キツネ	ウサギ	ボタン					
	ミカン	イチゴ	コート					
	ハーモニカ	バイオリン	バレリーナ					
⑳	カキ	ナシ	ネコ					
	テンプラ	ラーメン	コンパス					
	コート	ズボン	タヌキ					
	キジ	ツル	モモ					
	とうふ	うどん	かるた					
	小計							

ワークシート❹ 新聞高頻度語

〈単語レベル〉音読・仮名ふり訓練, 仮名から漢字に変換する訓練

　失語症患者が漢字の読み書きの練習をする際には, 小学生用のドリルを用いて訓練することが一般的である. しかし, 患者によっては小学生用の教材ということで難色を示す場合もある. そこで本項では, 失語症のドリルを作成した. 従来は小学生用のドリルで練習した後, それを実生活へ応用していけるようなドリルがこれまではなかった. そこで, 本書では, 新聞高頻度語（国立国語研究所, 1974）から単語を抽出し, 作成された実生活に応用していける「読み書き用のドリル」を紹介する. 頻度は以下の通り設定されており, 40単語（20文）ごとに頻度を変えてあり, 問題1～20で扱われている単語は, 問題81～100で扱われている単語より高頻度である.

表1　問題となっている単語の頻度（国立国語研究所）

問題		全体の順位	
問題	1～20	全体の順位	1～400
問題	21～40	全体の順位	401～650
問題	41～60	全体の順位	651～800
問題	61～80	全体の順位	801～1000
問題	81～100	全体の順位	1001～1200

ワークシート❹-1　新聞高頻度語（音読・仮名ふり訓練）

対象：失語症患者（中等度～軽度）
目的：新聞によく出てくる漢字の音読と仮名ふり.
手順：① 患者は問題文を音読する.
　　　　② 次に読み仮名をふる.

コメント：① 音読と読み仮名の成績に解離がある患者の場合は, 成績の良い方を先に実施する. たとえば, 読み仮名をふる成績の方が, 漢字の音読の成績より良い患者は, まず読み仮名をふって, それから音読する.
　　② ワークシート❹-1は❹-2の問題文が正答となるよう作成されている（例：❹-1の問題1「日本には…」の正答は❹-2の問題1を見れば「にほんには…」と書かれている）.
　　患者は自習の答えあわせに用いることができる.

ワークシート❹-2　新聞高頻度語（仮名から漢字に変換する訓練）

対象：失語症患者（中等度～軽度）
目的：新聞によく出てくる語を平仮名で表わしたものを漢字になおす.
手順：患者は太字の単語を漢字になおす.

コメント：① 患者が漢字が想起できない場合は, 訓練者が1～2画ヒントを書く. 例：「映画」という漢字が想起できない場合は「映」の次の最初の4画「日」をヒントとして書く.
　　② ワークシート❹-2は❹-1の問題文が正答となるよう作成されている（例：❹-2の問題「にほんには…」の正答は❹-1の問題の問題1を見れば「日本には…」と書かれている）. 患者は自習の答えあわせに用いることができる.

| 新聞高頻度語問題 音読・仮名ふり 1〜15 | 月　日 | 氏名 |

1　**日本**には高齢者を**優遇**する政策が必要だ。

2　**午後**1時より**面接**を行います。

3　あのスーパーは**年齢不問**でパートを募集している。

4　この企業は**経験者**を**急募**している。

5　どこの社員**寮**でも冷暖房**完備**が常識である。

6　4月に**昇給**し、夏と冬には**賞与**が支払われる。

7　アルバイト**社員**には月末に**交通費**が支払われる。

8　**資格**を持っている者には**高給**が約束されていた。

9　**映画**を見るため**銀座**に出かけた。

10　**学生**が**中心**になってシンポジウムを企画した。

11　**勤務**時間を短縮し、**待遇**を改善してほしい。

12　**新宿**の町で若者の**意見**を集めた。

13　**履歴書**に**電話**番号を書き忘れた。

14　この夏、**全国**で**最高**気温を観測した。

15　**政府**はアメリカへ**代表**を送ることに決めた。

| 新聞高頻度語問題 音読・仮名ふり 16〜30 | 月　日 | 氏名 |

16　**神田**から20分**以上**歩いたところに会社があった。

17　新聞の求人欄には「**委細**は**面談**の上」と書かれていた。

18　**給与**の**支給**が遅れたため生活が苦しくなった。

19　オーディションには**写真**を**持参**して下さい。

20　テレビの**解説**者は選挙**結果**を分析した。

21　**仕事**の関係で**渋谷**にはよく出かける。

22　**本社**ビルの**土地**を担保に金を借りた。

23　歌手をめざし、**音楽**会社の**事務員**として働いた。

24　政治家は不景気で**生活**が苦しいという**国民**の声に耳を傾けるべきだ。

25　毎年、**広島**では核兵器廃絶にむけたアピールが**発表**される。

26　学生は**大学**の**規定**に従って単位を取得する。

27　**横浜**で中華料理を**十分**堪能した。

28　人に好感を与える**態度**が営業マンには望まれる。

29　どんな**職種**の人でも人間**関係**には悩まされるものだ。

30　その手紙は**英語**で書かれていたので**内容**がよくわからなかった。

| 新聞高頻度語問題 音読・仮名ふり 31〜45 | 月　日 | 氏名 |

31　**通勤**時間を短縮するという**方針**でマンションを選んだ。

32　この映画は今**話題**の**作品**なので是非見てみたい。

33　その役者は**将来**は**演出**も担当したいと述べた。

34　**上野**駅から**徒歩**10分で国立美術館に行ける。

35　**新築**の家を**名古屋**に建てた。

36　**日給**1万円**前後**のアルバイトをさがした。

37　**女性**をねらった悪質な**事件**が多発している。

38　**巨人**は人気のあるチームなのでどこに行っても**歓迎**される。

39　公立の小・**中学校**でも**週休**2日になった。

40　**学歴**偏重が**子供**の健やかな成長を妨げている。

41　環境汚染の**原因**に**関**する調査が進んでいる。

42　**従業員**は辞職の**理由**を上司に説明した。

43　**監督**はピッチャー陣強化のための**計画**を発表した。

44　**首相**が定例**会議**に出席した。

45　**応募**書類を**郵送**した。

| 新聞高頻度語問題 46〜60 音読・仮名ふり | 月　日 | 氏名 |

46　福祉の**立場**から**各種**サービスが利用できないか検討した。

47　その道路の**建設**は県議会で**既決**されている。

48　**年齢**によって**事故**発生率が異なる。

49　**都内**のデパートで**各地**の特産品を紹介する催し物が開かれている。

50　失敗の**責任**を追及するだけではなく予防策を提案することに**意味**がある。

51　**自動車**のセールスに**技術者**もかり出された。

52　**機械**の故障のため運行がストップしていると**案内**された。

53　候補者は**住宅**問題を**第一**に考えると公約した。

54　**今回**の移籍に関する**共同**会見がもたれた。

55　**交通**安全の講習会の**通知**が来た。

56　**当時**は**事務**処理に追われ、残業つづきの日々だった。

57　きれいな空気を**求**め庭に出た。

58　**経済**を立て直す**方法**を模索する。

59　会社は**北海道**旅行の費用を**全額**負担した。

60　妻の**反対**にあい背広を買うのをあきらめた。

新聞高頻度語問題 音読・仮名ふり 61〜75

月　日　氏名

61　この会社は**研究**するための**条件**がよいので優秀な学者が集まった。

62　**今年**は**総額**一千万円という懸賞が発表された。

63　**努力**が報われ、第一志望の**高校**に合格した。

64　今月は当直**手当**がついたので**月収**がいつもより多かった。

65　**主婦**にも**時々**は息抜きが必要だ。

66　バブル時代には**高級**な店を**開**いても成功した。

67　制服**貸与**が入社の**際**に約束されていた。

68　大雨の影響で**地下鉄**丸ノ内線の**運転**が見合わされた。

69　**平均点以下**の成績を取り居残り勉強をさせられた。

70　学校の荒廃や少子化と**現代**ほど**先生**という職業が大変な時代もない。

71　**店員**は朝**一番**の電車で職場に通っていた。

72　**予算**が取れず十分な**調査**ができなかった。

73　**正午**に**受付**でおちあう約束をした。

74　経済の**見通**しについて**最後**に大蔵大臣が意見を述べた。

75　**新聞**が**無料**で読めるので学生時代には毎日図書館へ行った。

| 新聞高頻度語問題 音読・仮名ふり 76〜90 | 月　日 | 氏名 |

76　**来年**は**再び**渡米する予定です。

77　夢についての**特集**をテレビで見た。

78　**事実**をつきとめるため捜査に**協力**した。

79　**設備**投資に金をかけすぎた**影響**で経営が行き詰まった。

80　営業方針について**直接**社長に**相談**した。

81　**健康**増進の**目的**で毎日30分歩くことに決めた。

82　**少年**に**人気**のロックバンドです。

83　アメリカ人講師を**相手**に**英会話**を勉強する。

84　**自宅**から**海**が見えるとはすばらしい。

85　火災発生の**連絡**を受け、**工場**に駆けつけた。

86　**格安**の物件を**販売**するのが仕事です。

87　世界**記録**をぬりかえられるという**期待**がプレッシャーとなった。

88　**戦後**の苦しい時代も**希望**だけは失わずに生きようとした。

89　**政治**不信のため**選挙**に行かない有権者が増えた。

90　**小切手**で支払いをする**企業**もある。

| 新聞高頻度語問題 音読・仮名ふり 91〜100 | 月　日 | 氏名 |

91　**国会**でも**環境**問題がとり上げられた。

92　**不動産価格**をおさえる政策が採られた。

93　**脚本**と**同時**に演出も手がけた。

94　スポーツビデを**発売**するかどうかが討議の**焦点**となった。

95　**普通**なら内野**安打**になるあたりだった。

96　**水洗**トイレがついているのが**当然**という時代になった。

97　**山林**の伐採について**批判**が集まった。

98　**社会保険**についての**資料**を集め勉強した。

99　両国の首脳**会談**の**時期**が問題となった。

100　**経理**の仕事についても**珠算**を習っていたことが役立った。

新聞高頻度語問題　仮名から漢字に変換する　1〜15

1. にほんには高齢者をゆうぐうする政策が必要だ。
2. ごご1時よりめんせつを行います。
3. あのスーパーはねんぱいふもんでパートを募集している。
4. この企業はけいけんしゃをきゅうぼしている。
5. どこの社員りょうでも冷暖房かんびが常識である。
6. 4月にしょうきゅうし、夏と冬にはしょうよが支払われる。
7. アルバイトしゃいんには月末にじっきゅうが支払われる。
8. しかくを持っている者にはこうきゅうが約束されていた。
9. えいがを見るためぎんざに出かけた。
10. がくせいがちゅうしんになってシンポジウムを企画した。
11. きんむ時間を短縮し、たいぐうを改善してほしい。
12. しんじゅくの町で若者のいけんを集めた。
13. りれきしょにでんわ番号を書き忘れた。
14. この夏、ぜんこくでもういう気温を観測した。
15. せいふはアメリカくだいとうりょうを送ることに決めた。

新聞高頻度語問題 仮名から漢字に変換する 16〜30

月　日　氏名

16. **かんだ**から20分**じょう**歩いたところに会社があった。
17. 求人欄には「**しょうはめんだん**の上」と書かれていた。
18. **きゅうよのしきゅう**が遅れたため生活が苦しくなった。
19. オーディションには**しゃしん**を**じさん**して下さい。
20. テレビの**かいせつ**者は選挙**けっか**を分析した。
21. **しごと**の関係で**しゅっちょう**にはよく出かける。
22. **ほんしゃ**ビルの**とち**を担保に金を借りた。
23. 歌手をめざし、**おんがく**会社の**じむいん**として働いた。
24. 政治家は不景気で**せいかつ**が苦しいという**こくみん**の声に耳を傾けるべきだ。
25. 毎年、**ひろしま**では核兵器廃絶にむけたアピールが**はっぴょう**される。
26. 学生は**だいがくのきそく**に従って単位を取得する。
27. **よこはま**で中華料理を**じゅうぶん**堪能した。
28. 人に好感を与える**たいどがえいぎょうマン**には望まれる。
29. どんなし**ゅくしゅ**の人でも人間**かんけい**には悩まされるものだ。
30. その手紙は**えいご**で書かれていたので**ないよう**がよくわからなかった。

新聞高頻度語問題 仮名から漢字に変換する 31〜45

月　日　氏名

31. **つうきん**時間を短縮するという**ほうしん**でマンションを選んだ。
32. この映画は今**かだい**の**さくひん**なので是非見てみたい。
33. その役者は**しょうらい**は**えんしゅつ**も担当したいと述べた。
34. **うえの**駅から**とほ**10分で国立美術館に行ける。
35. **しんちく**の家を**なごや**に建てた。
36. **にっきゅう**一万円**ぜんご**のアルバイトをさがした。
37. **じよせい**をねらった悪質な**じけん**が多発している。
38. **きよじん**は人気のあるチームなのでどこに行っても**かんげい**される。
39. 公立の小・中**がっこう**でも**しゅうきゅう**二日になった。
40. **がくれき**偏重が**こども**の健やかな成長を妨げている。
41. 環境汚染の**げんいん**に**かん**する調査が進んでいる。
42. **じゆうぎょういん**は辞職の**りゆう**を上司に説明した。
43. **かんとく**はピッチャー陣強化のための**けいかく**を発表した。
44. **しゅしょう**が定例**かいぎ**に出席した。
45. **おうぼ**書類を**ゆうそう**した。

新聞高頻度語問題 仮名から漢字に変換する 46〜60

月　日　氏名

46　福祉の**たちばからかくしゅ**サービスが利用できないか検討した。

47　その道路の**けんせつ**は県議会で**かけつ**されている。

48　**ねんれい**によってじこ発生率が異なる。

49　**となり**のデパートで**かくち**の特産品を紹介する催し物が開かれている。

50　失敗の**せきにん**を追及するだけではなく予防策を提案することに**いみ**がある。

51　**じどうしゃ**のセールスに**ぎじゅつしゃ**もかり出された。

52　**きかい**の故障のため運行がストップしていると**あんない**された。

53　候補者は**じゅうたく**問題を**だいいち**に考えると公約した。

54　**こんかい**の移籍に関する**きょうどう**会見がもたれた。

55　**こうつう**安全の講習会の**つうち**が来た。

56　**とうじはじむ**処理に追われ、残業つづきの日々だった。

57　きれいな空気を**もとめ**に**わ**に出た。

58　**けいえい**を立て直す**ほうほう**を模索する。

59　会社は**ほっかいどう**旅行の費用を**ぜんがく**負担した。

60　**つまのはんたい**にあい背広を買うのをあきらめた。

| 新聞高頻度語問題 仮名から漢字に変換する 61〜75 | 月　日 | 氏名 |

61　この会社は**けんきゅう**するための**じょけん**がよいので優秀な学者が集まった。

62　ことしは**そうがく**一千万円という懸賞が発表された。

63　**どりょく**が報われ、第１志望の**こうこう**に合格した。

64　今月は当直**てあて**がついたので**げっしゅう**がいつもより多かった。

65　**しゅふ**にも**ときどき**は息抜きが必要だ。

66　バブル時代には**こうきゅう**な店を**ひらい**ても成功した。

67　制服**たいよ**が入社の**さい**に約束されていた。

68　大雨の影響で**ちかてつ**丸ノ内線の**うんてん**が見合わされた。

69　**くいきんてんい**かの成績を取り居残り勉強をさせられた。

70　学校の荒廃や少子化と**げんだい**ほど**せんせい**という職業が大変な時代もない。

71　**てんいん**は朝**いちばん**の電車で職場に通っていた。

72　**よさん**が取れず十分な**ちょうさ**ができなかった。

73　**しょうごにうけつけ**でおちあう約束をした。

74　経済の**みとおし**について**さらに**大蔵大臣が意見を述べた。

75　**しんぶんがむりょう**で読めるので学生時代には毎日図書館へ行った。

新聞高頻度語問題 仮名から漢字に変換する 76〜90　　月　日　氏名

76 らいねんはふたたび渡米する予定です。

77 ゆめについてのとくしゅうをテレビで見た。

78 じつをつきとめるため捜査にきょうりょくした。

79 せつび投資に金をかけすぎたえいきょうで経営が行き詰まった。

80 営業方針についてちょくせつ社長にそうだんした。

81 けんこう増進のもくてきで毎日30分歩くことに決めた。

82 しょうねんにんきのロックバンドです。

83 アメリカ人講師をあいてにえいかいわを勉強する。

84 じたくからうみが見えるとはすばらしい。

85 火災発生のれんらくを受け、いちじょうに駆けつけた。

86 かくやすの物件をはんばいするのが仕事です。

87 世界きろくをぬりかえられるというきたいがプレッシャーとなった。

88 せんごの苦しい時代もきぼうだけは失わずに生きようとした。

89 せいじ不信のためせんきょに行かない有権者が増えた。

90 こぎってで支払いをするきぎょうもある。

新聞高頻度語問題　仮名から漢字に変換する　91〜100　　月　日　　氏名

91　こっかいでもかんきょう問題がとり上げられた。

92　ぶっさんかかくをおさえる政策が採られた。

93　きゃくほんとえんじゅつに演出も手がけた。

94　スポーツじをはつばいするかどうかが討議のしょうてんとなった。

95　ふつうなら内野あんだになるあたりだった。

96　すいせんトイレがついているのがとうぜんという時代になった。

97　さんりんの伐採についてひはんが集まった。

98　しゃかいほけんについてのしりょうを集め勉強した。

99　両国の首脳かいだんのじきが問題となった。

100　けいりの仕事についてもしゅぎょうを習っていたことが役立った。

記録用紙（ふり仮名，仮名から漢字に変換）

患者氏名　　　　　　　　　　　　　　　　　　　　　　　　　　／　　　／

問題	正答		問題	正答		問題	正答		問題	正答	
1	日本		26	大学		51	自動車		76	来年	
	優遇			規定			技術者			再び	
2	午後		27	横浜		52	機械		77	夢	
	面接			十分			案内			特集	
3	年齢		28	態度		53	住宅		78	事実	
	不問			営業			第一			協力	
4	経験者		29	職種		54	今回		79	設備	
	急募			関係			共同			影響	
5	寮		30	英語		55	交通		80	直接	
	完備			内容			通知			相談	
6	昇給		31	通勤		56	当時		81	健康	
	賞与			方針			事務			目的	
7	社員		32	話題		57	求め		82	少年	
	交通費			作品			庭			人気	
8	資格		33	将来		58	経済		83	相手	
	高給			演出			方法			英会話	
9	映画		34	上野		59	北海道		84	自宅	
	銀座			徒歩			全額			海	
10	学生		35	新築		60	妻		85	連絡	
	中心			名古屋			反対			工場	
11	勤務		36	日給		61	研究		86	格安	
	待遇			前後			条件			販売	
12	新宿		37	女性		62	今年		87	記録	
	意見			事件			総額			期待	
13	履歴書		38	巨人		63	努力		88	戦後	
	電話			歓迎			高校			希望	
14	全国		39	学校		64	手当		89	政治	
	最高			週休			月収			選挙	
15	政府		40	学歴		65	主婦		90	小切手	
	代表			子供			時々			企業	
16	神田		41	原因		66	高級		91	国会	
	以上			関する			開いて			環境	
17	委細		42	従業員		67	貸与		92	不動産	
	面談			理由			際			価格	
18	給与		43	計画		68	地下鉄		93	脚本	
	支給			監督			運転			同時	
19	写真		44	首相		69	平均		94	発売	
	持参			会議			以下			焦点	
20	解説		45	応募		70	現代		95	普通	
	結果			郵送			先生			安打	
21	仕事		46	立場		71	店員		96	水洗	
	渋谷			各種			一番			当然	
22	本社		47	建設		72	予算		97	山林	
	土地			既決			調査			批判	
23	音楽		48	年齢		73	正午		98	社会保険	
	事務員			事故			受付			資料	
24	生活		49	都内		74	見通し		99	会談	
	国民			各地			最後			時期	
25	広島		50	責任		75	新聞		100	経理	
	発表			意味			無料			珠算	

ワークシート❺ 教育基本語彙
〈文レベル〉話す訓練，聞く訓練，書く訓練

　ワークシート❺は文レベルの表出が困難な失語症患者（重度～中等度）用に作成されている．本ワークシートでは，名詞，動詞ともに既知度の高い語を抽出した．既知度の基準としては坂本（1974）にしたがい，小学校低学年で学習することが推奨されている語を教材とした．

　本ワークシートは機能間の再編成（Luria, 1970）という概念から作成されている．各課題は2枚の絵からなる．1枚は名詞の想起を助け，もう1枚は動詞の想起を助ける目的で描かれている．後者はいわゆる動作絵と呼ばれる絵に相当する．患者の中には動作絵を見ただけでは文レベルの表出ができない患者がいるが，2枚の絵を用いることにより，想起するべき対象が明示し，想起しやすくなる効果を意図している．

　ワークシート❺は，話す訓練として作成されているが，以下で紹介する方法によって，書く訓練や聞く訓練に応用が可能である．なお，記録用紙もそれぞれの訓練で用いることができるよう工夫されている．また，ワークシート❺に用いられている絵を別のカードに貼り付け絵カードを作成すれば，PACEや情報伝達促進法などの実用的なコミュニケーションの訓練の教材として利用することも可能である（166～167ページ参照）．

ワークシート❺-1 話す訓練

対象：失語症患者（重度～中等度）
目的：単語レベルの呼称がある程度可能な患者の，文レベルの呼称能力の改善をはかる．
教材：ワークシート❺
手順：訓練者が指差す絵に対応する単語および文を想起し，口頭で答える．
補足：① 名詞，あるいは動詞の喚語が困難な場合，あるいは誤答してしまう場合は，各種のヒントを試みる（105～106ページ）．
　　　② 動作絵の部分をコピーし，別のカードに貼り付け，絵カードを作成することにより，呼称検査（88ページ参照），PACE，情報伝達促進法（116～117ページ参照）に用いることができる．

ワークシート❺-2 聞く訓練

対象：失語症患者（重度～中等度）
目的：文を聞いて理解する能力の改善をはかる．
教材：ワークシート❺，あるいはワークシート❹をもとに作成した絵カード
手順：① 訓練者は動作絵4枚の絵の中から擬似ランダムに1つの絵に描かれている動作を言う．
　　　② 患者は対応する絵を指さす．
補足：① この課題が困難な場合，あるいは誤答してしまう場合は，各種のヒントを試みる（139ページ参照）．

② この課題がやさしすぎる場合は，選択肢を多くし，難易度をあげてもよい．

| ワークシート❺-3 | 書く訓練 |

対象：失語症患者（中等度）

目的：文レベルの書字能力の改善をはかる．

教材：ワークシート❺

手順：絵を見て，対応する単語を□□□□（空らん）の中に書いてもらう．

補足：書字が困難な場合，あるいは誤答してしまう場合は，各種のヒントを試みる（139ページ参照）．

①

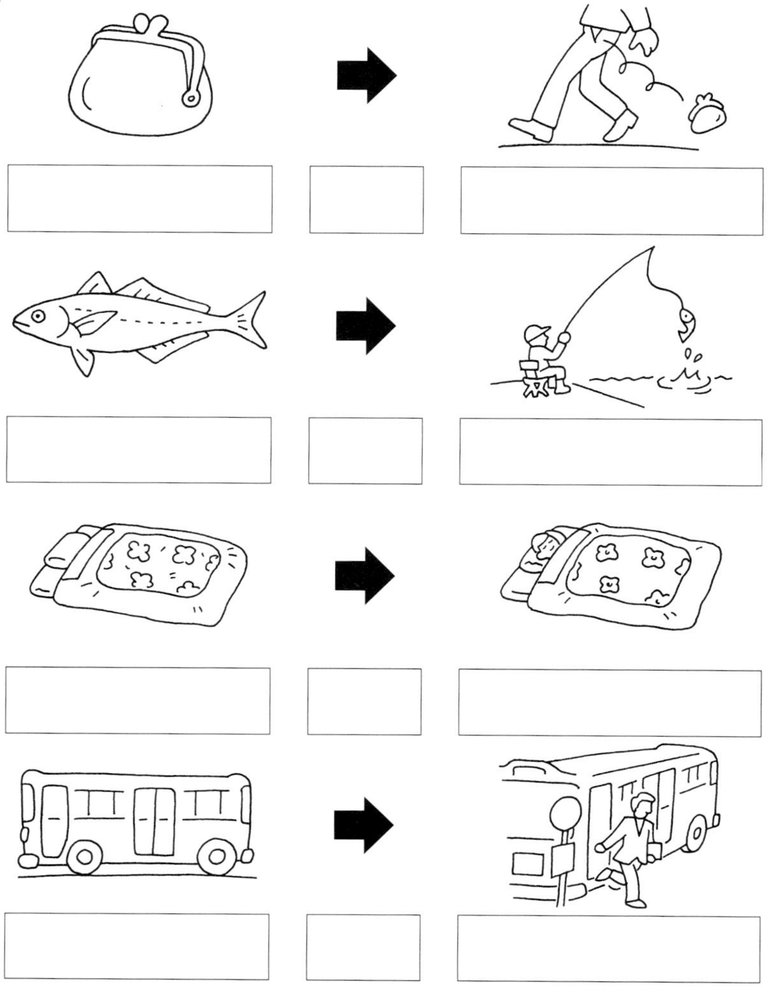

②

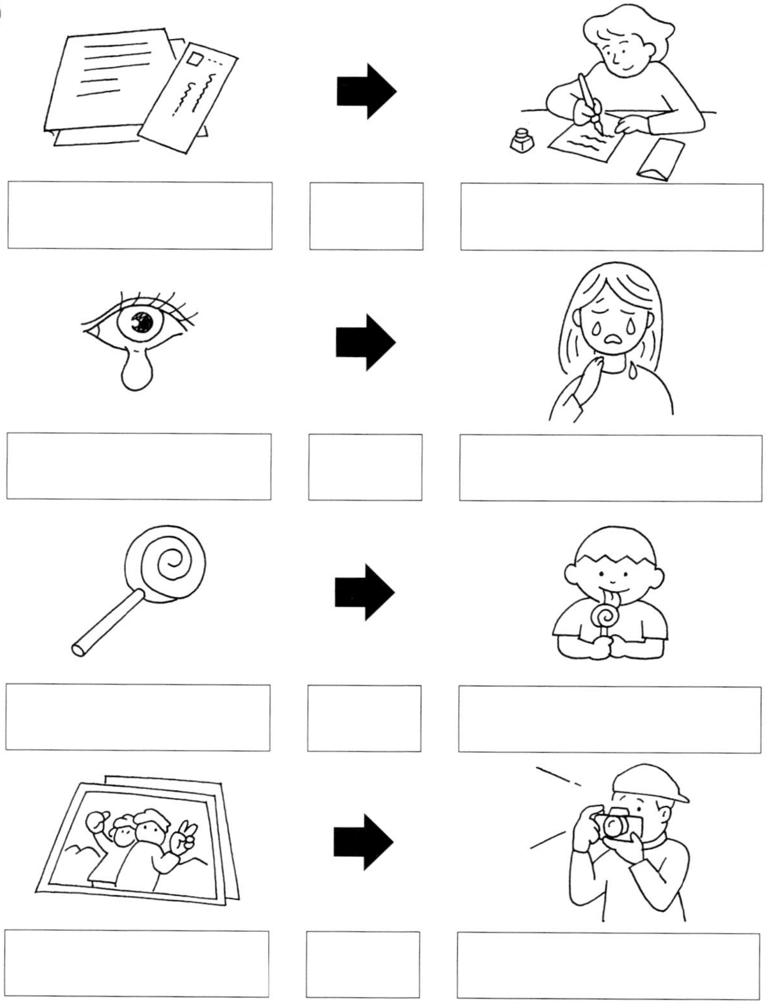

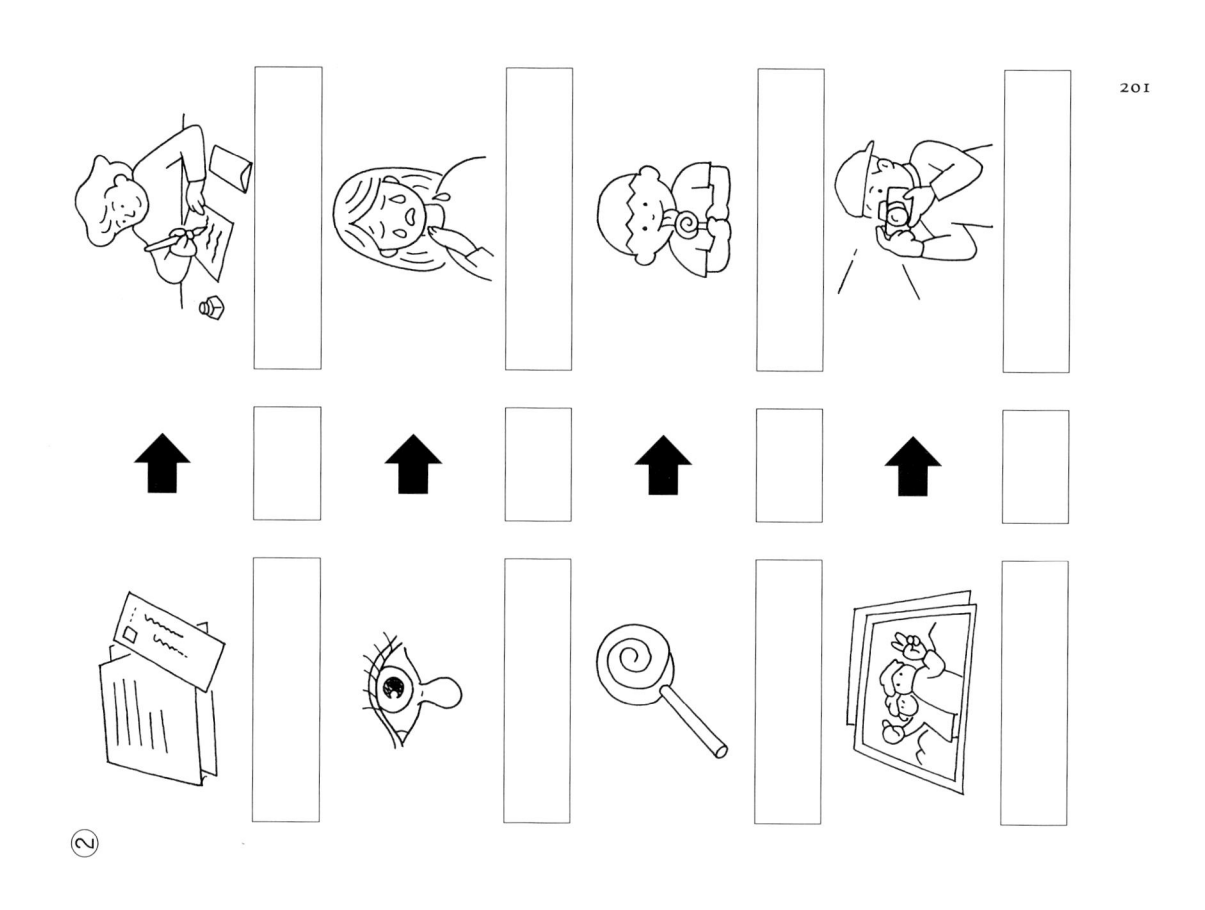

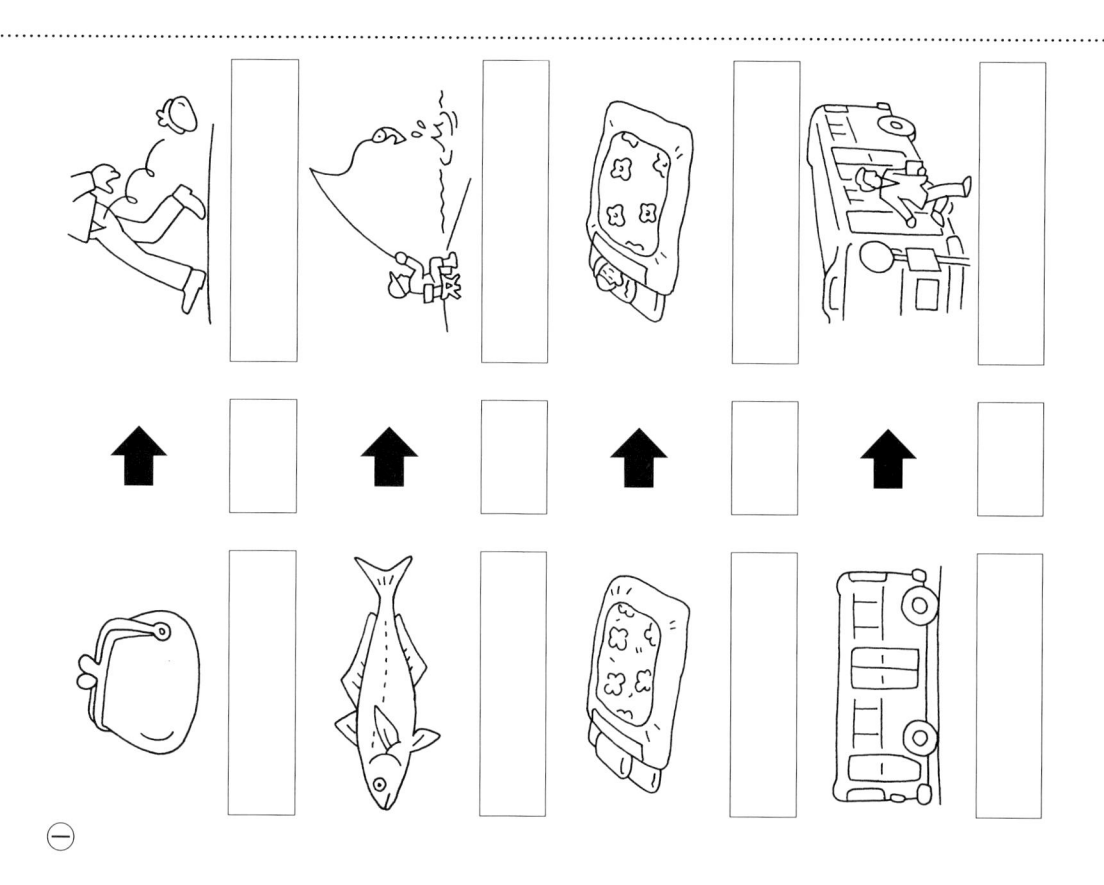

④

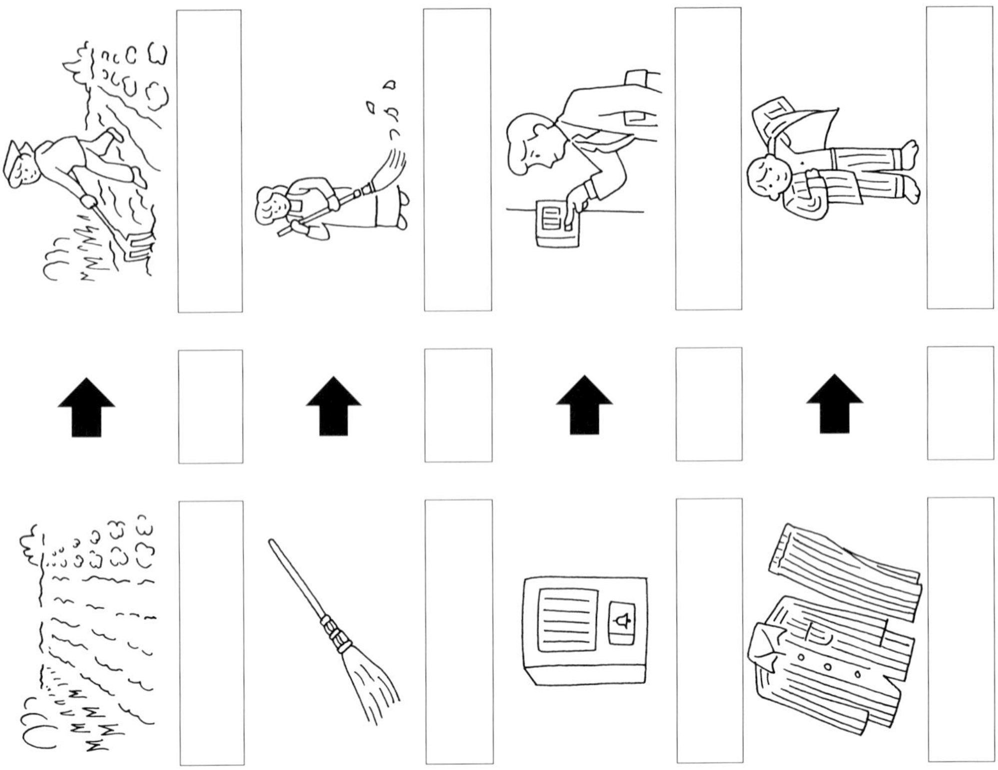

③

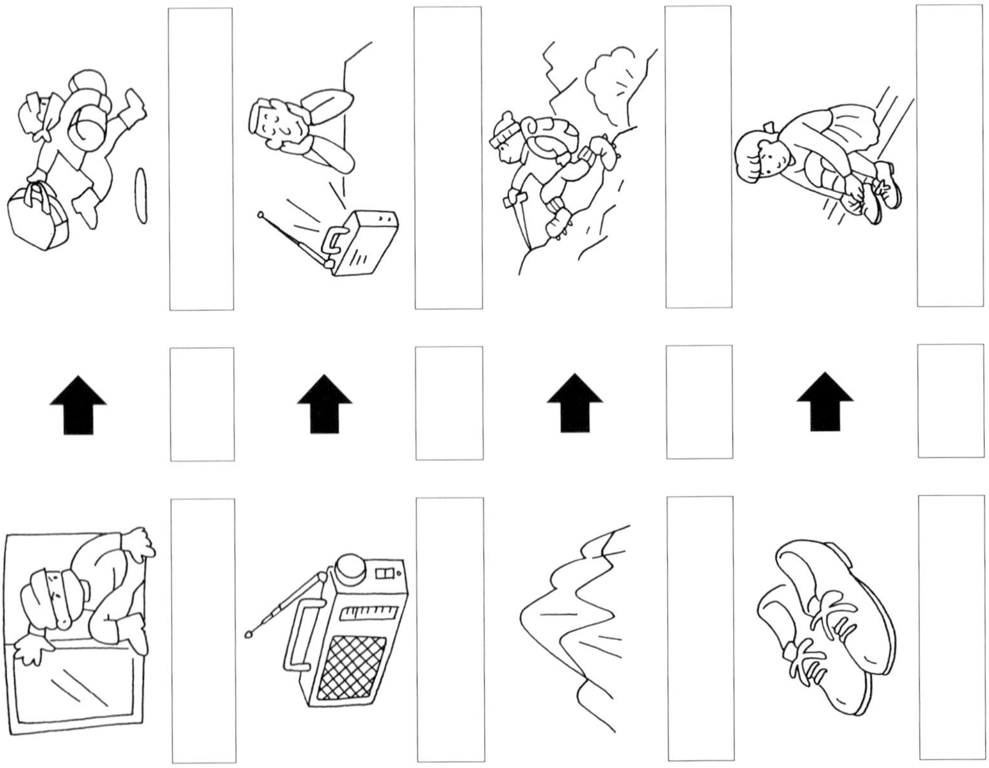

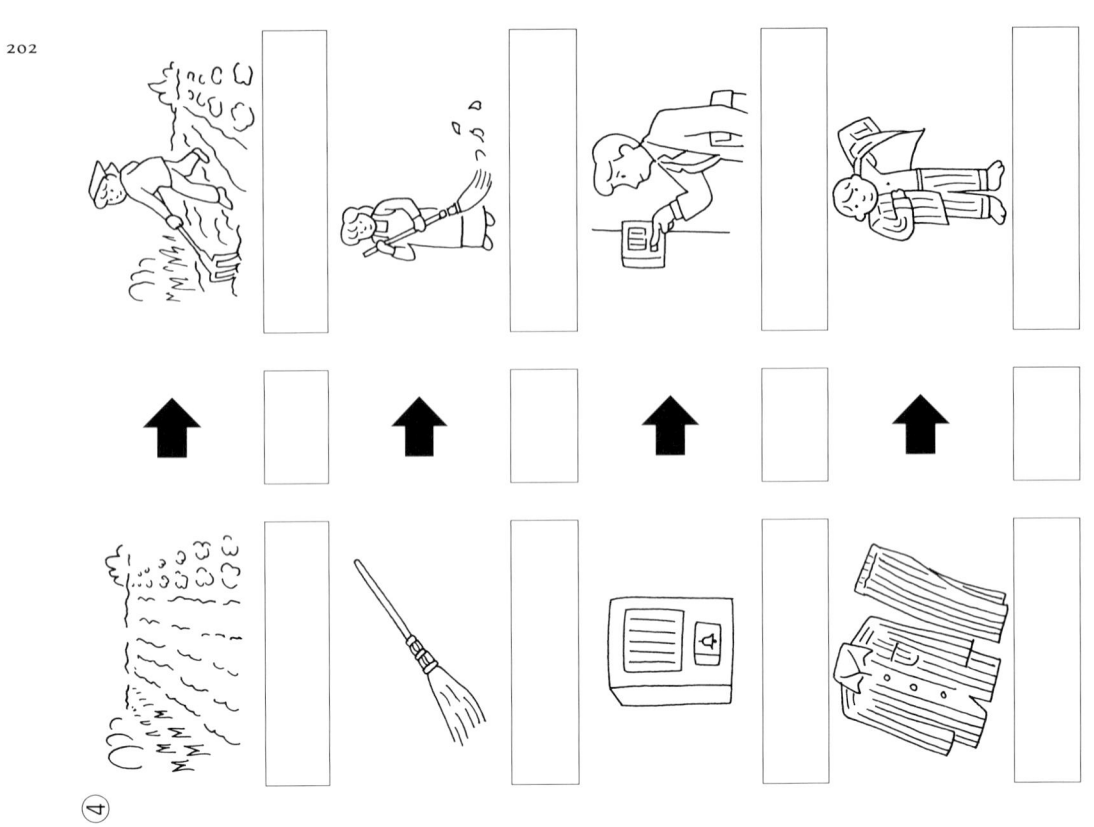

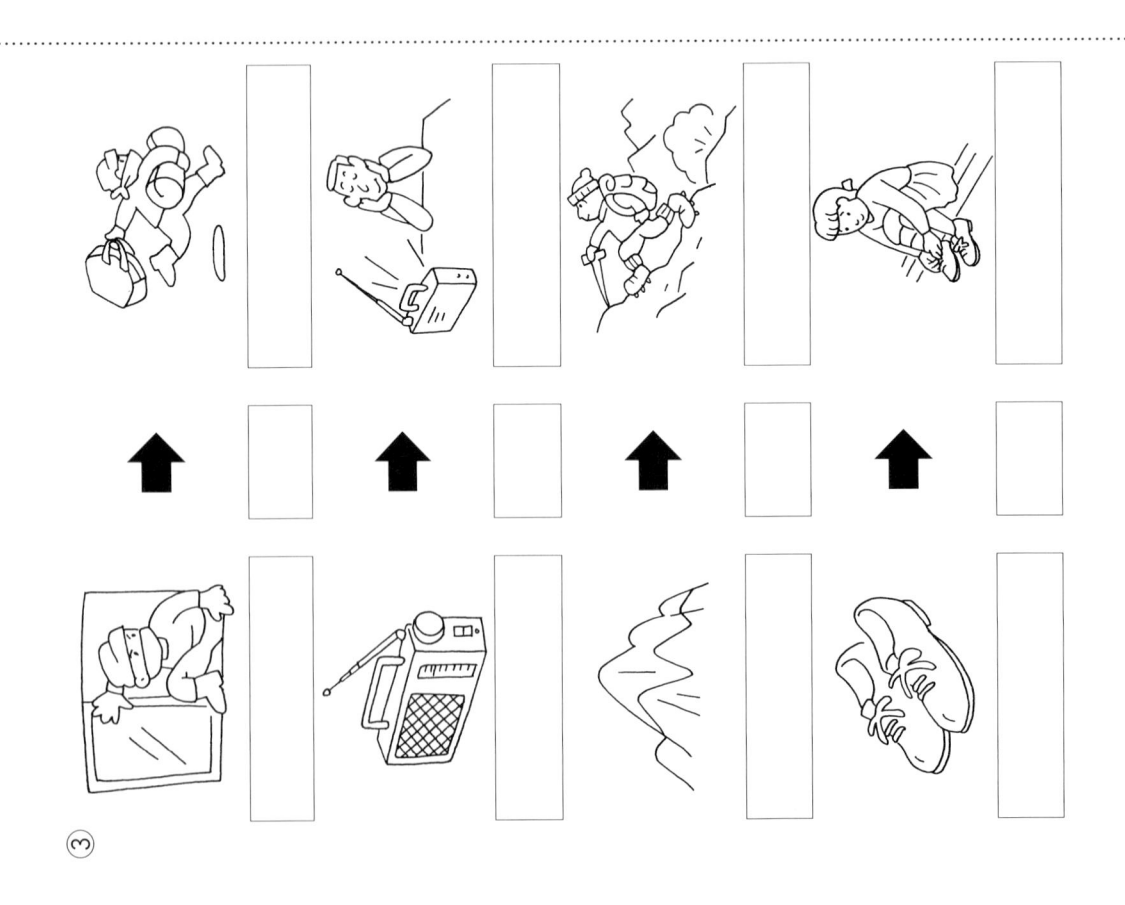

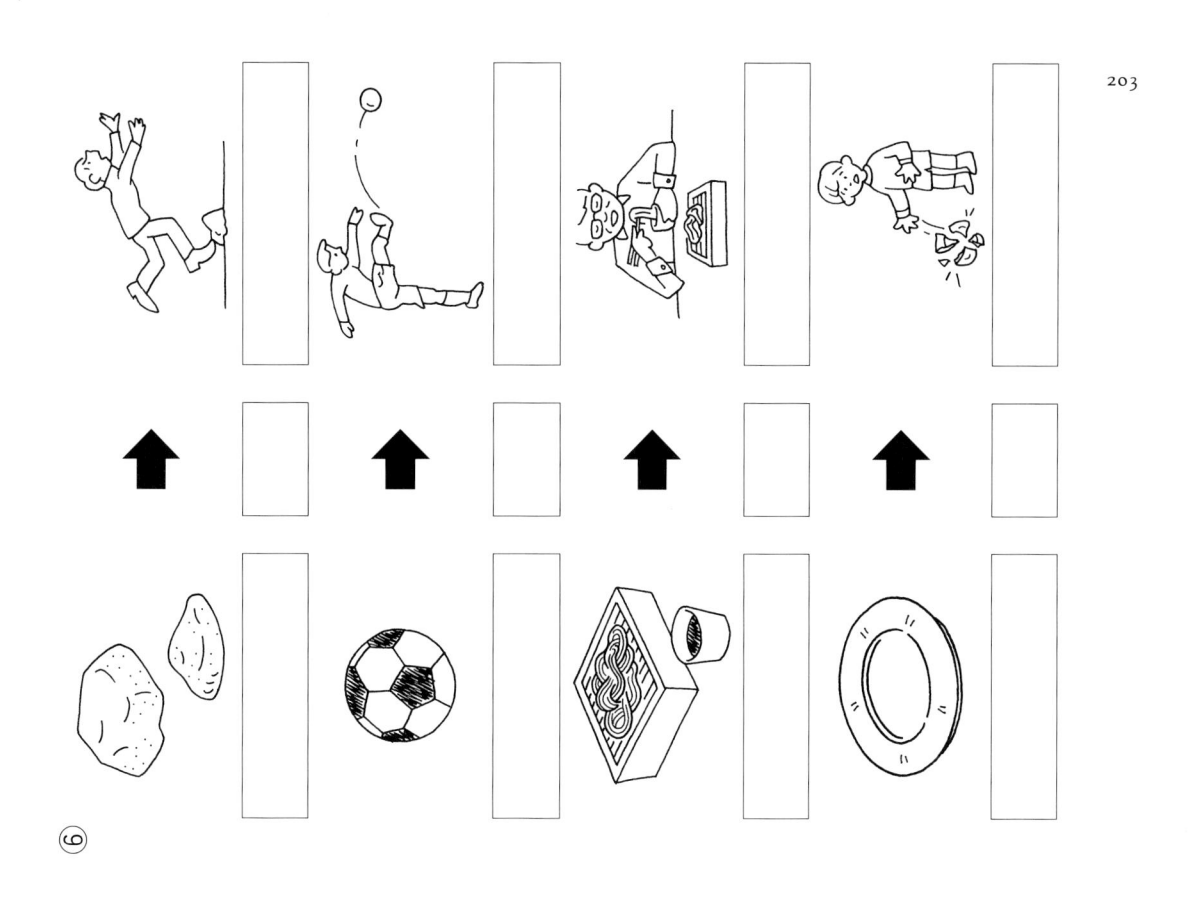

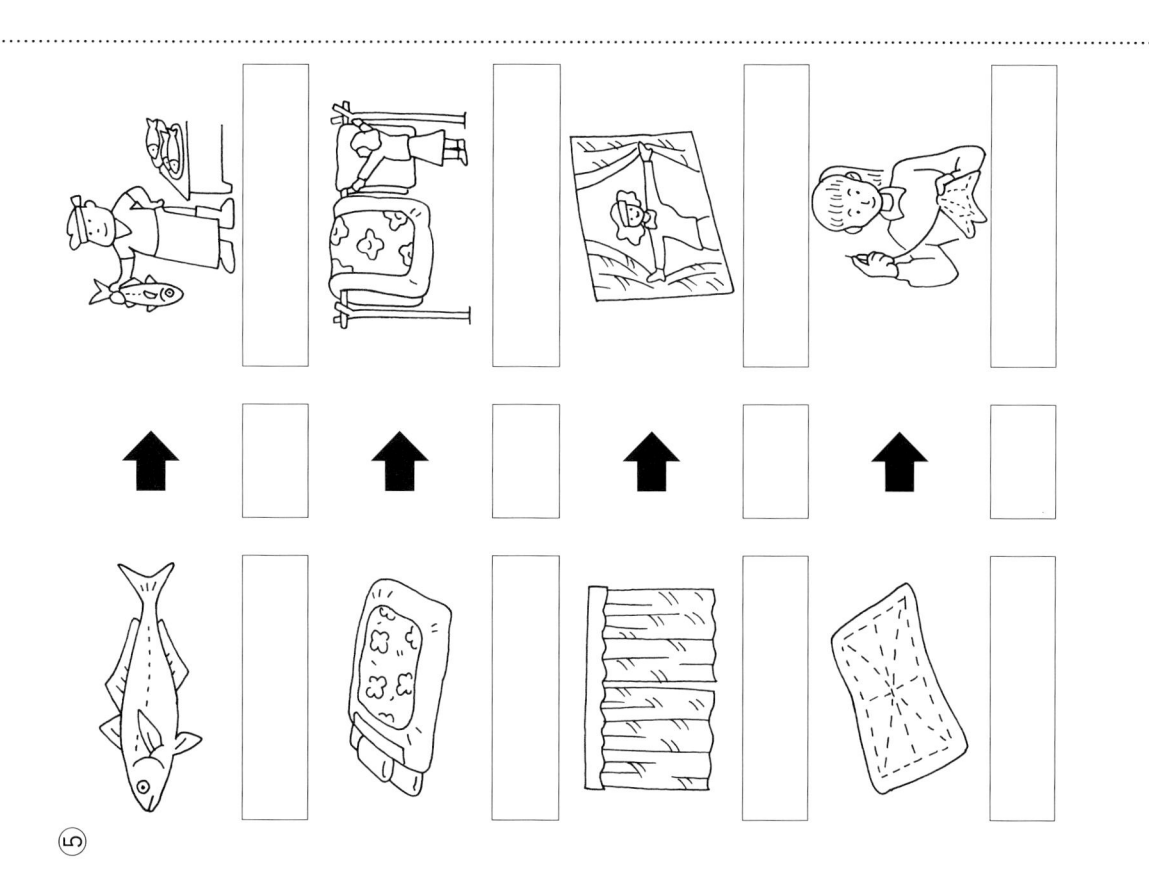

⑥

⑤

204

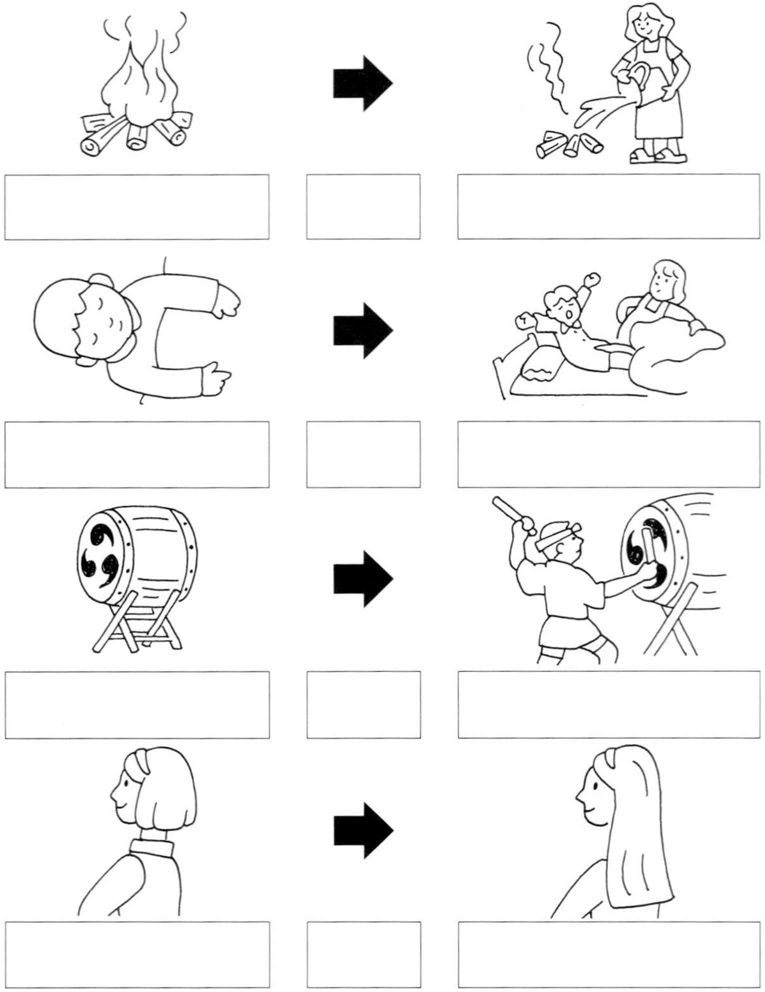

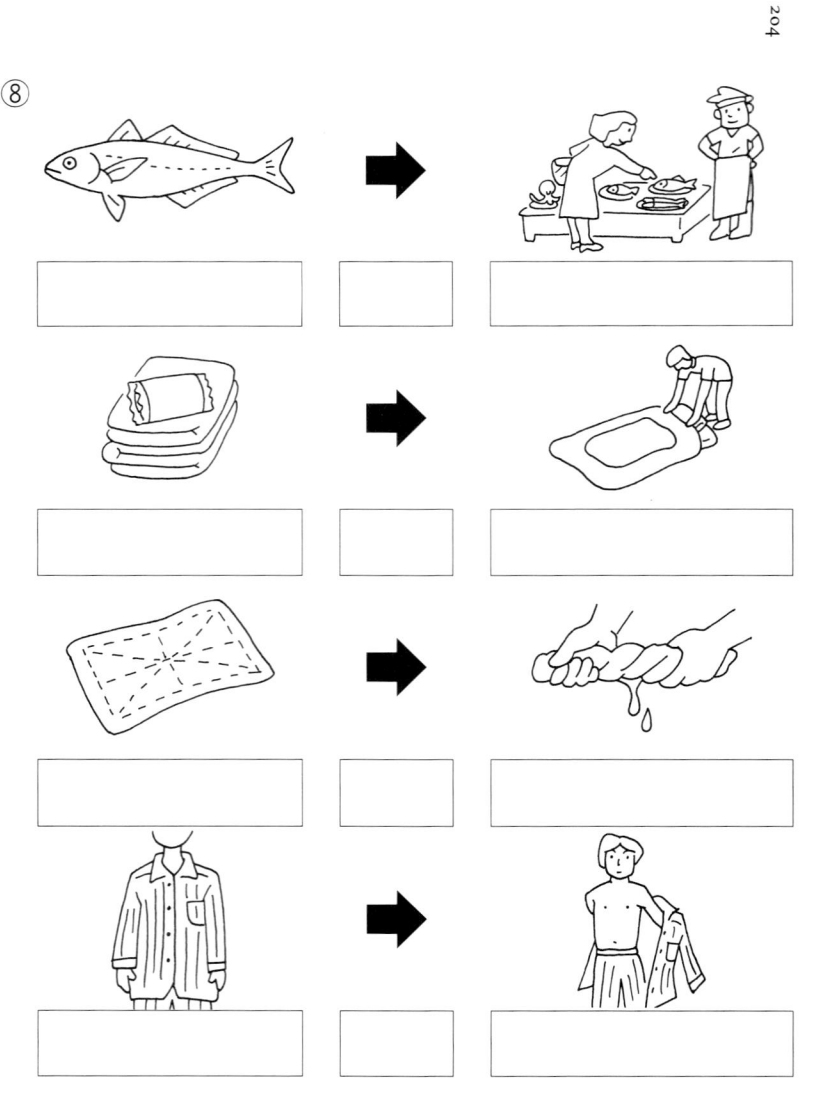

205

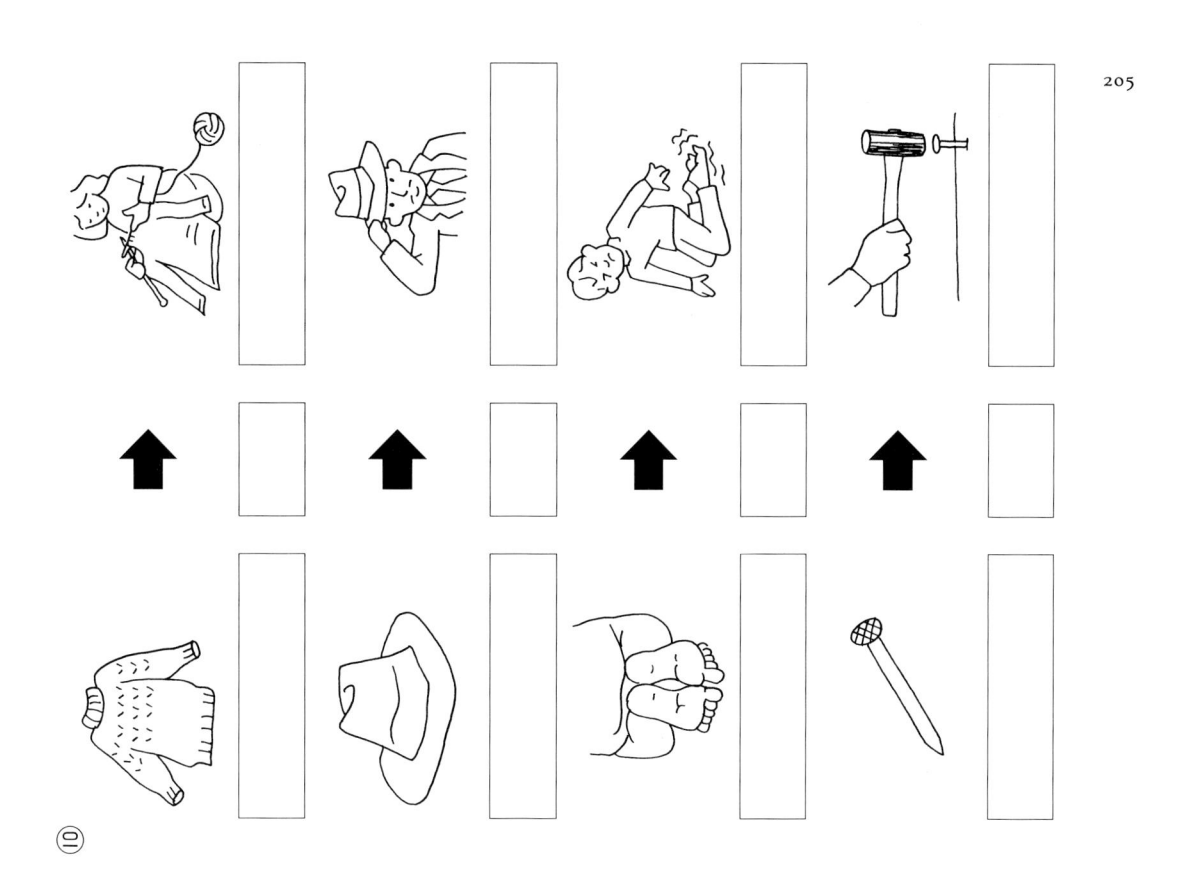

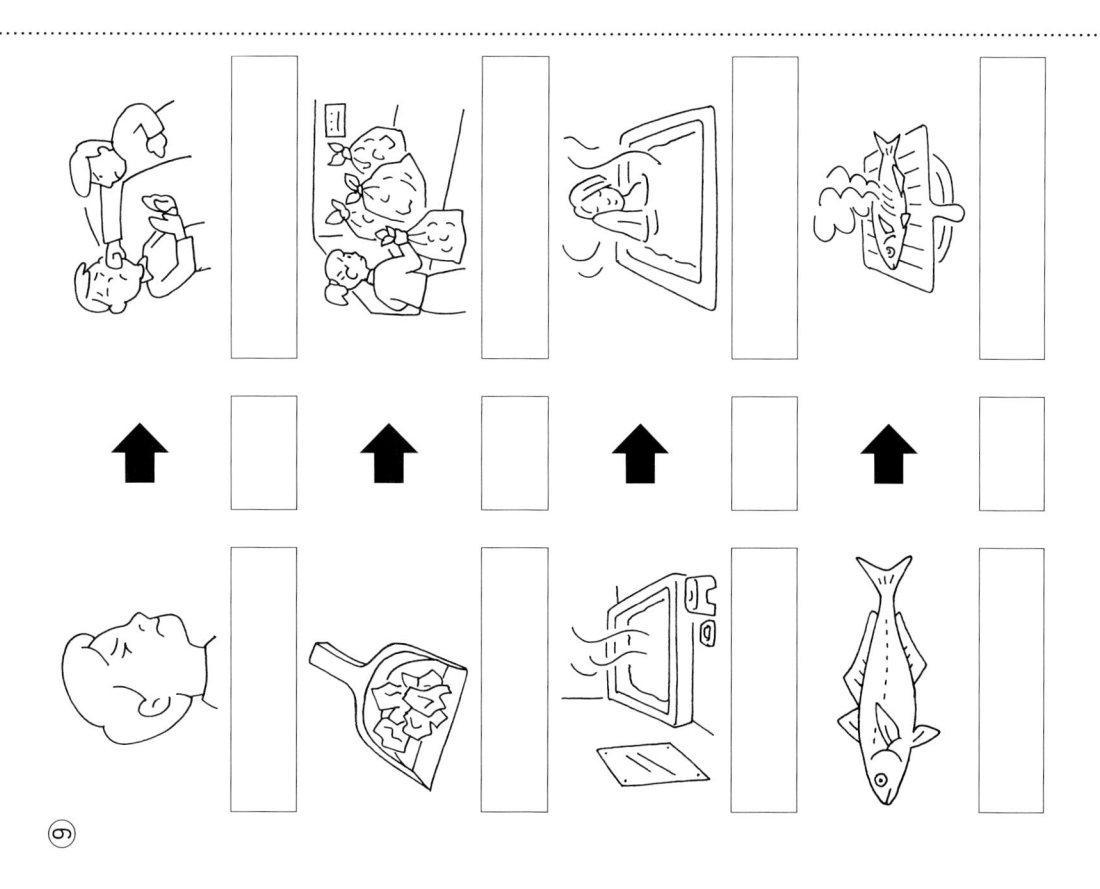

⑫

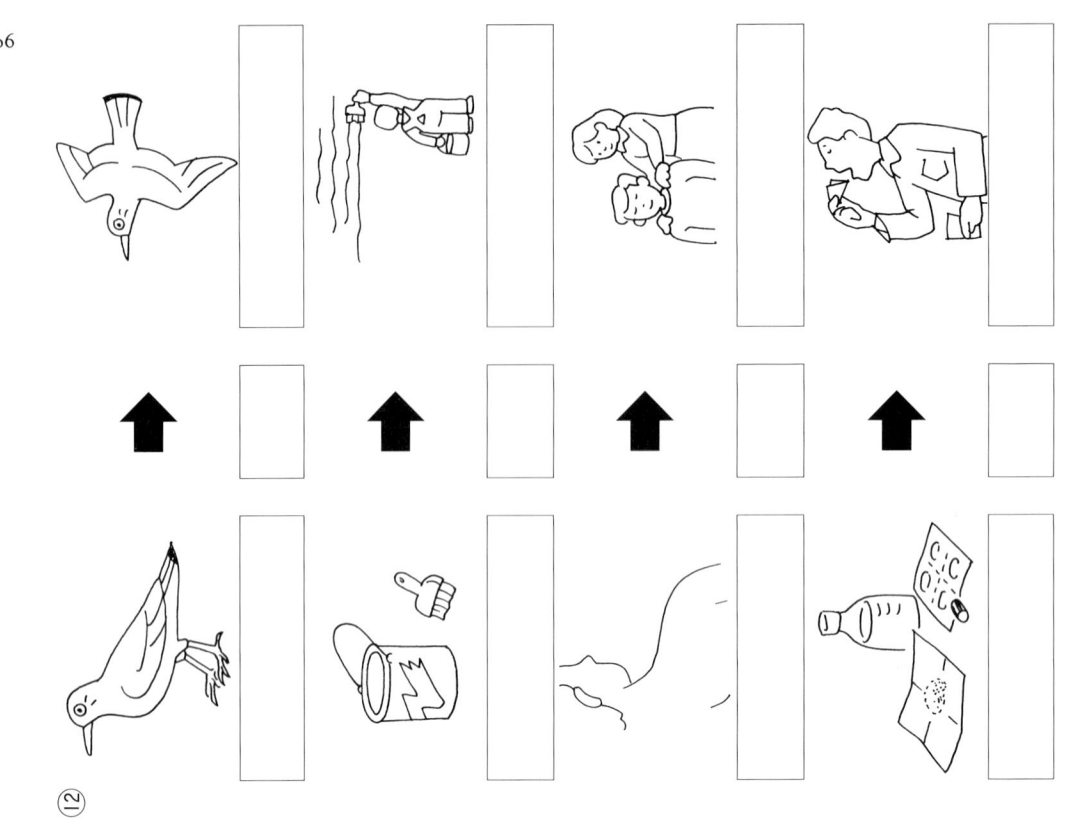

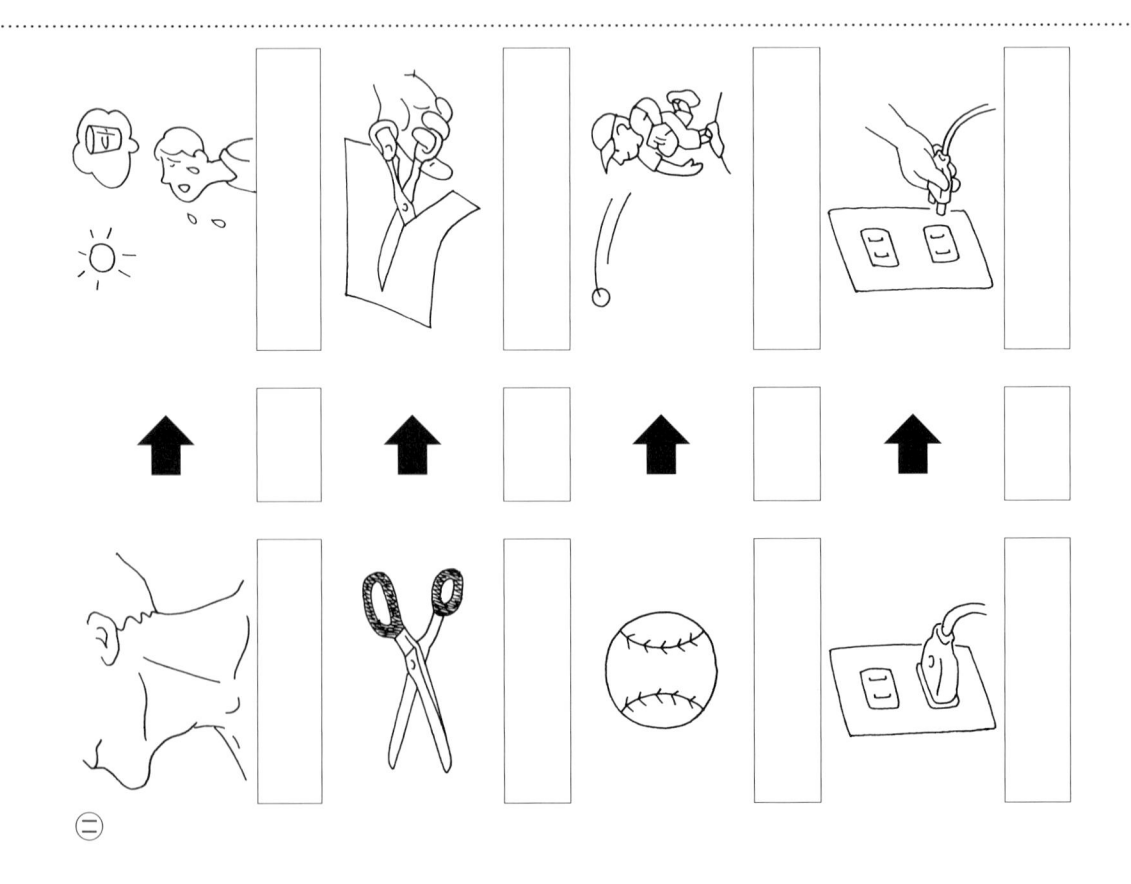

㈡

⑭

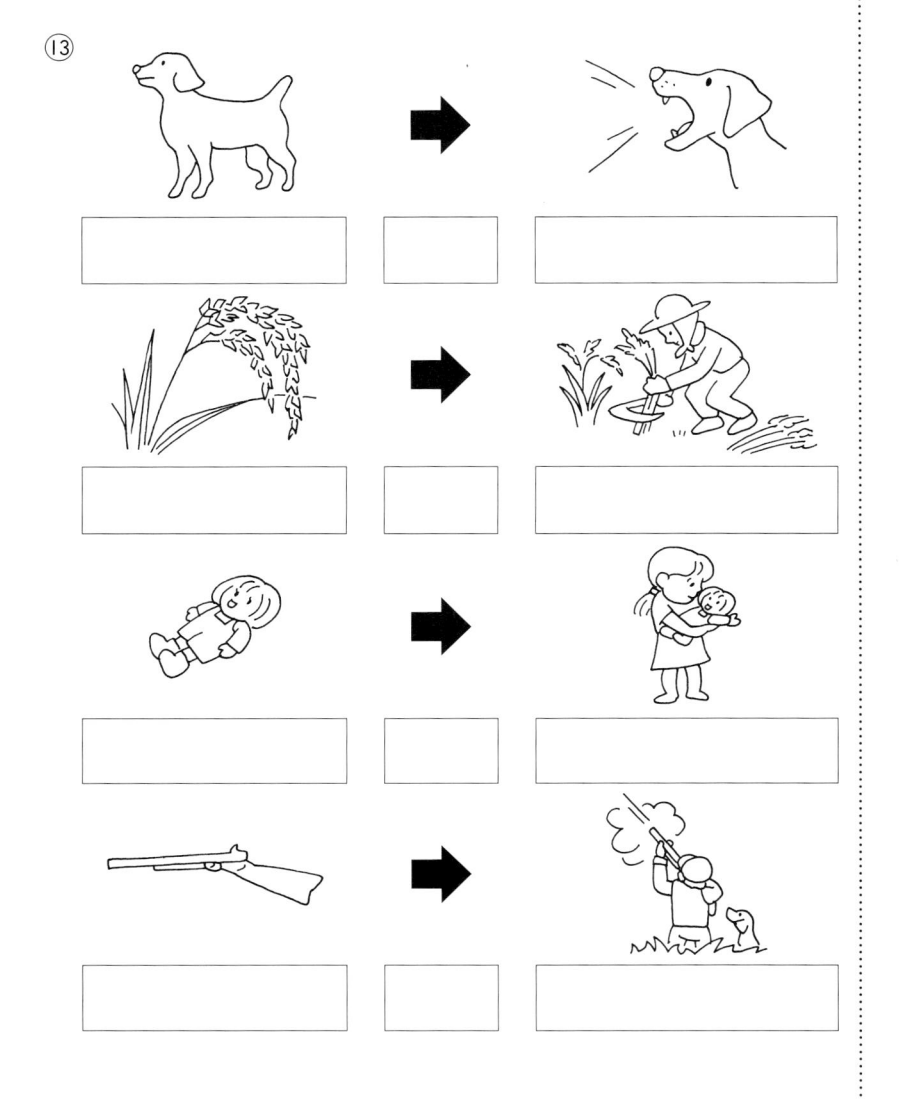

⑬

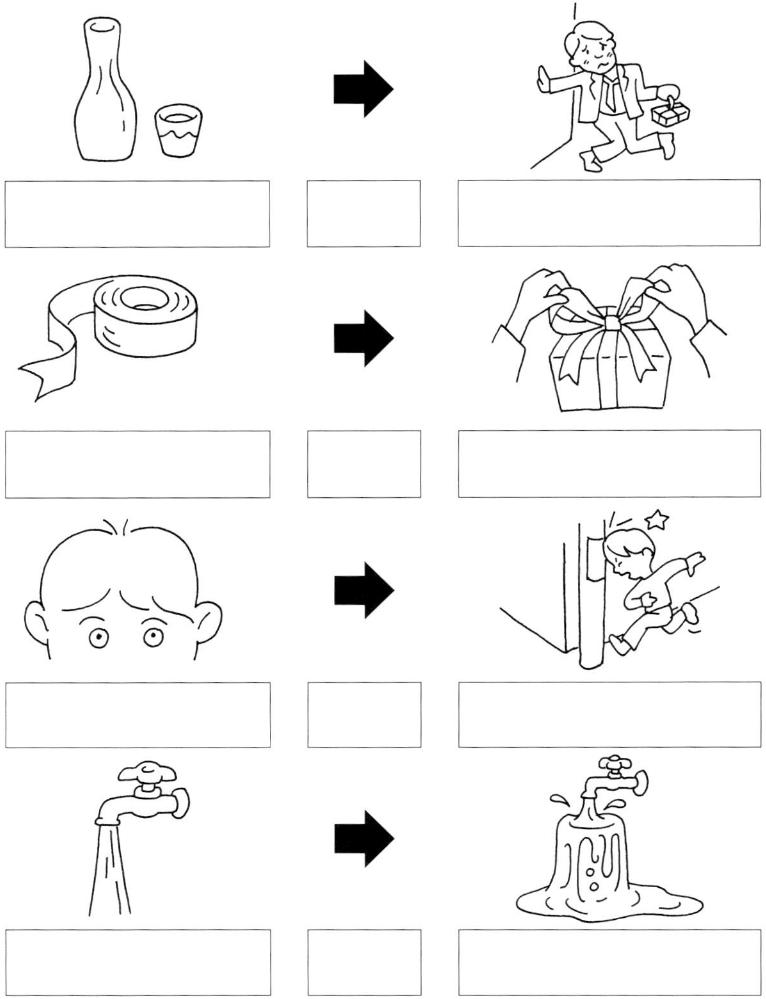

⑯

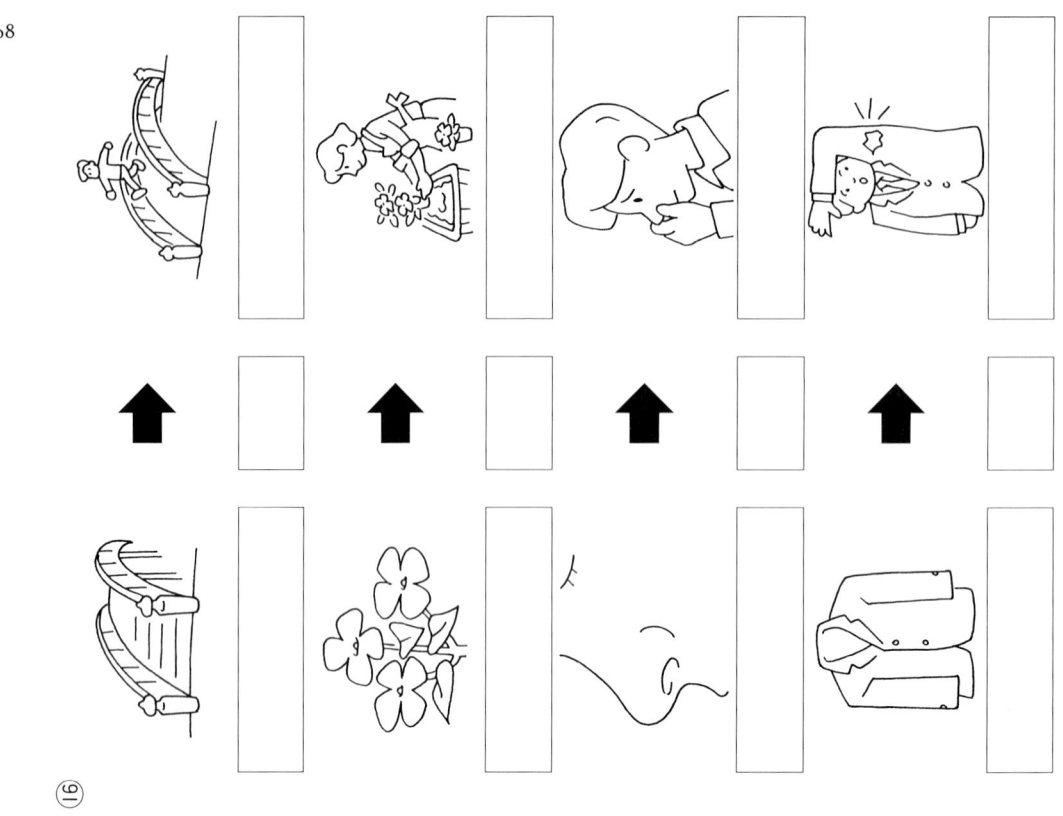

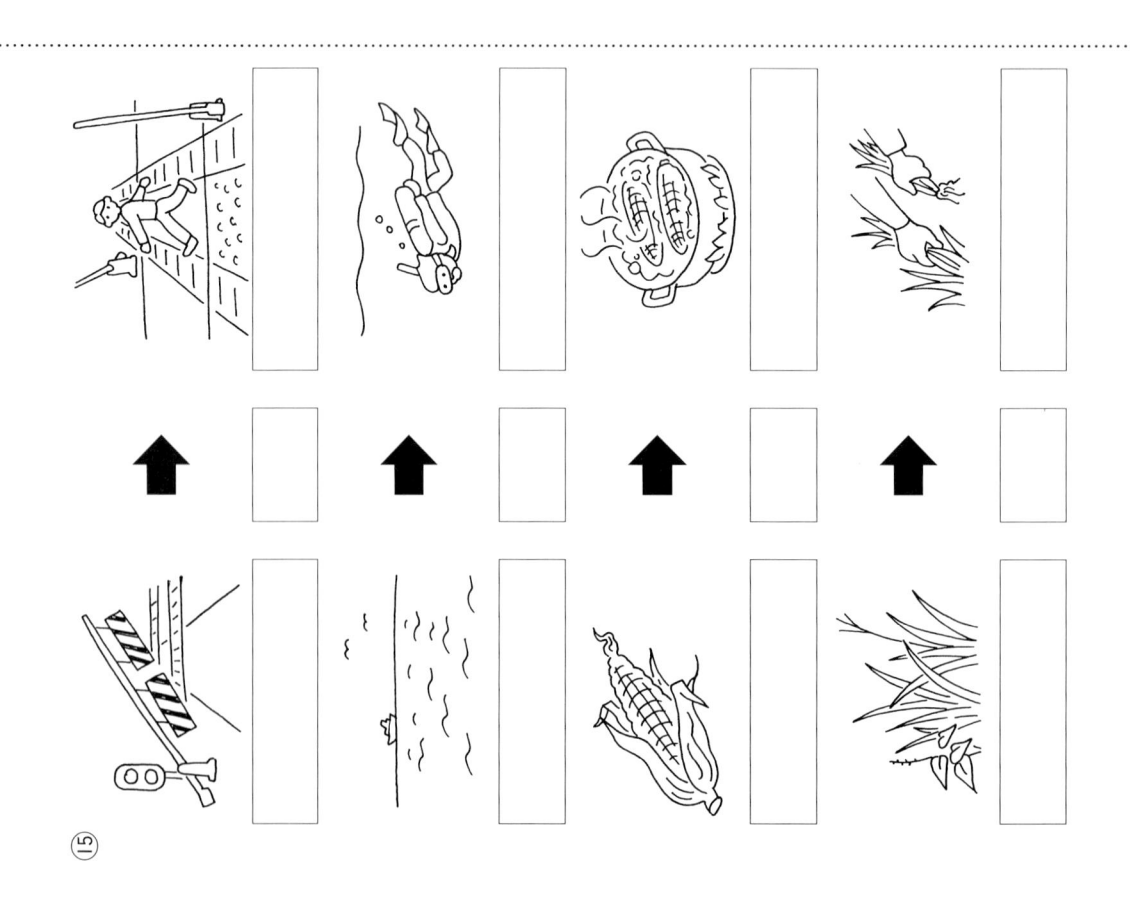

⑮

⑱

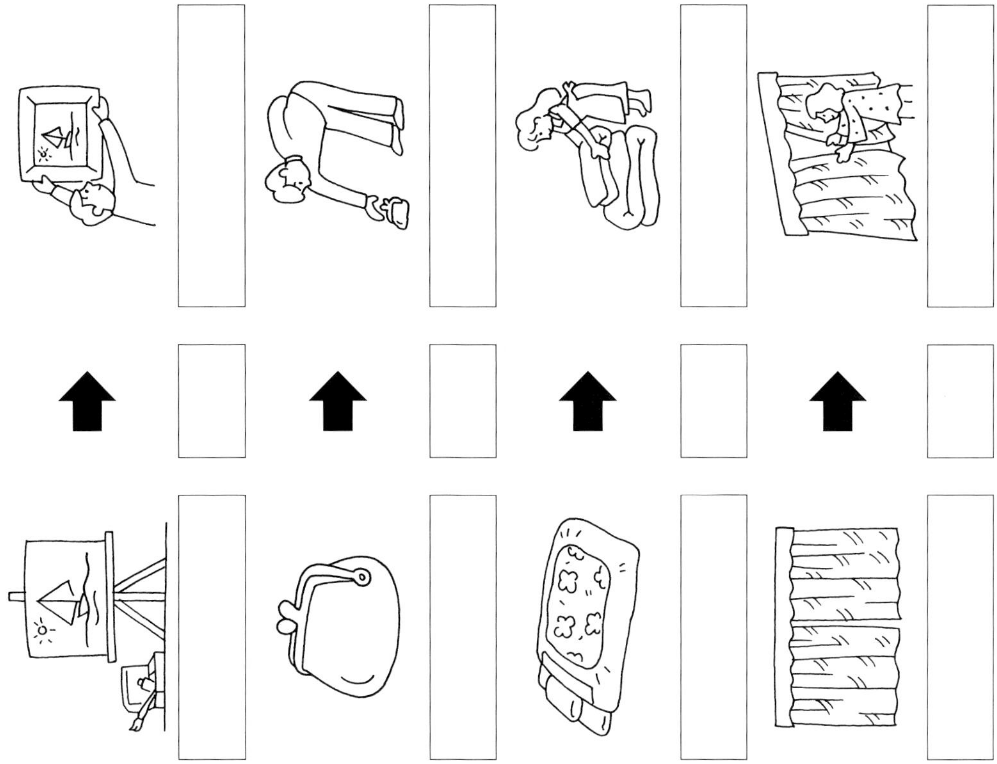

⑰

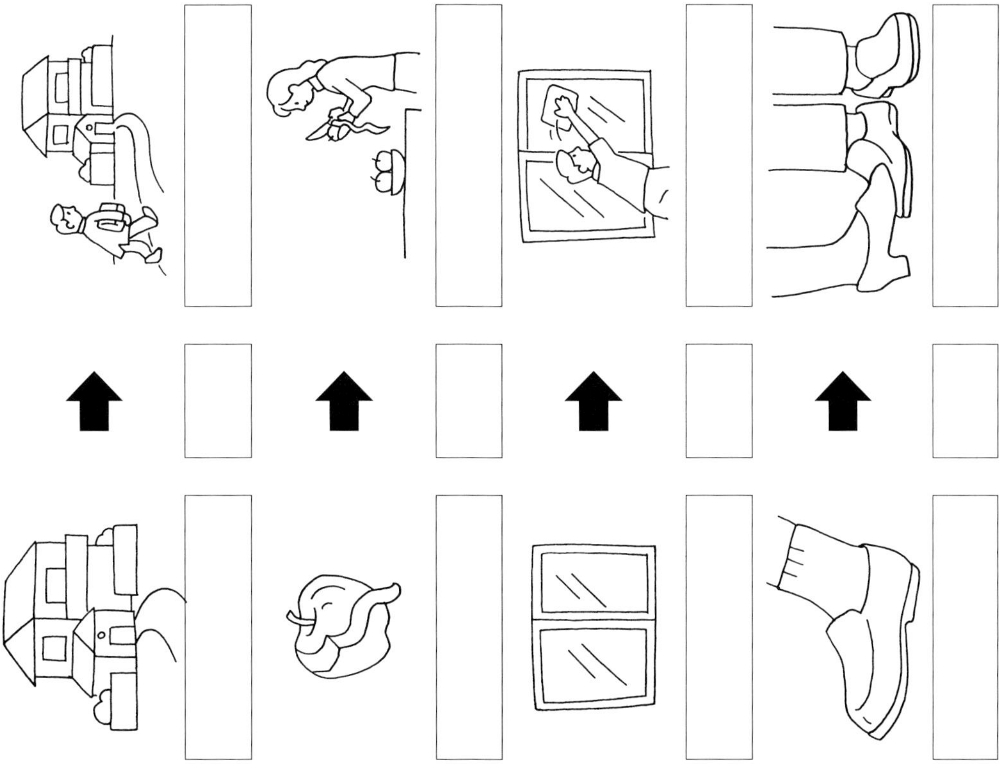

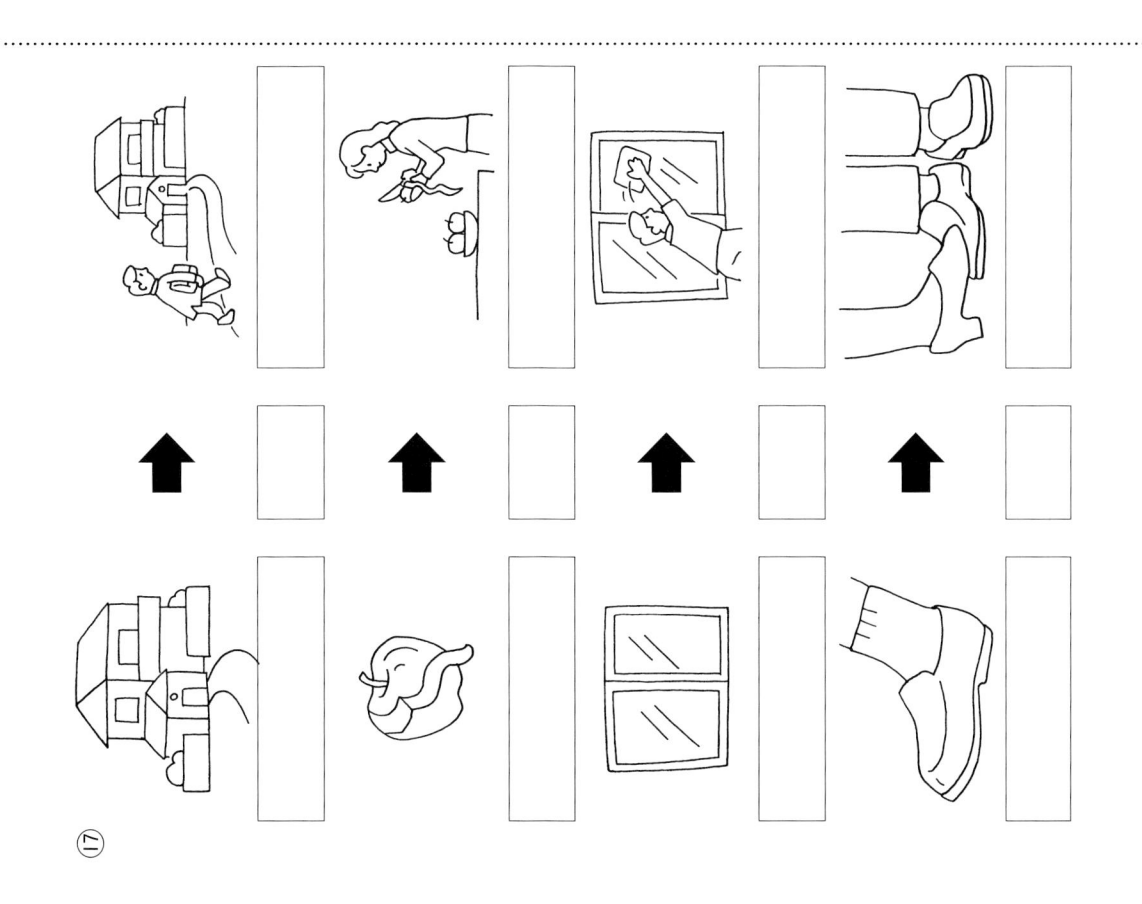

⑳

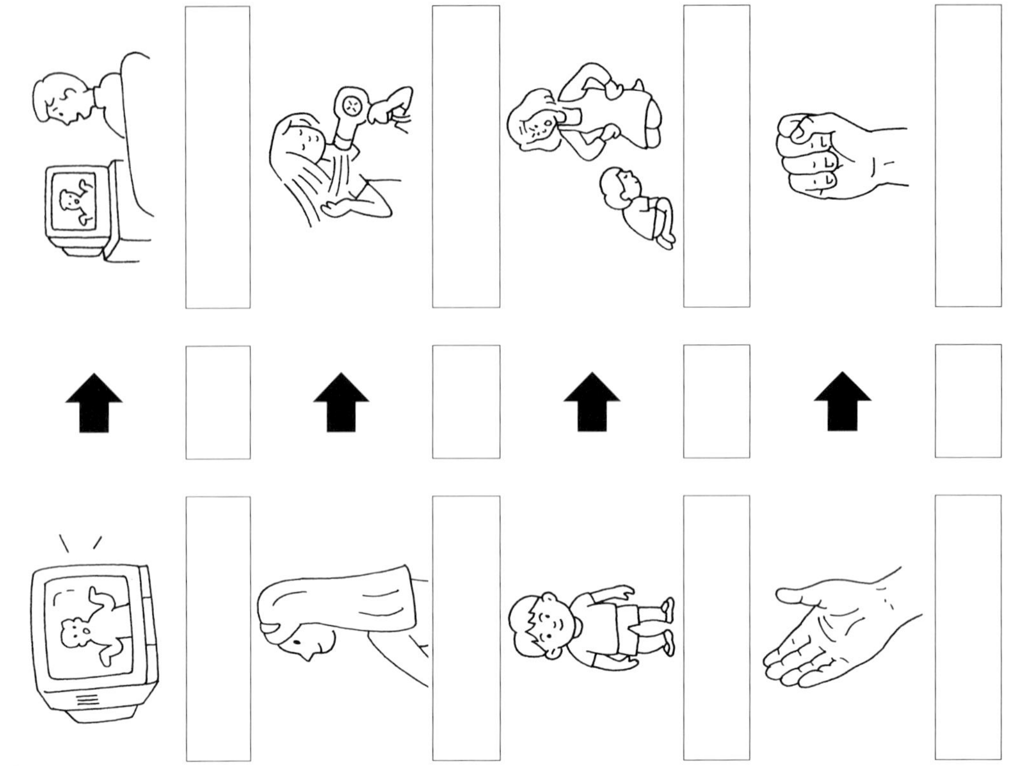

⑲

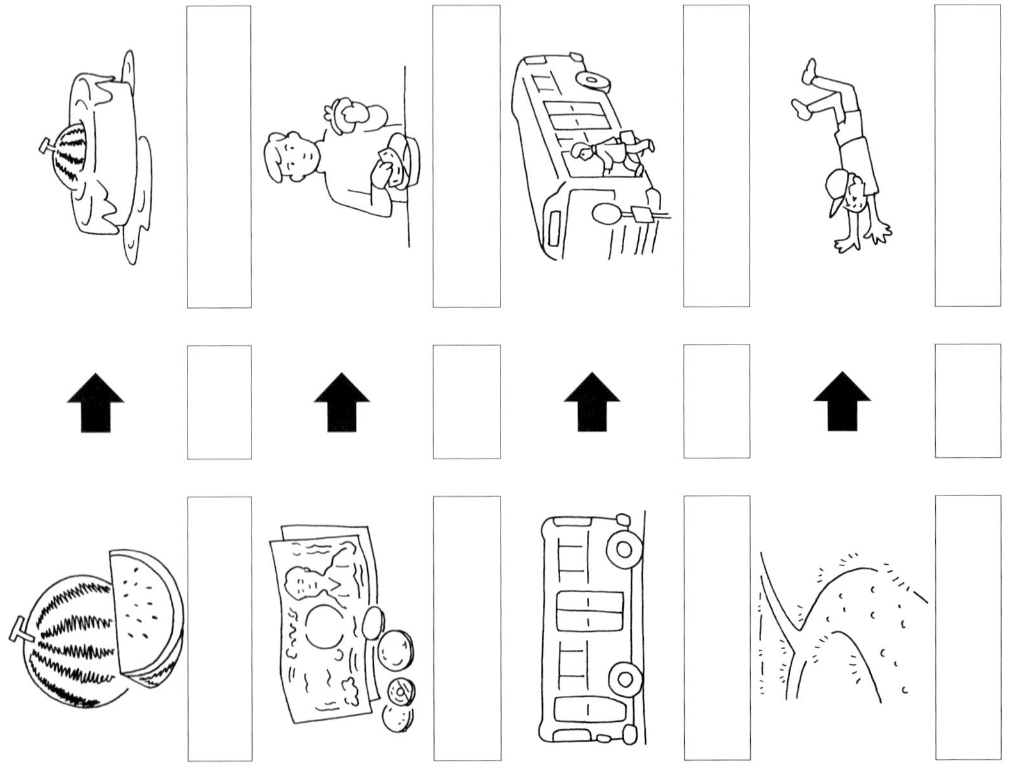

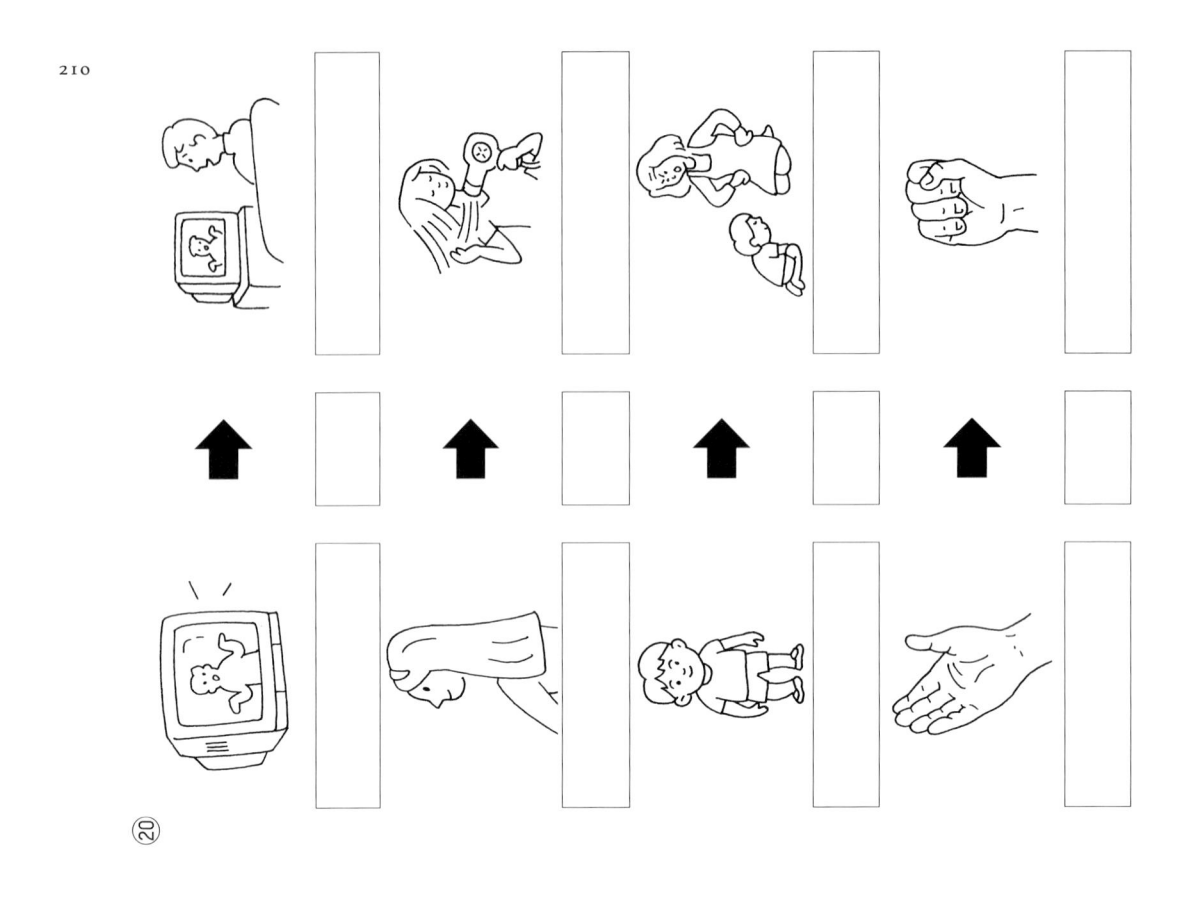

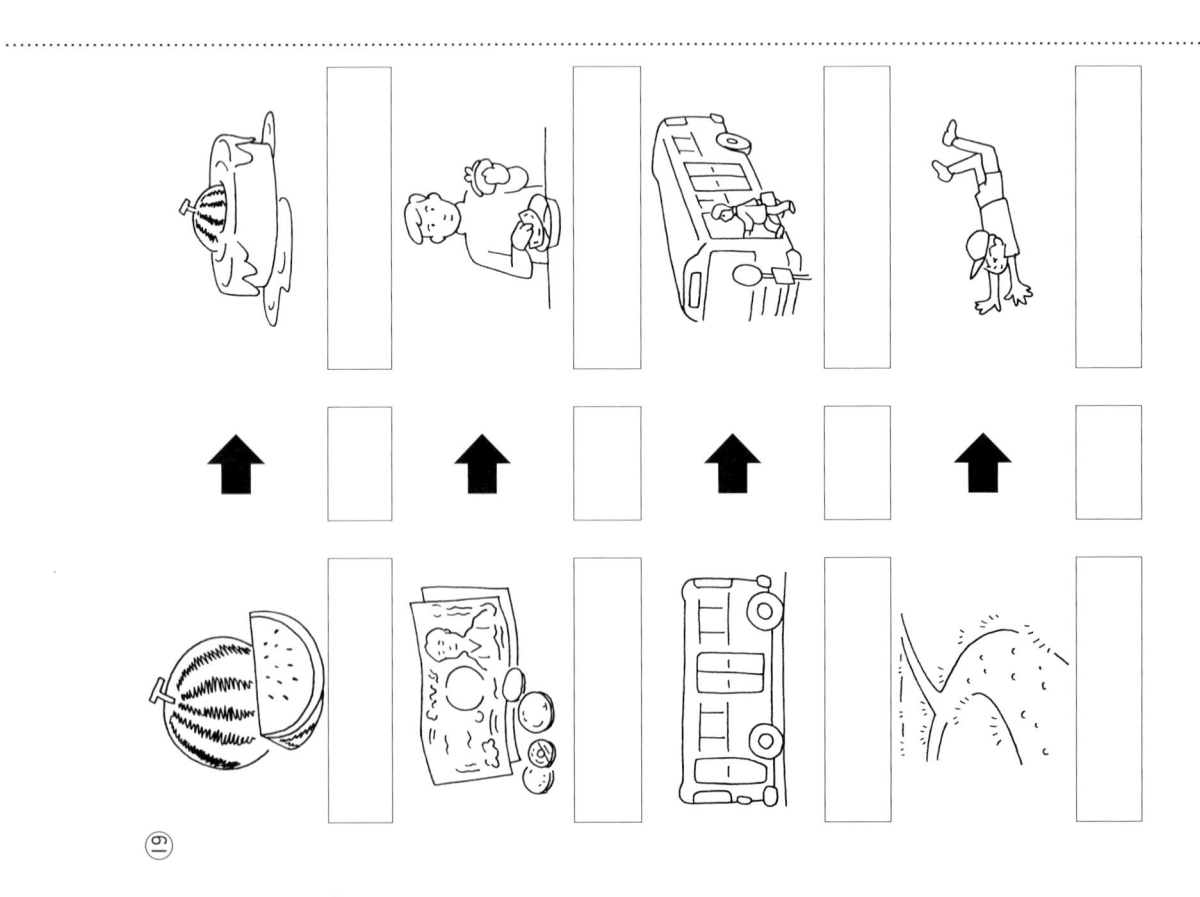

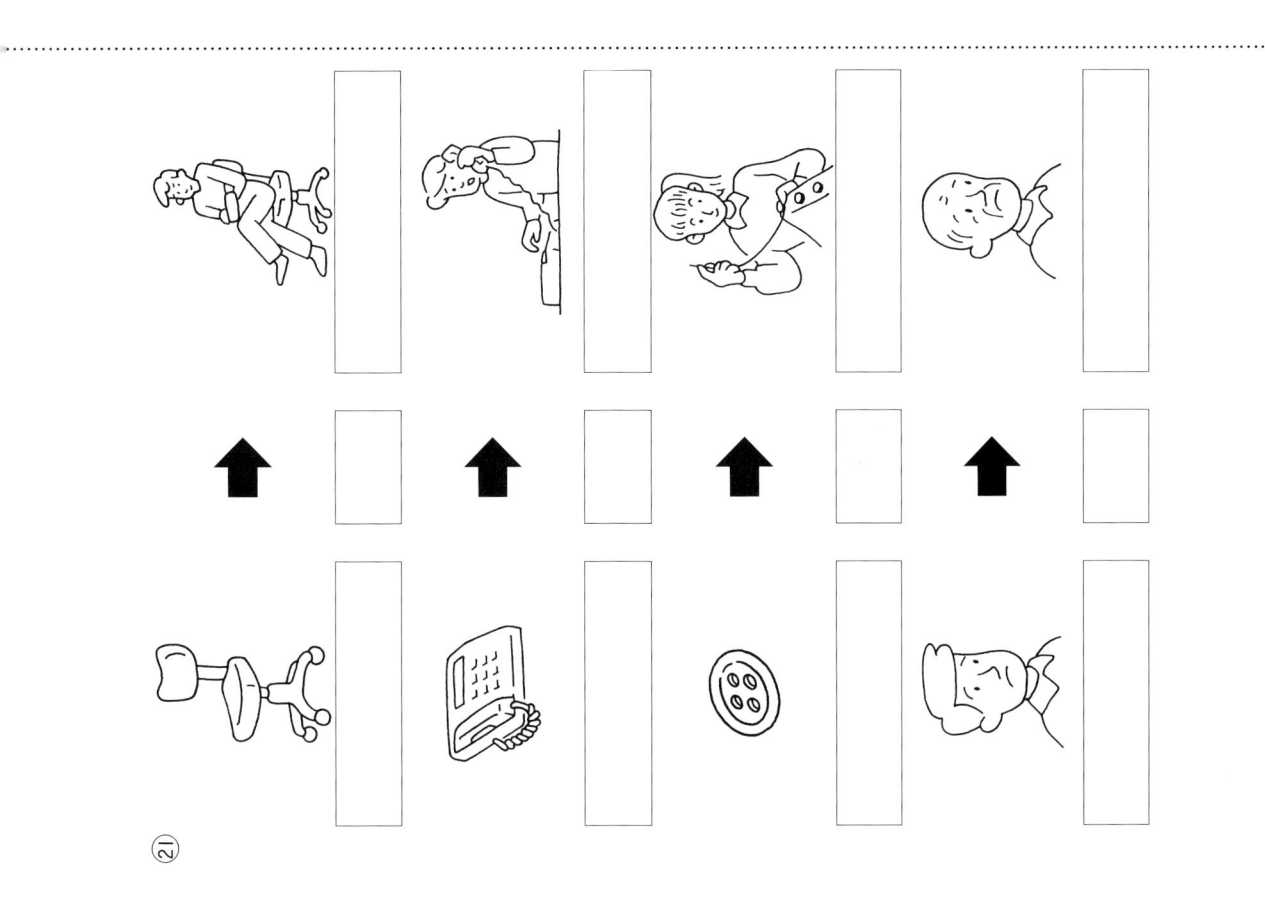

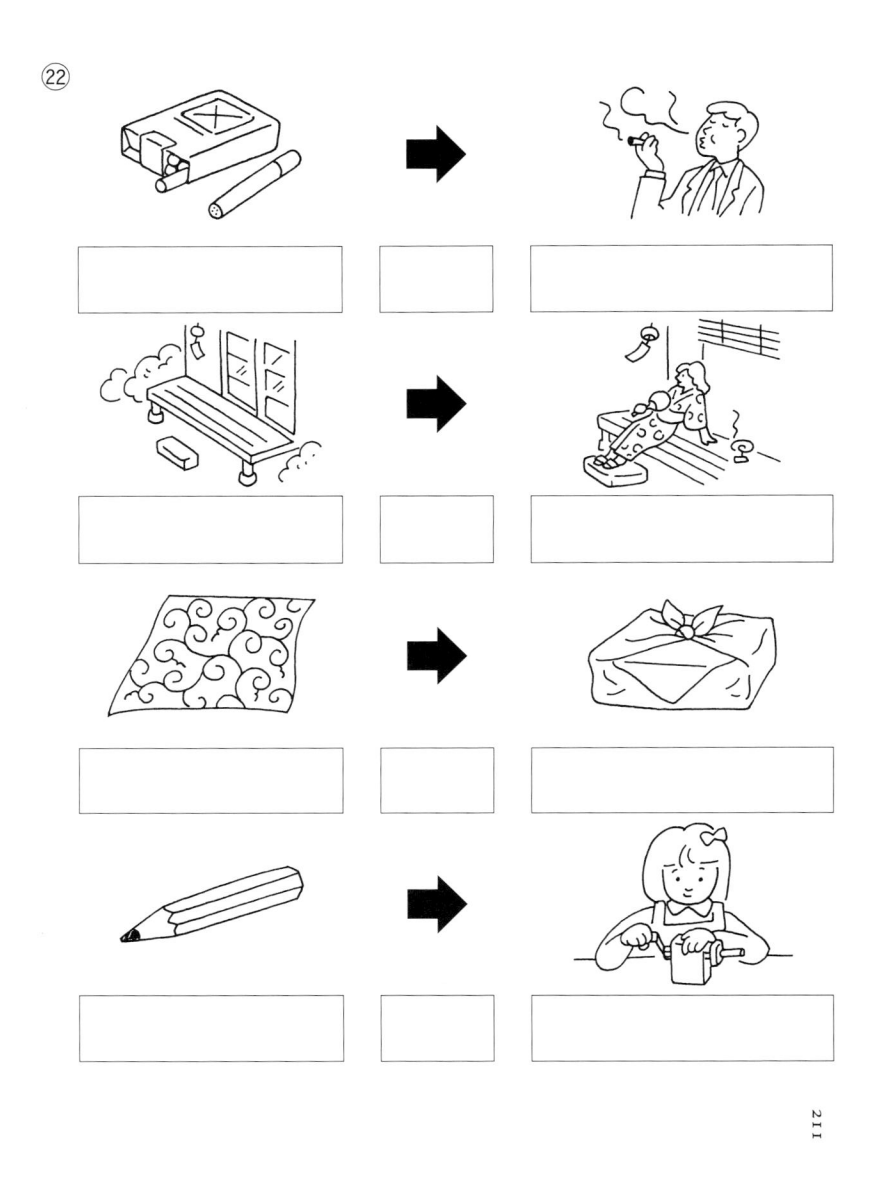

㉔

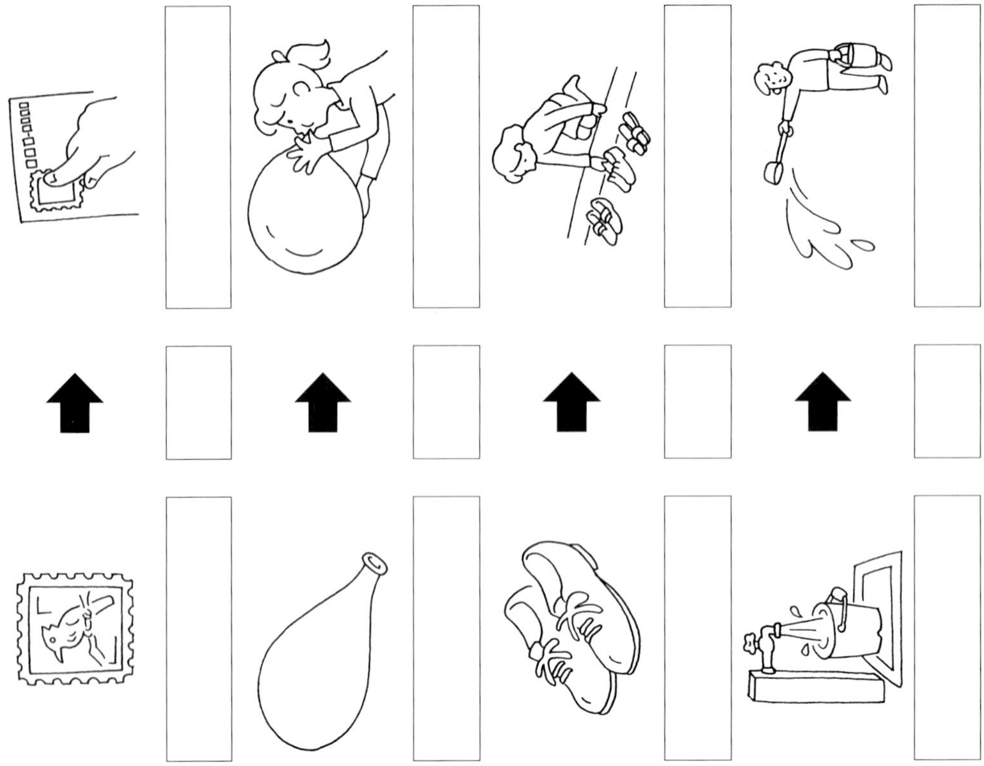

㉓

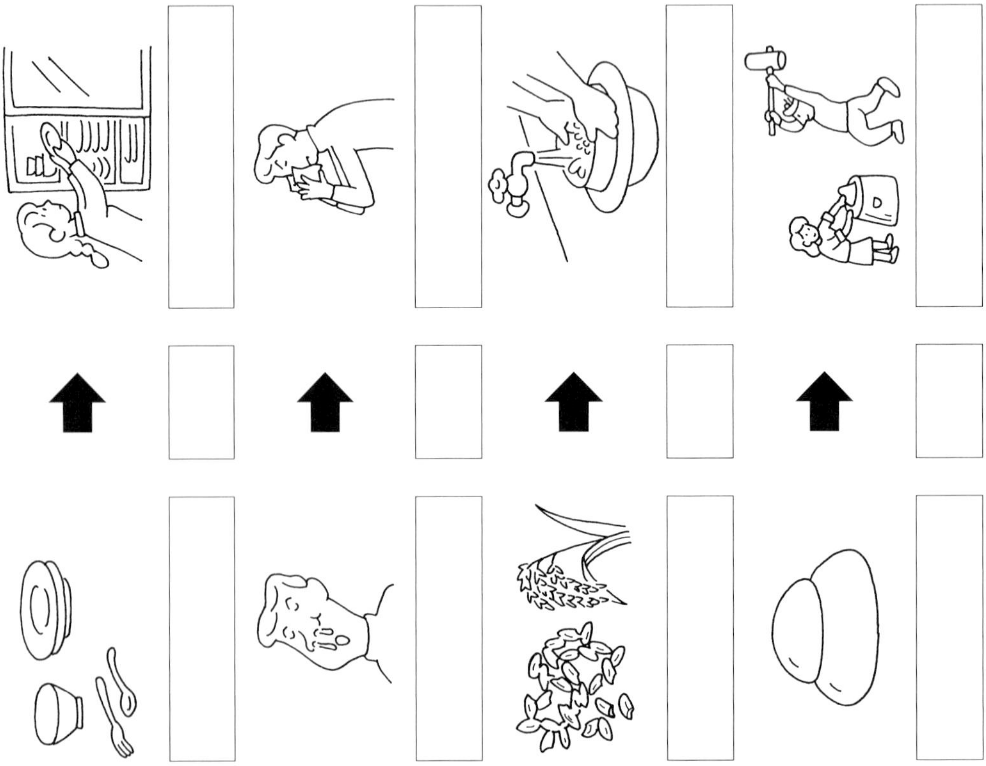

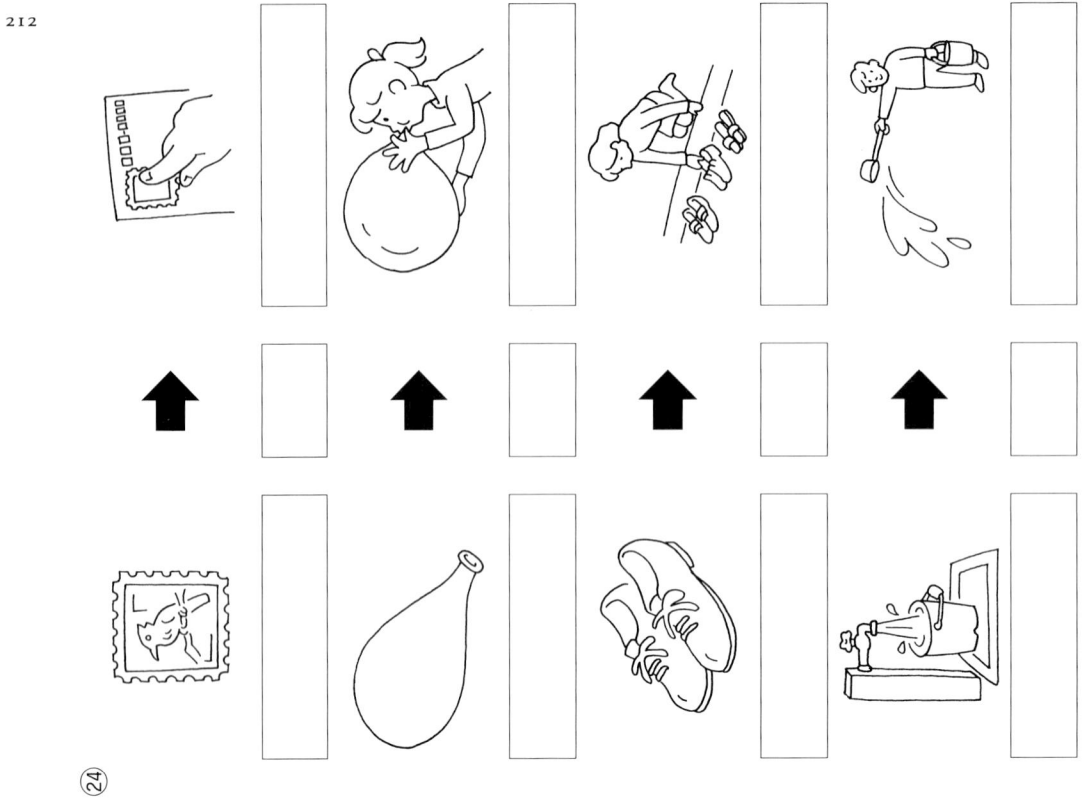

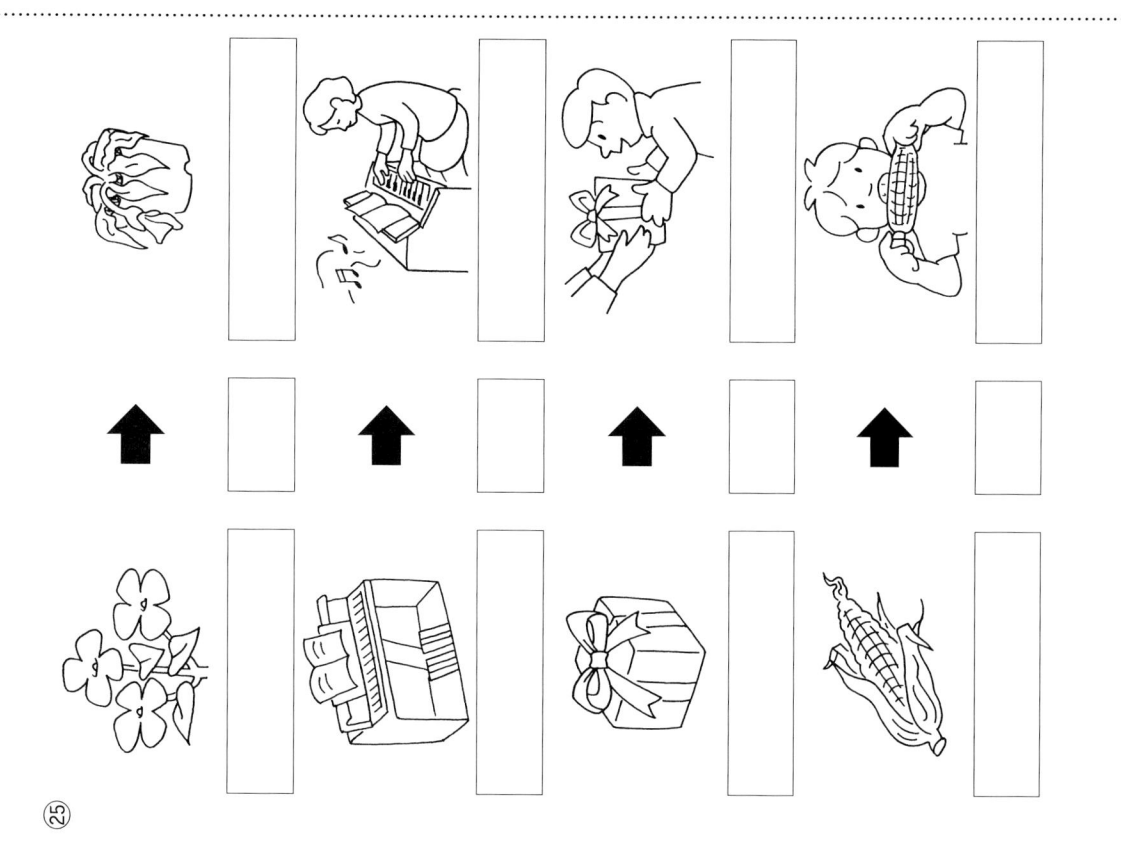

㉕

記録用紙	課題		氏名	

	正答			第　回 年　月　日	第　回 年　月　日	第　回 年　月　日
	名詞	助詞	述部			
①	財布	を	落とす			
	魚	を	つる			
	ふとん	で・に	寝る			
	バス	から	降りる			
②	手紙	を	書く			
	涙	を	流す			
	アメ	を	なめる			
	写真	を	撮る			
③	泥棒	が	逃げる			
	ラジオ	を	聞く			
	山	に	登る			
	靴	を	はく			
④	畑	を	耕す			
	ほうき	で	はく			
	ベル	を	押す			
	パジャマ	を	着る			
⑤	魚	を	売る			
	ふとん	を	干す			
	カーテン	を	開ける			
	雑巾	を	縫う			
⑥	石	に	つまずく			
	ボール	を	ける			
	そば	を	食べる			
	皿	を	割る			
⑦	火	を	消す			
	こども	を	起こす			
	太鼓	を	たたく			
	髪	を	伸ばす			

	記録用紙	課題			氏名		

	正答			第　　回 年　　月　　日	第　　回 年　　月　　日	第　　回 年　　月　　日
	名詞	助詞	述部			
⑧	魚	を	買う			
	ふとん	を	しく			
	雑巾	を	しぼる			
	パジャマ	を	ぬぐ			
⑨	顔	を	なぐる			
	ゴミ	を	捨てる			
	風呂	に	入る			
	魚	を	焼く			
⑩	セーター	を	編む			
	帽子	を	かぶる			
	足	が	しびれる			
	釘	を	打つ			
⑪	のど	が	渇く			
	はさみ	で	切る			
	ボール	を	投げる			
	コンセント	を	ぬく			
⑫	鳥	が	飛ぶ			
	ペンキ	を	塗る			
	肩	を	もむ			
	薬	を	飲む			
⑬	犬	が	ほえる			
	稲	を	刈る			
	人形	を	抱く			
	鉄砲	を	打つ			
⑭	酒	に	酔う			
	リボン	を	結ぶ			
	頭	を	ぶつける			
	水	が	あふれる			

	正答			第　回　　年　月　日			第　回　　年　月　日			第　回　　年　月　日		
	名詞	助詞	述部									
⑮	踏み切り	を	横切る									
	海	に	もぐる									
	トウモロコシ	を	ゆでる									
	草	を	むしる									
⑯	橋	を	渡る									
	花	を	植える									
	鼻	を	つまむ									
	洋服	が	ほころびる									
⑰	家	に	帰る									
	皮	を	むく									
	ガラス	を	磨く									
	足	を	ふむ									
⑱	絵	を	飾る									
	財布	を	拾う									
	ふとん	を	たたむ									
	カーテン	を	閉める									
⑲	すいか	を	冷やす									
	金	を	払う									
	バス	に	乗る									
	道	で	ころぶ									
⑳	テレビ	を	見る									
	髪	を	乾かす									
	こども	を	叱る									
	手	を	握る									
㉑	椅子	に	座る									
	電話	を	かける									
	ボタン	を	つける									
	頭	が	はげる									

記録用紙　課題　　　　氏名

	記録用紙		課題			氏名				

	正答			第　　回			第　　回			第　　回		
	名詞	助詞	述部	年	月	日	年	月	日	年	月	日
㉒	タバコ	を	吸う									
	縁側	で	涼む									
	風呂敷	で	包む									
	鉛筆	を	削る									
㉓	食器	を	しまう									
	鼻	を	かむ									
	米	を	とぐ									
	もち	を	つく									
㉔	切手	を	はる									
	風船	を	ふくらます									
	靴	を	そろえる									
	水	を	まく									
㉕	花	が	枯れる									
	オルガン	を	ひく									
	プレゼント	を	もらう									
	トウモロコシ	を	かじる									

ワークシート 6

〈談話レベル〉話し言葉の理解訓練と読解訓練

　本ワークシートは，談話レベルを聞いて理解する力と読んで理解する力の改善をはかるために作成された．20 の課題はおおむね 200 字，10 文で構成されている．課題の難易度を変えるため，課題①～⑩は馴染みのあるテーマをとりあげ，比較的やさしい課題となっており，また課題⑪～⑳はなじみの薄いであろうテーマをとりあげることで，比較的難しい課題となっている．課題の難易度については 131 ページを参照し，患者の問題点およびレベルに合わせて質問を追加していただくことも有意義かと考える．

ワークシート 6-1　話し言葉の理解の訓練

目的：談話レベルの聴覚理解の改善をはかる．
対象：失語症患者（中程度～軽度）
教材：ワークシート 6
手順：① 訓練者が課題を 1 回読み上げる．
　　　　② 質問を読み上げ，患者は口頭で答える．
　　　　③ 訓練者は正答かどうかを，患者にフィードバックする．誤答の場合も次の質問に進む．
　　　　④ 全問正解でない場合は，もう一度課題を読み上げ，正答が得られていない質問を繰り返す．
　　　　⑤ それでも，正答が得られない場合は，選択肢 A～C を読み上げ，選択させる．
補足：① 聴覚理解は比較的保たれているにもかかわらず，喚語困難により口頭で回答することが難しい患者には，選択肢ア～ウを別のカードに貼り付け，提示し，回答を指してもらうと正答できる場合がある．
　　　　② 課題の題名を読み上げずに，本文だけを読み上げると課題は困難になる．また，最後に患者に題名をつけてもらう課題を付加し，患者が主題を見つけ出すための訓練とすることも可能である．

ワークシート 6-2　読解訓練

目的：談話レベルの読解力の改善をはかる．
対象：失語症患者（中程度～軽度）
教材：ワークシート 6．ただし，各質問の選択肢ア～ウの部分はコピーせずに，白紙となるようコピーする．
手順：患者は課題を読んで，答えを書き込む．
補足：書字による回答が困難な患者の場合は，選択肢 A～C もコピーし，答えに○をつけてもらうと，正答できる場合もある．

2 「三つ子の魂百まで」と成人病

「三つ子の魂百まで」というが、2歳ごろの食生活の習慣が成人後まで続くという研究結果がアメリカで発表された。研究したのはニックラス先生だ。ニックラス先生らは、生後6カ月から4歳までの幼児を対象に研究した。2歳のころ脂肪やコレステロールが多い食事をしていた幼児の3分の2は、4歳になっても同じ傾向の食事をしていたという。2歳のころの悪い食習慣が成人まで続き、成人病の原因になるのだという。

1) 食生活の習慣を決めるのは何歳ごろの食生活ですか？
   A. 生後6カ月ごろ
   B. 2歳ごろ
   C. 4歳ごろ

2) 悪い食生活とはどんな食生活ですか？
   A. 水分や糖分の多い食事
   B. カロチンやビタミンの多い食事
   C. 脂肪やコレステロールの多い食事

3) 2歳のころ、悪い食生活をしていると、将来どんな病気になる可能性がありますか？
   A. 成人病
   B. 骨折
   C. 虫歯

1 扁平足

土踏まずがあるかないかは、スポーツ能力と関係ないことが東京大学、平山教授らの研究で明らかになった。平山教授らは幼稚園児と小・中学生計1,279人を対象に研究した。中学1年の50メートル走の平均タイムは、土踏まずのある男子は8.5秒、土踏まずのない男子は8.6秒だった。他の項目でも土踏まずのある者とない者では能力に差がなかった。扁平足が悪いときめつけるのは子供に不必要な劣等感を抱かせるので良くない。

1) 扁平足について研究したのは誰ですか？
   A. 東京大学、山下教授ら
   B. 京都大学、平山教授ら
   C. 東京大学、平山教授ら

2) 研究の対象になったのは誰ですか？
   A. 幼稚園児と中学生
   B. 幼稚園児と小・中学生
   C. 20歳から30歳の青年

3) 扁平足が良くないと決めつけるのは、なぜ悪いのでしょう？
   A. スポーツ能力と扁平足について研究がされていないから。
   B. 子供に不必要な劣等感を抱かせるから。
   C. 扁平足をなおすために裸足をしたがるとけがをしやすくなるから。

4 桜の種類

　日本人ほど桜を愛する国民はいない。桜の花びらは5枚あるのが基本で、これを「一重」と呼ぶ。花びらが6枚以上あるものを「八重」と呼ぶ。八重の中でも花びらが100枚以上あるものは「菊咲き」と呼ばれる。1本の木に一重と八重の花がある場合もある。「みくるまがえし（御所返し）」という桜がある。江戸時代に牛車から花を眺めた二人が、花が一重か八重かとけんかになり、よく見たら一重も八重もあったという逸話から名づけられた。

1) 一重の桜の花びらは何枚ありますか？
   A. 5枚
   B. 8枚
   C. 100枚

2) 八重とはどのような桜ですか？
   A. 花びらが6枚以上ある桜
   B. 花びらが8枚以上ある桜
   C. 花びらが100枚以上ある桜

3) 「みくるまえし（御所返し）」の名前はどうして付けられましたか？
   A. 牛車から花を眺めた二人が、振り返ってみるほどきれいな桜だから
   B. 牛車から花を眺めた方がきれいな桜だから
   C. 牛車から花を眺めた二人が、一重か八重かとけんかになり、よく見たら一重も八重もあったから

3 パンダの好物

　パンダは動物園の人気者だ。写真などで見るとパンダはいつも竹ばかり食べている。パンダの飼育係りを担当していたことのある佐川義明さんによると、パンダの主食は竹とたけのこで食事の99パーセント以上も占めるという。しかしパンダは歯や腸の形や腸の長さから、もともとは肉食動物だったといわれている。パンダはもともと竹が好きだったわけではなく、四川省の山奥で竹を食べていたパンダだけが偶然生き延びたというわけだ。

1) 写真で見ると、パンダはいつも何を食べていますか？
   A. 松
   B. 竹
   C. 梅

2) パンダの歯や腸からどんなことがわかっていますか？
   A. パンダはもともと肉食動物だった
   B. パンダはもともと草食動物だった
   C. パンダはもともと犬科の動物だった

3) どんなパンダが生き延びたのでしょうか？
   A. 四川省の山奥で竹を食べていたパンダ
   B. 四川省の人里近くで餌をもらっていたパンダ
   C. 四川省の山奥で鮭を食べていたパンダ

6 ビタミンC

ビタミンCが不足すると歯茎から血が出やすくなったり、体の抵抗力が失われたりする。日本人はビタミンCを十分とっているのだろうか。日本人の栄養摂取量と栄養所要量を比較したデータによると、ビタミンCは所要量の240％を摂取しているそうだ。しかし、最近の野菜は成分表の数字よりもビタミンの含有量が少ない場合があり、実際には野菜や果物からとるビタミンCだけでは必ずしも十分でないのだという。

1) どんな栄養素が不足すると歯茎から血が出やすくなりますか？
   A．ビタミンA
   B．ビタミンC
   C．たんぱく質

2) 日本人はビタミンCを十分とっていますか？
   A．十分とっている。
   B．とっていない。
   C．必ずしもとっているとはいえない。

3) なぜ野菜や果物からとるビタミンCだけでは不足なのでしょうか？
   A．最近の野菜は値段が高く、十分食べられないから。
   B．最近の野菜は成分表の数字よりビタミンの含有量が少ないため。
   C．最近の日本人は肉を食べすぎるため。

5 「災い転じて福となる」

「災い転じて福となる」ということわざがある。交通事故にあい、精密検査をした結果、難病を早期に発見でき、命が助かったという話を聞いたことがある。作家の藤原ていさんは、「挫折を経験した回数が多いほど、心の温かい、勇気のある人間に成長している」と言っている。逆境下でつかんだ忍耐力や、謙虚さなどが、未来を切り開いていく力となっていくためだろう。

1) 思わぬ災いが幸いと変わることを意味することわざは何ですか？
   A．猿も木から落ちる
   B．災い転じて福となる
   C．犬も歩けば棒にあたる

2) 災いが転じて福となった例をあげてください。
   A．交通事故にあって入院して、休養になった。
   B．交通事故にあって入院して、昔の友人に偶然あった。
   C．交通事故にあって入院して、難病を早期発見できた。

3) 未来を切り開いていく力となっていくのは何ですか？
   A．逆境下でつかんだ忍耐力や謙虚さなど
   B．逆境下でありながら貯めておいたお金
   C．これまでに身につけておいた技術

7 温泉の効用

温泉につかると大変気持ちがいい。温泉は本当に体に良いのだろうか。温泉につかると体の活発性が上がる。寝起きの悪い人は朝、熱いお風呂に入るとシャワーを浴びると目がさめる。ぬるいお風呂に入ると体の緊張がほぐれる。寝る前にはぬるいお風呂にゆっくりつかるとよい。温泉の成分が何に効くかは科学的にははっきりしていない点が多い。健康状態によっては、お湯の温度や温泉の成分の影響で、温泉が体に悪い場合もある。

1) 寝起きの悪い人はどうすればよいでしょうか？
   A. 朝、ぬるいシャワーを浴びる。
   B. 夜、ぬるいシャワーを浴びる。
   C. 朝、熱いシャワーを浴びる。

2) 夜はどのように入浴するのが良いでしょうか？
   A. ぬるいお風呂にゆっくり入るのが良い。
   B. 熱いお風呂にゆっくり入るのが良い。
   C. ぬるいお風呂にさっと入るのが良い。

3) 温泉は健康に良いですか？
   A. 温泉に入るのは健康のために良い。
   B. 健康状態によっては、温泉が悪い場合もある。
   C. 夜、熱い温泉に入るのが良い。

8 台風

台風はフィリピンの東の海域や南シナ海などで発生します。台風はほぼ1年中発生しています。特に多いのは8月です。毎年発生する台風の約半分が7月から9月の真夏に発生しています。台風の進路は地球の大気の状態によって決まります。高気圧が日本を覆うような猛暑の年には、日本上陸をする台風の数が減ります。台風はその時の気圧配置によって突然コースを変えることがあるので要注意です。

1) 台風はいつ発生していますか？
   A. フィリピン沖や南シナ海
   B. ほぼ1年中
   C. 8月

2) 夏の気候と日本に上陸する台風の数には関係がありますか？
   A. はい。猛暑の年は上陸する台風の数が多い。
   B. はい。猛暑の年は上陸する台風の数が少ない。
   C. いいえ。毎年同じ数だけ上陸する。

3) 台風の進路は一定していますか？
   A. コースは一定している。
   B. その時の気圧配置によって進路が変わってもほぼ一定している。
   C. その時の気圧配置によって進路は突然変わる。

9 牛肉のおいしさ

輸入の自由化で輸入牛の消費が増えている。しかし、国産牛のおいしさにこだわる消費者も多い。肉のおいしさは、肉のやわらかさ、風味、肉汁を多く含んでいるかどうかなどで決まる。肉のやわらかさという点を例に取れば、屠畜後、適当な熟成期間をおくと肉が柔らかくなる。肉が硬いと不評な輸入牛でも、業者が解凍した後、一度冷蔵庫で熟成させて売れればもっとおいしくなるという。

1) 肉のおいしさは、柔らかさ、風味とあと何で決まりますか？
   A．肉の大きさ
   B．肉の切り方
   C．肉汁の多さ

2) 輸入牛はどうして不評なのですか？
   A．安全性が保証されていないから
   B．肉が硬いから
   C．大きすぎて食べきれないから

3) 輸入牛を熟成させるにはどうしたらよいですか？
   A．業者は肉を解凍したら、すぐ売る。
   B．消費者は肉を買ったら、すぐ冷凍する。
   C．業者は肉を解凍したら、冷蔵庫においておく。

10 インフルエンザ

冬になるとインフルエンザが猛威をふるいます。インフルエンザとはウイルスによっておこる風邪のことです。インフルエンザウイルスは、気温の低いところで増殖します。そのため赤道付近では大流行することはまれです。一方、人体は気温が低くなると抵抗力を失ったり、空気の乾燥などの粘膜が荒れウイルスが付着しやすくなります。インフルエンザが冬に大流行するのはそういうわけです。

1) インフルエンザとはどんな風邪ですか？
   A．高熱が出る風邪
   B．ウイルスによっておこる風邪
   C．夏になると流行する風邪

2) インフルエンザとはどういうところには流行しませんか？
   A．蚊の少ないところ
   B．温泉の近く
   C．赤道付近

3) インフルエンザはどうして夏には大流行しないのですか？
   A．夏は空気が湿りウイルスは増殖するが、人体には抵抗力があるため。
   B．夏は空気が乾燥し、人体の抵抗力も低下するが、ウイルスの増殖は抑えられるため。
   C．夏は空気の乾燥やウイルスの増殖が抑えられ、人体にも抵抗力があるため。

11 緑の革命

　第2次世界大戦後、インドやパキスタンが深刻な食糧危機におそわれました。それを救ったのが「緑の革命」と呼ばれる運動です。アメリカのボーローグ博士が開発した超多収穫品種の小麦が効を奏したのです。博士は、その功績により1970年にノーベル平和賞を受賞しました。その新種のルーツは「小麦農林10号」という稲塚権次郎さんが作った小麦でしたが、そのことはあまり知られていません。

1) インドやパキスタンの深刻な食糧危機を救った運動の名前をあげなさい。
　A．緑の革命
　B．赤の革命
　C．青の革命

2) その運動にボーローグ博士はどのように貢献しましたか？
　A．超多収穫品種の米を開発した。
　B．超多収穫品種の小麦を開発した。
　C．超低価格の小麦を開発した。

3) その新種のルーツはどこの国の人が作りましたか？
　A．日本人
　B．アメリカ人
　C．インド人

12 液状化現象

　液状化現象は三角州や埋立地のような軟弱な水位の高い場所で起こる現象だ。このような場所で、地震が来ると砂と水が混ざり合い液体のようになり、それまで建物を支えていた地盤がゆるむ大災害となる。液状化現象が起こると建物などが傾いたり、地中のガス管や水道管が切断されたりする。ライフラインの破壊は日常生活に深刻な被害をもたらう。現代生活にはガスや水道はなくてはならないものだからである。

1) 三角州などで地震のあとに見られる現象をなんと呼びますか？
　A．液体化現象
　B．消化作用
　C．液状化現象

2) 液状化現象による被害の例をあげなさい。
　A．ライフラインの破壊
　B．森林火災
　C．地震

3) ライフラインの破壊は日常生活になぜ深刻な被害をもたらすのでしょうか？
　A．現代生活にガスはともかく、電気はなくてはならないものだから。
　B．現代生活にはガスや水道はなくてはならないものだから。
　C．現代生活にはテレビはなくてはならないものだから。

13 鳴き砂

砂浜を歩いているとキュッキュッと音がした。これは「鳴き砂」または「鳴り砂」と呼ばれ、外国でもシンギングサンドなどと呼ばれている。日本では島根県の琴が浜などが有名である。徹底的に洗浄された石英質の砂でなくては音が出ない。顕微鏡でやっとわかるような汚れがついただけでも音は出なくなる。近頃は海洋汚染と海岸の開発で鳴き砂に出会える浜もめっきり減っているそうだ。

1) 鳴き砂は外国ではなんと呼ばれますか？
 A. クライングサンド
 B. シンギングサンド
 C. シンギングバンド

2) 鳴き砂はどのような場合に音が出なくなりますか？
 A. 雨が降ったタ方
 B. 天気の良い朝方
 C. 砂に少しでも汚れがついたとき

3) 近頃、鳴き砂が減ったのはなぜですか？
 A. 海洋汚染と海岸の開発が進んだから
 B. 宅地造成のために海岸を開発したから
 C. 観光地化され海洋汚染が進んだから

14 奇跡の年

科学上の大きな発見が短期間に集中することがある。1932年は「奇跡の年」と呼ばれるくらい大発見が続いた。この年、中性子がイギリス人チャドウィックによって発見された。さらに陽電子がアメリカ人アンダーソンによって発見された。さらに陽電子がアメリカ人アンダーソンによって発見された。日本人で初めてノーベル賞を受賞した湯川博士も中性子発見のニュースに衝撃を受け、そのことがその後の研究へのばねになったという。

1) 1932年はどうして「奇跡の年」と呼ばれるのですか？
 A. 奇跡の人ヘレン・ケラーが生まれた年だから
 B. 奇跡的に助かった人が多かったから
 C. 科学上の大きな発見が集中したから

2) 1932年に発見されたものを3つあげなさい。
 A. 中性子と重水素と陽電子
 B. 中性子と重水素と中間子
 C. 中性子と重水素と電気

3) 中性子の発見に衝撃を受けた湯川博士とはどんな人ですか？
 A. 日本人で初めてアカデミー賞を受賞した人
 B. 日本人で初めてノーベル賞を受賞した人
 C. 日本人で初めてスペースシャトルで宇宙に行った人

15 雪虫

雪虫は北海道に初雪を告げる風物詩として知られています。雪虫とは俗称で、正式にはトドノネオオワタムシといいます。雪虫は体長5ミリほどで北海道だけに生息しています。雪虫は夏から秋にかけてはトドマツの根の汁を吸いながら生活をしています。初雪が降る数週間前になると、トドマツからヤチダモの木に一斉に飛び移ります。風のない晴れた日を待ってこの引越しは行われます。

1) 雪虫はどこに生息していますか？
A. 中部山岳地帯から北海道にかけて生息している。
B. 東北から北海道にかけて生息している。
C. 北海道だけに生息している。

2) 雪虫がトドマツにすんでいるのはいつですか？
A. 春から秋にかけて
B. 夏から秋にかけて
C. 初雪が降ってから数週間

3) 雪虫はいつごろ、どんな天候の日にトドマツからヤチダモの木に飛び移りますか？
A. 初雪が降る数週間前のどんよりとした曇りの日
B. 初雪が降る数週間前の天気で風のない日
C. 初雪が降る数週間前の天気で風のある日

16 夜間中学

日本国憲法では義務教育を受ける権利をうたっている。しかし、読み、書き、計算を習いたいのに、戦後の混乱や、貧困や、障害者ゆえにその機会に恵まれず社会に出た人々がいる。そういう人たちが通っているのが「夜間中学」である。夜間中学は法律では認められていないが、全国に30校ほどあるという。生徒の年齢や性別はまちまちだ。学校に通うことの楽しさに目を輝かせる生徒の皆さんの姿は感動的である。

1) 読み、書き、計算をどうして習えなかったのですか？
A. 戦後の混乱のせいで貧しかったから
B. 戦後の混乱や、貧困や、障害者だったなどの理由で
C. 戦後は学校がなかったから

2) 夜間中学に通う生徒の年齢は何歳から何歳ですか？
A. 13歳から15歳
B. 16歳から20歳まで
C. 年齢はまちまち

3) 夜間中学の生徒の姿はどうして感動的なのでしょうか？
A. 夜間中学の数が少ないため近所に夜間中学はないが、時間がかかってもがんばって毎日通学しているから。
B. 憲法で義務教育が保障されているおかげで、仕事もがんばりながら夜間中学にも通学できているから。
C. 教育を受ける機会に恵まれなかったという不遇を乗り越え、今は目を輝かせながら通学しているから。

18 環境ホルモン

ごくわずかだが、日常的に摂取される化学物質が動物のホルモン作用などを狂わせて、生殖不全などを引き起こしていることが明らかになった。これらの化学物質は環境ホルモンと呼ばれる。1996年にコルボーンらによって発表された『奪われし未来』という本は環境ホルモンの危険性を訴え、世界中で一躍ベストセラーとなった。彼らによると、ヒトを含む生命が環境ホルモンの影響で子孫を生めなくなるかもしれないのだという。

1) 環境ホルモンは何を狂わせ、どのような影響を与えますか？
   A. 動物のホルモン作用などを狂わせ、ガンになる。
   B. 動物のホルモン作用などを狂わせ、生殖不全になる。
   C. 動物のホルモン作用などを狂わせ、アレルギーになる。

2) 環境ホルモンの危険性を訴えた本の題名をあげなさい。
   A. 『奪われし過去』
   B. 『奪われし現在』
   C. 『奪われし未来』

3) 環境ホルモンはヒトにどのような影響を与えるのでしょうか？
   A. ヒトを含む生命に影響し、子孫が生めなくなる。
   B. ヒトだけに影響し、子孫が生めなくなる。
   C. ヒトを除く生命に影響し、子孫が生めなくなる。

17 スペインのファーストフード

スペインは「シエスタ」といって昼食後に昼寝をすることで有名だった。しかし現代社会ではシエスタどころか、いかに手早く昼食を済ませるかがスペインでも課題となっている。日本で人気のハンバーガーは、スペインではあまり人気がないという。その理由は、味と量にあるらしい。スペインのファーストフードで人気なのは、子牛のローストやパエリアやピザといったボリュームたっぷりのスペイン料理の宅配サービスなのだという。

1) スペインは何で有名ですか？
   A. 花の都
   B. 昼寝
   C. ピザ

2) スペイン人はハンバーガーが好きですか？　その理由も述べなさい。
   A. 嫌いです。おいしくなくて、量も少ないからです。
   B. 好きです。おいしく、手早く食べられるからです。
   C. 人気がありません。手製の弁当の方がおいしいからです。

3) どんなファーストフードがスペインでは売れていますか？
   A. 宅配サービスによるボリュームたっぷりのスペイン料理
   B. 宅配サービスのピザやハンバーガー
   C. ボリュームたっぷりの大きなハンバーガー

19 ノーベルの命日

1901年12月10日第1回ノーベル賞が授与された。ノーベルはスウェーデン人で、ダイナマイトの発明と販売によって巨万の富を築いていた人である。ダイナマイトが戦争抑止力になると信じていたノーベルは、自分の発明したダイナマイトが戦争に使われ大変ショックを受けた。そこで彼は「前年に人類に最大の寄与をした人に賞を授ける。」と遺言状を書いた。ノーベルの5度目の命日の授賞式となった。

1) ノーベルはどこの国の人で、何をした人ですか？
 A. デンマーク人で、ダイナマイトを発明した人
 B. スウェーデン人で、ダイナマイトを使って金鉱を発見した人
 C. スウェーデン人で、ダイナマイトを発明した人

2) ダイナマイトはどのような目的で発明されましたか？
 A. 戦争に勝つため
 B. 戦争を防ぐため
 C. 金鉱を発掘するため

3) ノーベルの命日は何月何日ですか？
 A. 1月10日
 B. 12月8日
 C. 12月10日

20 深海生物

水深200メートルより深いところを深海と呼ぶ。そこに生息しているのが深海生物だ。水深1万メートルのところでは、水圧は1000気圧にもなる。このような環境で生物はなぜつぶれないのだろう。それは体内に空気があるかないかで決まる。例えば空気が入っているかは深海、あっという間につぶれる。しかし缶に水が入っている場合は、缶の内外の圧力が同じでつぶれない。深海生物がつぶれないのも同じ理由だ。

1) 深海の定義を言ってください。
 A. 深海生物が住んでいる海
 B. 水深200メートルより深い海
 C. 水圧が1000気圧ある海

2) 空気が入っている缶は深海でどうなりますか？
 A. 海面に浮かんでいく。
 B. 海底に沈んでいく。
 C. つぶれてしまう。

3) 深海生物がつぶれないのはなぜですか？
 A. 深海生物の体内、体外の温度が同じだから
 B. 深海生物はいつも同じ水位にいるから
 C. 深海生物の体内、体外の圧力が同じだから

参考文献
1) 束嶋和子，北海道新聞取材班：「科学・知ってるつもり77」，講談社，1996．
2) 聖教新聞社編：「名字の言100選⑥」，聖教新聞社，1997．
3) 山口幸夫：「新版20　正規理科年表」，岩波書店，1998．
4) 鎌田　慧：「新版現代社会百面相」，岩波書店，1993．

記録用紙

課題　　　　　　　　　氏名

実施日	問題	正答	回　　答	実施日	問題	正答	回　　答
／	①-1)	C		／	⑪-1)	A	
	2)	B			2)	B	
	3)	B			3)	A	
／	②-1)	B		／	⑫-1)	C	
	2)	C			2)	A	
	3)	A			3)	B	
／	③-1)	B		／	⑬-1)	B	
	2)	A			2)	C	
	3)	A			3)	A	
／	④-1)	A		／	⑭-1)	C	
	2)	A			2)	A	
	3)	C			3)	B	
／	⑤-1)	B		／	⑮-1)	C	
	2)	C			2)	B	
	3)	A			3)	B	
／	⑥-1)	B		／	⑯-1)	B	
	2)	C			2)	C	
	3)	B			3)	C	
／	⑦-1)	C		／	⑰-1)	B	
	2)	A			2)	A	
	3)	B			3)	A	
／	⑧-1)	B		／	⑱-1)	B	
	2)	B			2)	C	
	3)	C			3)	A	
／	⑨-1)	C		／	⑲-1)	C	
	2)	B			2)	B	
	3)	C			3)	C	
／	⑩-1)	B		／	⑳-1)	B	
	2)	C			2)	C	
	3)	C			3)	C	

ワークシート❼ 図形と文字

図形の模写訓練，文字の模写訓練

目的：重度の構成失行の改善を図る．

対象：構成失行により書字訓練の導入が困難な患者

教材：ワークシート❼

方法：① 点線で描かれた見本の図形を鉛筆でなぞってもらう．

② 見本の図形を模写してもらう．

補足：① 図形の模写が可能になった時点で，漢字を仮名の模写訓練を行う．

② 平仮名の模写が困難な場合は，図形と漢数字の後に画数の少ない漢字の模写訓練を実施すると，平仮名の模写が可能になる場合がある．

③ 課題の最後に白紙の部分を用意した．ここには，患者の氏名を模写できるよう治療者が課題を付け加える．構成失書の訓練の最後に，自身の氏名を書けるようになったことを患者にフィードバックするためである．これにより患者が達成感を味わうことができる．その結果，書字訓練に対する患者のモティベーションを高めることにつながり，次の訓練の導入が容易になる．

ひらがな

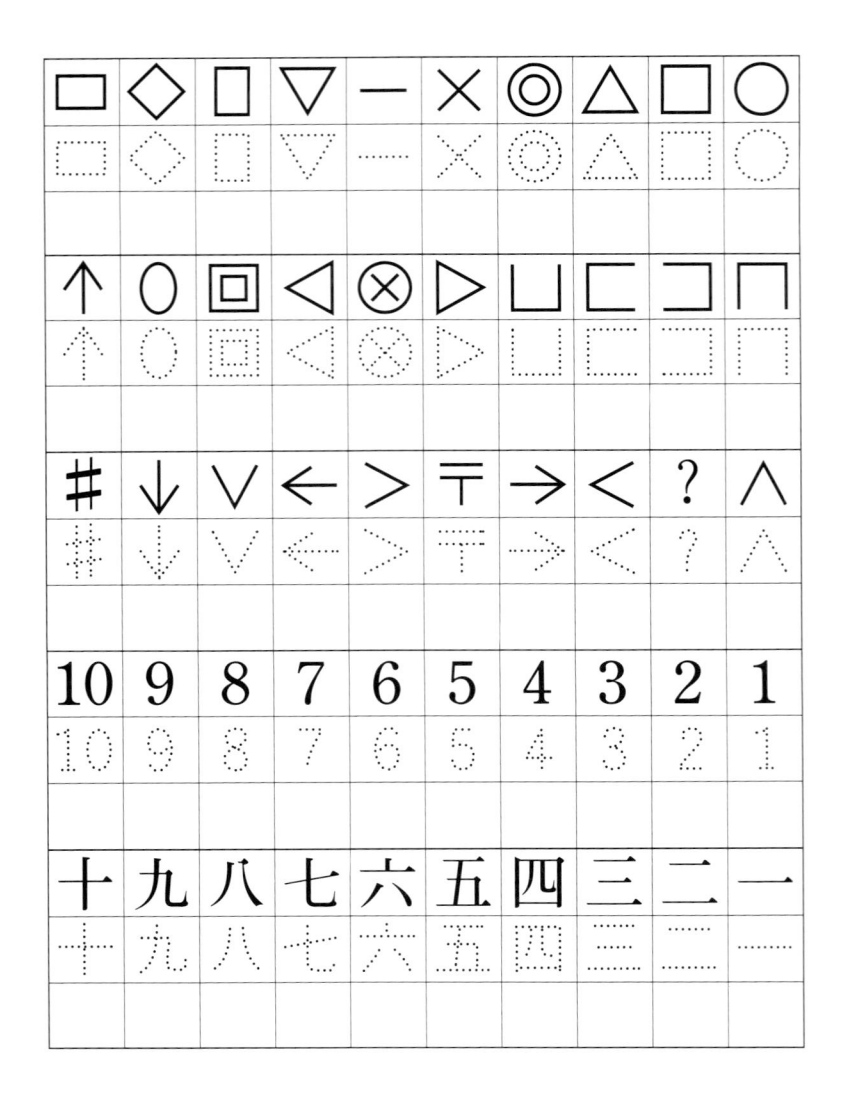

あ	さ	な	ま	ら
い	し	に	み	り
う	す	ぬ	む	る
え	せ	ね	め	れ
お	そ	の	も	ろ
か	た	は	や	わ
き	ち	ひ	ゆ	を
く	つ	ふ	よ	ん
け	て	へ		
こ	と	ほ		

きごう・すうじ

○	□	<	1	一
□	?	2	二
△	□	→	3	三
◎	□	〒	4	四
×	△	≥	5	五
―	⊗	↓	6	六
▷	▽	∨	7	七
□	▣	→	8	八
◇	○	#	9	九
□	←		10	十

索　引

【欧文】

A-B 除去法　5
A-B 法　5
A-B-A 除去法　7
A-B-A 法　6
A-B-A-B 除去法　7
A-B-A-B 法　6
ADL　91
alexia with agraphia　25
amnestic aphasia　25
aphemia, pure apraxia of speech　26
Bonhoeffer　24
Boston Diagnostic Aphasia Evaluation　10
Broca aphasia　13
CADL　90
chtheim　10
coherence　108,130
cohesion　108,131
conduction aphasia　22
context　108
CT　9
cue　105
deblocking　105
Dejerine　10,13,30
discourse　107
domain knowledge　132
Exner の書字中枢　53
extralinguistic　108
familiality　127
fMRI　9,13
frequency of occurence　127
Geschwind　10
Goldstein　10,24
Head　10
inference　132
jargon　11
Lichtheim　10
Marc Dax　9
Marie　10
Melodic Intonation Therapy　111
mental model　132
Mesulam　10

MIT　3,103,111,114
mixed transcortical aphasia　24
MRI　9,33
multiple baseline method　6
oral spelling　25
PACE　102,116
PALPA　103
paralinguistic　108
Paul Broca　9
PET　9
phonetic derivation　109
phonetic placement　109
phrase length　11,22
Pick　24
PIT　117
PNA　42,46,51
Promoting Aphasics' Communicative Effectiveness　102,116
"Promoting Information Transmission" therapy；PIT　117
prompt　105
proposition　131
Psycholinguistic Assessments of Language Processing in Aphasia　103
pure agraphia　28
pure alexia　27
pure word deafness　27
pure word dumbness　26
reorganization　102
semantic knowledge　128
situation model　132
SLTA　89
stimulation approach　100
t 検定　65,67,68
textbase　132
total aphasia, global apasia　26
transcortical motor aphasia　23
transcortical sensory aphasia　24
U 検定　67
VAT　103
VIC　103
WAB 失語症検査　10,89,136,139,141
WAB 失語症検査（日本版）　10
WAIS-R　90,91

Wernicke　10
Wernicke aphasia　22
world knowledge　108,130,132

【あ】

アクセント　126
アルバート線分抹消検査　90

【い】

イントネーション　108
言い誤り　11
意識障害　9
意味ストラテジー　130
意味知識　128
意味的ヒント　107
意味役割　130
維持期　82,87,107
1 次運動野　48
一貫性　108,130,140
韻律　15

【う】

ウィルコクソンの順位検定　67
ウィルコクソンの符号付き順位和検定　70,74
ウェルチの検定　65
ウェルニッケ失語　3,11,13,22,25,26,52,106,123
ウェルニッケ領（左上側頭回後半）　24
ヴェルボトナル法　112
迂回操作　25
促し作業　122
運動失語　13
運動障害　9
運動性構音障害　89
運動性の要素　138,141
運動領　22
運動連合野　23

【え】

エコラリヤ（反響語） 24
エディンバラ利き手検査 13,14
エレクトロ・パラトグラフィ 111
永続性 4
延髄 33
縁上回 23,42,50,52

【お】

オウム返し 12
オペラント条件づけ理論 101
横側頭回 51
横側頭溝 42
音の選択 115
音の派生 109
音の派生法 111
音の配列 115
音レベル 125,138,140
音韻操作 89
音韻抽出能力 127
音韻的ヒント 107
音韻分解能力 89
音節 141
音読 10,12,15,26,106,135,136,137
音読障害 3,23

【か】

カイ2乗検定 55
カテゴリー 89,127
可逆文 125
仮説検定 54
仮説検定法 54
下前頭回 22,38,49
下前頭回後部1/3 15
下前頭回三角部 39
下前頭回は三分 15
下前頭回弁蓋部 15,39
下側頭回の下面 29
仮名 139,143,148
仮名の書字訓練 138
仮名の障害 136
書き言葉の理解 10
書き言葉の理解と音読 27
書く 9
歌唱 114
回復期 82,83

海馬溝 43,51
海馬傍回 51
外側後頭側頭回 26,29,51
外側溝上行枝 49
外側溝前方枝 38
鏡 114
書取 10,12,25,27,28,138
角回 23,42,50,52
格文法 102,107,130
確認作業実行率 122
患者間多数基準法 6
喚語困難 2,3,4,11,25,89,105,137
間脳 33
感覚失語 13
漢字 139,143,148
漢字・仮名検査 90
漢字・仮名問題 28,148
漢字と仮名の成績の解離 12
漢字の失読-失書 26
慣用表現 129
環境音の認知検査 89
簡易検査 82,89
観念運動失行 23
眼窩部 15,49

【き】

キーワード法 138
利き手 12,13
既知度 128
基本的教育語 143
聞いて理解 9
聞く 9
機能語 136
機能再編成 102
機能的磁気共鳴画像法 9
機能的MRI 28
旧情報 131
休止 129,131
急性期 82,89,106
教育 5
橋 33

【く】

グループ訓練 87,100
グループ研究 5
句の長さ 15
具象性 128
空間的失書 28
訓練効果 7,54,72,73,74,75,76,106,147
訓練材料統制法 7,72
訓練プログラム 91

【け】

形容詞 11
系列語 114
計算能力 91
頸動脈アミタール注入法（和田法） 13
欠落症状 3
結束性 108,131
楔部 51
健忘失語 13,25,52,106
言語訓練 3
言語検査 89
言語衝迫 3
言語性短期記憶障害 23
言語性の短期記憶 128
言語性の要素 138
言語操作 10
言語的側面 108
言語優位半球 13
言語領の孤立症状 13,24
原因 131

【こ】

コース立方体検査 90
コミュニケーション・スキル 117
コミュニケーション・ノート 116,141
コミュニケーション能力検査 90
コミュニケーション能力分析表 119
コミュニケーション・パートナー 117,118
コミュニケーションボード 116
コンテクスト 108
コンピュータ断層撮影 9
ゴール 131
古典的分類 10,13
古典論 9
呼称訓練 106
呼称検査 12,89
呼称テスト 11
個人差 5
個別訓練 87,100
語彙カテゴリー 107
語音の認知 115,127

語音弁別　126
語音弁別検査　89
語音弁別能力　127
語健忘　27
語順ストラテジー　130
語性錯語　11
語性錯書　12
語想起　105
語頭　2
語頭音　105
誤反応　11,106
語用論的　130
口-顔面失行　26
口腔顔面失行　89,110,112
口形　109
口語理解　10
広義のブローカ領域　52
交絡因子　71
行動　131
効果　3
後下頭頂回　50
後頭側頭溝　42,45,51
後頭葉　35,43,45,51
後頭葉外側面の溝　45
後方上行枝　50
高次脳機能検査　90
高頻出単語　143
高頻度語　139
構音器官の麻痺　9
構音検査　89
構音障害　9
構音点　109,110
構音動作　109,110
構成失書　141
構成障害　138
構文検査　90
構文能力　90
痕跡　130

【さ】

錯語　11,15,23,108
三角部　15,49,52

【し】

シルヴィウス裂　38
ジェスチャー　90,108,113,116
ジャルゴン　11
自然回復　4,5,7,63,72,75,77,83
自然回復の検定　63
自然さ　108

使用頻度　29
刺激法　100
視覚失語　25
視覚失認　137
視覚障害　9,10,137
視空間性の要素　138
視空間能力　140,141
視野障害　135
字性錯語　3,11,22
字性錯書　3,12
字性錯読　3
自己修正　23
自動言語　12
自発書字　10,12,25,27,138
自発話　10,11,26
磁気共鳴画像法　9
失語症鑑別診断検査　89
失語症検査　89
失語症語彙検査　89,103
失語症友の会　87
失語性失書　29
失語の定義　9
失語の分類　10
失行　12,27,90,141
失行性失書　29,138,141
失行に伴う失書の特徴　28
失書　10,25,27,28,29
失調　9
失読　10,25,27
失読失書　13,25,26,27,29,52
失文法　11,102
失名詞失語　103,106
実用的なコミュニケーション　87,115
写字　10,12,27,138,141
写字障害　12,28
主題　132
首尾一貫性　108
重回帰分析　73
重度失語症検査　90
出現頻度　89,128
純粋運動失語　26
純粋語唖　13,26,27,52
純粋語聾　13,27,53,89
純粋失行性失書　28
純粋失書　13,28,29,53
純粋失読　13,26,27,28,53
純粋発話失行　26
書字障害　3,10,23
書字体系　143
書称　138
助詞　11

助詞ストラテジー　130
助動詞　11
小脳　33
症状間多数基準法　6
上縦束　23
上側頭回　42,51,52
上頭頂小葉　39,50
冗長性　128
常識　108,130,132
情報収集　83,87
情報送信正答率　122
情報伝達成功率　122
情報伝達促進法　116,117
情報量　129
触覚失語　25
心理的なサポート　115
新作文字　12
新情報　116,128,131

【す】

スクリーニング　89
スクリーニング検査　82
すわりのよさ　108
推意　132
推理　131
推論　108,132

【せ】

生成文法　129
生成文法理論　102
整合性　108,130,132,140
設定　108
舌状回　51
選択肢　127
全失語　13,26,52
全体構造法　112
全体論者　10
前脚　50
前頭葉　35
前脳　33

【そ】

促通　105
側頭葉　26,35,45,51,52
側頭葉後下部　29
即効性　3,4
即効性治療効果　3
損傷部位　10

【た】

多数基準法　6
妥当性　106
帯状回　35,50
大脳核　33
大脳の損傷　10
大脳の特定部分の損傷　9
代償手段　116
第1前頭回　48
第2前頭回　49,52
第3前頭回　49
第1側頭回　51
第2側頭回　51
単一症例研究　5,6,7,69,72,103
単語レベル　105,127,133,136,139,140
短期記憶　128
短縮版WAB失語症検査　10
談話　107,108
談話レベル　131,136,139,141

【ち】

治療効果　2,3,4,6,7
知識　132
知能障害　9
遅効性　3
遅効性の治療効果　4
中心溝　34,35,36,39,43,48
中心前回　22,52
中心前回下半部　53
中心傍小葉　49
中枢　15
中前頭回　38,49
中前頭回後部　22
中前頭回上　49
中前頭溝　38,49
中側頭回　51,52
中脳　33
鳥距溝　28,43,45,51
超皮質性運動失語　13,23,25,52
超皮質性感覚失語　13,24,25,52
超皮質性混合型失語　13,24
超皮質混合失語　52
超分節的特徴　108
調音点　109
聴覚失認　27,89
聴覚障害　9
聴覚的把持力　90,115
聴覚理解　125

聴覚連合野　27
聴放線　27
聴力検査　89

【て】

テープレコーダ　115
ディスプロソディ　111
手がかり　105
手順　140
提示速度　129,131
伝導失語　13,22,23,25,52
電文体　11,15

【と】

トークンテスト　89
努力性　15
島　35,39,46,51,52
等分散性　62,64
統語　127,129
統語規則の障害　139
統語的な誤り　107
統語の障害　131
統語能力　136
統辞的要素　24
頭頂葉　34,35,43,50,52
同名半盲　141
動作性　91
動詞　11,131
動詞の産出　107
童話　108
独立性　55
独立性の検定　54
独立2標本における代表値の差に関する検定　66
独立2標本における平均値の差に関する検定　62
読字障害　10
読字中枢　28
読解　10,12
読解障害　23
読解力　135

【な】

内側前頭回　50
難易度の差　79

【に】

2×2分割表　56,70

2項検定　56,60,62,74
2項分布　57
日記　140
認知症　89
認知心理学的なアプローチ　106
認知神経心理学　89,103

【ね】

年齢　5

【の】

脳回　22,46,48
脳幹　33
脳溝　35,48
脳葉　33
脳梁　27,28,29
脳梁幹後半　29
脳梁溝　43,50
脳梁膨大　28,29,43

【は】

パラ言語的側面　108
パラダイム的動詞　107
パラトグラム　111
パントマイム　116
把持力　136,141
把持力の低下　139
場面間多数基準法　6
発語失行　89,108,109,110,111,112,114,115,137
話し言葉　11
話し言葉の表出　11
話し言葉の表出（自発話）　11
話し言葉の理解　10,11,12
反響語（エコラリヤ）　24
半球内離断症候　23
半球内離断症候群　27
半球内離断症候説　28
半側空間無視　90,137,141
般化　7,63,72,73,75,77

【ひ】

ヒント　105,106
比率の差　58
皮質下性運動失語　13
皮質下性感覚失語　13
皮質性運動失語　13
皮質性感覚失語　13

索 引

非可逆文　125
非訓練語　7
非訓練語群　7
非言語的側面　108
非流暢　24
非流暢性　11
被殻出血　52
左縁上回　52
左縁上回弁蓋部　52
左下前頭回　25,27
左下前頭回弁蓋部　52
左下頭頂小葉損傷　28
左外側溝　26
左角回　26,28,52
左利き　23
左利きの失語症患者　4
左後頭葉　28
左視野の純粋失読　28
左上前頭回　23,29
左上側頭回　25,52
左上側頭回後方1/3　52
左上側頭回と左中側頭回の後部　52
左上頭頂小葉　29
左舌状回　28
左前頭葉　26
左側頭葉　26
左側頭葉基部　52
左側頭葉後上部　52
左側脳室後角　26,28
左側脳室前角　23
左中心前回　15,27
左中前頭回　23,25,28
左中前頭回後部損傷　28
左中側頭回　25
左中大脳動脈灌流領域　26
左手利き　12
左手の失書　26,29
左手のみに生ずる失書　29
左島後部　52
左島前部　52
左頭頂間溝　53
左半球　12,13,15
左半球の上側頭回中央部1/3の皮質下　27
左半球病変　12
左半側空間無視　142
左尾状核　23
左補足運動野付近　23
100語呼称　89
表意文字　148
表音文字　148

標準高次動作性検査　89
標準失語症検査　89
描画　116

【ふ】

フィッシャーの直接確率計算法　146,147
フィッシャーの直接確率法　56,58,59
ブローカ失語　11,13,15,22,25,26,52,106,109,123,130
ブローカ失語症患者　4
ブローカ中枢　15
ブローカ領　15,39,49,52
ブローカ領（左下前頭回後半）　23,24
ブロードマン39野　50
ブロードマン4野　48
ブロードマン40野　50
ブロードマン41野　51
ブロードマン45野　15
ブロードマン44野　15
プラン　131
プログラミング　115
プログラム学習　101
プロソディ　108
不随意運動　9
復唱　9,10,12,15,26,27,89,106,115
分散　65
分散分析　73
分離耳機能検査　13
文の長さ　129
文法　24
文脈　115,128
文レベル　107,128,136,139,141

【へ】

ヘッシュル横回　51
ベッドサイド・スクリーニング検査　82
平均値の差　62,64,68
片側検定　57,74
弁蓋部　15,49,52
弁別素性　126

【ほ】

ボストン学派　10,103
ボストン失語症診断検査　10

保続　3
保読　11
掘り下げ検査　89
補足運動野　52
母比率　56,57
報告書　91
紡錘回　26,29,51
傍シルヴィウス領域　52
傍側脳室白質　24
膨大　29

【ま】

マクネマー検定　61,62,146
マッピング　102
マッピングセラピー　102,107,130
マネジメント表　91
マンテル・ヘンツェル検定　70,71
マン・ホイットニーのU検定　67,74
前刺激　105

【み】

右視覚領　28
右手利き　12,13
右同名性半盲　27,28
右半盲　53

【む】

昔話　140

【め】

メタ分析　3
メモ　141
メロディー　11
メロディックイントネーション法　3
名詞　11,131
名詞の産出　107
命題　131
命題文　11
明意　132

【も】

モーラ数　126
モーラ分解・抽出能力検査　90

文字チップ 141
文字の忘却 12
文字を理解 9
文字言語 135, 138
盲従的写字 27
物語 108

【や】

薬物療法 3

【ゆ】

優位半球決定法 13
指折り法 112

【よ】

読む 9
陽性症状 3
陽電子放射断層撮影法 9
4コマ漫画 108, 140
4野 48

【ら】

ランゲージマスター 115

【り】

リハビリ・ゴール 91
理解語彙検査 89

離断症候 28
流暢 11
流暢性 11
両唇音 110
両側検定 57, 74
臨床解剖学的分類 10

【れ】

レーブン色彩マトリックス検査 90
連合型視覚失認 28
連想 108

【ろ】

ロジスティック回帰分析 73, 75

ワークシート式
失語症言語訓練講座

発　行	2003年6月20日　第1版第1刷
	2009年4月10日　第1版第3刷ⓒ

編　集　杉下守弘
著　者　杉下守弘・高山吉弘・逸見　功・廣實真弓
発行者　青山　智
発行所　株式会社 三輪書店
　　　　〒113-0033 東京都文京区本郷 6-17-9　本郷綱ビル
　　　　☎ 03-3816-7796　FAX 03-3816-7756
　　　　URL http://www.miwapubl.com
印刷所　壯光舎印刷 株式会社

本書の内容の無断複写・複製・転載は，著作権・出版権の侵害となることがありますのでご注意ください．

ISBN 978-4-89590-193-2 C 3047

[JCLS] 〈㈱日本著作出版権管理システム委託出版物〉
本書の無断複写は著作権法上での例外を除き，禁じられています．
複写される場合は，そのつど事前に㈱日本著作出版権管理システム（電話 03-3817-5670，FAX 03-3815-8199）の許諾を得てください．